《实用临床药物治疗学》丛书

主任委员　吴永佩　金有豫
总主译　金有豫　韩英

国家卫生健康委医院管理研究所药事管理研究部　组织翻译

U0658870

APPLIED THERAPEUTICS
The Clinical Use of Drugs

实用临床药物治疗学
肾脏疾病

第11版

主　　　　编　Caroline S. Zeind　Michael G. Carvalho

分 册 主 译　缪丽燕　卢国元

分 册 译 者　（按姓氏笔画排序）

王　凌　李瑞娜　吴行伟　汪　林

沈　蕾　杭永付　易　玲　周　玲

徐　斑　蒋艾豆

分册负责单位　苏州大学附属第一医院

人民卫生出版社

图书在版编目（CIP）数据

实用临床药物治疗学. 肾脏疾病/（美）卡罗琳·S.
扎因得（Caroline S. Zeind）主编;缪丽燕,卢国元主
译. —北京：人民卫生出版社，2020
　　ISBN 978-7-117-29281-8

　　Ⅰ.①实… Ⅱ.①卡…②缪…③卢… Ⅲ.①肾疾病
-药物疗法 Ⅳ.①R453

　　中国版本图书馆 CIP 数据核字（2019）第 274072 号

人卫智网　**www.ipmph.com**	医学教育、学术、考试、健康，购书智慧智能综合服务平台	
人卫官网　**www.pmph.com**	人卫官方资讯发布平台	

版权所有，侵权必究！

图字：01-2018-6491

实用临床药物治疗学　肾脏疾病

分册主译：缪丽燕　卢国元
出版发行：人民卫生出版社（中继线 010-59780011）
地　　址：北京市朝阳区潘家园南里 19 号
邮　　编：100021
E - mail：pmph @ pmph.com
购书热线：010-59787592　010-59787584　010-65264830
印　　刷：北京顶佳世纪印刷有限公司
经　　销：新华书店
开　　本：889×1194　1/16　印张：10
字　　数：408 千字
版　　次：2020 年 1 月第 1 版　2020 年 1 月第 1 版第 1 次印刷
标准书号：ISBN 978-7-117-29281-8
定　　价：75.00 元

打击盗版举报电话：010-59787491　E - mail：WQ @ pmph.com
质量问题联系电话：010-59787234　E - mail：zhiliang @ pmph.com

《实用临床药物治疗学》(第 11 版)译委会

主 任 委 员 吴永佩 金有豫

副主任委员 颜 青

总 主 译 金有豫 韩 英

副 总 主 译 缪丽燕 吕迁洲 樊德厚 蒋学华

分册(篇)主译

第一篇	总论		蒋学华	杜晓冬
第二篇	心血管系统疾病		牟 燕	周聊生
第三篇	呼吸系统疾病		杨秀岭	蔡志刚
第四篇	消化系统疾病			韩 英
第五篇	肾脏疾病		缪丽燕	卢国元
第六篇	免疫失调		张雅敏	徐彦贵
第七篇	营养支持			吕迁洲
第八篇	皮肤疾病		鲁 严	孟 玲
第九篇	骨关节疾病		伍沪生	毛 璐
第十篇	妇女保健		赵 霞	张伶俐
第十一篇	内分泌系统疾病		梅 丹	邢小平
第十二篇	眼科疾病			王家伟
第十三篇	神经系统疾病		王长连	吴 钢
第十四篇	感染性疾病	夏培元	吕晓菊	杨 帆
第十五篇	精神疾病和物质滥用		姚贵忠	孙路路
第十六篇	肿瘤		杜 光	桂 玲
第十七篇	儿科疾病		徐 虹	李智平
第十八篇	老年疾病		封宇飞	胡 欣

《实用临床药物治疗学》为 APPLIED THERA-PEUTICS: the Clinical Use of Drugs 第 11 版的中译本。其第 8 版中译本曾以《临床药物治疗学》之名于 2007 年出版。

《实用临床药物治疗学》一书为临床药学的经典教材和参考书。其第 1 版由美国被誉为"药师对患者监护开拓者"(Pioneering the Pharmacists' Role in Patients Care)且 2010 年美国 Remington 荣誉奖获得者的著名药学家 Marry Anne Koda-Kimble 主编,于 1975 年作为教材面世,至今出版已 44 载,虽经多版修订,但始终未离其编写初衷:采用基于"案例"和"问题"进行教育的特点和方法,帮助学生掌握药物治疗学的基本知识;学生可从中学习到常见疾病的基本知识;培养学生解决问题的能力,以制定和实施合理的药物治疗方案;每个案例均融入各章的治疗关键概念和原则等。

为了表彰作者的贡献,其第 10 版书名首次被冠名为"Koda-Kimble & Young's Applied Therapeutics",以资纪念。

本版与第 8 版相比,其参加编写和每篇负责人的著名药学院校专家分别增为 214 人和 26 人。

本书第 11 版的章节数经调整后共 18 篇 110 章。与第 8 版的 101 章相比,增改了 9 章。各章内容均有所更新,特别是具有本书特点的"案例"和"问题"的数量,分别增至约 900 例和 2 800 多题,个别案例竟多达 12 题,甚至 18 题,从病情到治疗,由繁到简,环环丝扣,最终解释得清清楚楚。原版全书正文总面数达 2 288 面,堪称与时俱进的经典巨著。

当前,我国正处于深化医疗改革的阶段,医疗、医保和医药联动的改革工作任务甚重。特别是在开展"以患者为中心"的药学监护(Pharmaceutical Care)工作方面,我国药师无论是在数量还是质量方面,都有相当大的差距,任重而道远。因此本书的翻译出版,定将为药师学习提高专业实践技能,促进药师在医改进展中的服务能力起到重要作用。

为此,简略地回顾一下药师的发展历史,可能有助于读者更深刻地体会本书的特点、意义和价值。

第二次世界大战后,欧美各国家制药工业迅速发展,新药大量开发应用于临床。随着药品品种和使用的增加,药物不良反应也频繁发生,不合理用药加重,药物的不合理使用导致药源性疾病的增加,患者用药风险增大。同时,人类面临的疾病负担严峻,慢性病及其他疾病的药物应用问题也愈加复杂,医疗费用迅速增加,促进合理用药成为共同关注的问题,因而要求医院药学部门工作的转型、药师观念与职责的转变,要求药师能参与临床药物治疗管理,要求高等医药院校培养应用型临床药学专业人才,这就导致药学教育的改革。美国于 1957 年首先提出高等医药院校设置 6 年制临床药学专业 Pharm D. 培养计划,培养临床型药学专业技术人才。至今美国 135 所高等医药院校的药学教育总规模 90% 以上为 Pharm D. 专业教育;规定 Pharm D. 专业学位是在医院和社会药店上岗药师的唯一资格。并在医院建立学员毕业后以提高临床用药实践能力为主的住院药师规范化培训制度。

在此背景下,美国加州旧金山大学药学院临床药学系主任、著名的药学家 Marry Anne Koda-Kimble 主编了本书的第 1 版,作为培养新型药师的教材于 1975 年问世。本书第 1 版前言中指出"正是药师——受过高级培训、成为药物治疗专家,掌握药物的最新知识及了解发展动态、为患者和医师提供咨询,在合理使用药物、防止药物不良反应等方面——将起到关键作用"。美国的一些药学院校在课程设置方面增加了相应的内容,使药师能够胜任

"以患者为中心"参与临床药物治疗管理的工作职责。其后40年来,药师的教育和实践任务随着医疗保健工作的发展,在"以患者为中心"的基础上,不断地向临床药学、实践规范化和系统管理方面进行改革和提高。其中比较突出的有3位美国学者Robert J. Cipolle(药师和教育学家)、Linda M. Strand(药师和教育学家)和Peter C. Morley(医学人类学家和教育学家),作为一个团队,通过调查、研究、试点、总结而提出"药学监护"(Pharmaceutical Care)的理念(philosophy)、实践和规范(practice),指南(guide)以至"药物治疗管理"(Medication Therapy Management,MTM)系统。4位专家的"革命"性变革,提高了药师在医疗保健中的地位及对其重要性的认识,促进了药师专业作用的发挥。因此Robert J. Cipolle、Linda M. Strand两人和Koda-Kimble分别于1997年和2010年获得美国药师协会颁发的代表药学专业领域最高荣誉的Remington奖章,对他们在药学专业领域所作的巨大贡献予以肯定和鼓励。

迄今,世界各国的药学教育和药师的工作重点和作用,也都先后向这方面转变。在我国也正在加速药学教育改革和医院药师职责的转变。本版第1章"药物治疗管理和治疗评估"(Medication Therapy Management and Assessment of Therapy)的内容,很适合我国药师的现状和需要。

有鉴于此,我们组织了本书的翻译,以飨读者。

本书的翻译工作由金有豫教授和吴永佩教授牵头,韩英、缪丽燕、吕迁洲、樊德厚、蒋学华等教授出任总译校审阅工作。由23家三级医院和药学院校有丰富理论和实际经验的药学、医学专家教授及部分临床药师近200人分别承担了18篇共110章的翻译、校译和审译工作,我们对各篇章译校专家所付出的辛勤劳动深表感谢。由于专业知识、翻译水平与经验的不足,难免有疏漏或不当之处,恳请专家和读者提出宝贵意见。

译委会

2019年10月

距第 1 版《实用临床药物治疗学》出版已经 40 多年了，这期间健康卫生的蓝图发生了巨大的变革。虽然科技的巨大进步改变了个体化医疗，但我们也意识到在日益复杂的医疗保健服务系统中所面临的重大挑战。我们比以往任何时候都更需要具有批判性思维和可以运用解决问题技能来改善患者预后的卫生专业技术人员。

大约 40 年后，这本教科书的基本原则——以患者为中心，以案例为基础的学习方法——仍然是卫生专业教育的基石。我们的编者们列出了约 900 个案例来帮助读者在特定的临床环境中综合应用治疗学原则。我们也给卫生专业学生和实践者提供了简要的有关临床医师批判性的思维、解决问题的技能评估和解决治疗问题的思维方式。卫生专业的学生和实践者通过初步了解临床医师评估和解决治疗问题的思维来提升自身批判性思维和解决问题的能力。

熟悉本书过去版本的读者会注意到本书的整体设计与第 10 版一致，每章开头都包含了核心原则部分，提供了本章最重要的概括性信息。每个核心原则都定位于每章将被详细讨论的特定案例，关键性的参考文献和网站在每章结尾列出，每章所有的参考文献都可在网上看到。

基于过去版本中提供的基于案例学习的良好基础，第 11 版做了一些改变，以满足全球卫生专业教育工作者和学生不断变化的教育需求。主编们和编者们将美国医学研究所（Institute of Medicine，IOM）的 5 个核心能力，即以患者为中心的监护能力、跨学科团队的协作能力、基于循证证据的实践能力、质量改进技术的应用能力和信息技术的应用能力作为在书中提出案例研究和问题的主要框架。

此外，2016 年药学教育认证委员会（the Accreditation Council for Pharmacy Education，ACPE）认证标准，药学教育促进中心（the Center for the Advancement of Pharmacy Education，CAPE）教育成果和北美药剂师执照考试（the North American Pharmacist Licensure Examination，NAPLEX）修订版的能力声明作为编写团队和编者们设计编撰第 11 版的指导方针。

本版的特点在于 200 多位经验丰富的临床医师做出了积极的贡献，每一章都经过修订和更新，以反映我们不断变化的药物知识以及这些知识在患者个体化治疗中的应用。几部分内容已经过广泛的重组，引入了新的章节来扩展重要主题，其中包括总论、免疫失调、类风湿性疾病、骨关节疾病、神经系统疾病、精神疾病和物质滥用及肿瘤部分。特别值得注意的是总论部分关于药物相互作用、药物基因组学和个体化用药及职业教育与实践的新章节。此外，还重新设计了 1 章，重点关注重症患者的监护，现在还补充了关于儿童危重症监护的章节。

鉴于将跨专业教育（interprofessional education，IPE）纳入教学、实践和临床环境的重要性，我们添加了一系列由本书各个部分编者们的代表编写的 IPE 案例研究。

由于我们正在计划下一个版本，因此我们欢迎您的反馈。作者从文献、现行标准、临床经验中提取信息，从而分享合理的、深思熟虑的治疗策略。然而，每个实践者都有责任去评估书中实际临床环境中某些观点的适用性，我们支持任何在此领域的发展。我们强烈要求学生和实践者在需要使用新的和不熟悉的药物时参考适当的信息来源。

原著致谢

我们十分感激那些致力于完成第 11 版《实用临床药物治疗学》的所有编者。我们感谢所有编者在平衡承担教育工作者、临床医师和研究人员众多责任的同时,不懈地提供最高质量的编写工作。我们感谢 26 位分册(篇)主编的出色工作,他们在本书的组织结构和章节的个性化编写中提供了必要的关键性的反馈意见,没有他们的奉献和支持,这个版本也是不可能出版的。另外,我们特别希望感谢那些已退休的主编们——Jean M. Nappi、Timothy J. Ives、Marcia L. Buck、Judith L. Beizer 和 Myrna Y. Munar,因为他们是第 11 版的指导力量。我们衷心感谢本书之前版本的编写团队,特别感谢 Brian K. Alldredge 博士和 B. Joseph Guglielmo 博士对第 11 版的指导和支持。我们还要感谢"Facts and Comparisons"允许我们使用他们的数据来构建本书的一些表格。

来自 Wolters Kluwer、Matt Hauber、Andrea Vosburgh 和 Annette Ferran 的团队应该得到特别的认可。他们非凡的耐心、对细节的关注和指导对于这个项目的成功至关重要。我们衷心感谢 Tara Slagle (项目管理)和 Samson Premkumar(制作)协助我们完成这个版本。最重要的是,我们要感谢我们的配偶和家人对我们的爱、理解和坚定的支持。他们无私地给予我们编写本书时所需要的一个个清晨、深夜、周末和假期。

与过去的版本一致,我们继续将我们的工作奉献给激励我们的学生以及教会了我们宝贵经验的患者。我们还将第 11 版献给那些临床医师和教育工作者,他们在应用基于团队的方法提供以患者为中心的监护服务方面发挥了先锋领袖和行为榜样作用。

Michael C. Angelini, PharmD, MA, BCPP
Associate Professor of Pharmacy Practice
School of Pharmacy–Boston
MCPHS University
Boston, Massachusetts

Judith L. Beizer, PharmD, CGP, FASCP
Clinical Professor
Department of Clinical Pharmacy Practice
College of Pharmacy & Allied Health Professions
St. John's University
Jamaica, New York

Marcia L. Buck, PharmD, FCCP, FPPAG
Professor
Department of Pediatrics
School of Medicine
Clinical Coordinator, Pediatrics
Department of Pharmacy
University of Virginia
Charlottesville, Virginia

Michael G. Carvalho, PharmD, BCPP
Assistant Dean of Interprofessional Education
Professor and Chair
Department of Pharmacy Practice
School of Pharmacy–Boston
MCPHS University
Boston, Massachusetts

Judy W. Cheng, PharmD, MPH, BCPS, FCCP
Professor of Pharmacy Practice
School of Pharmacy–Boston
MCPHS University
Boston, Massachusetts

R. Rebecca Couris, PhD, RPh
Professor of Nutrition Science and Pharmacy Practice
Department of Pharmacy Practice, School of Pharmacy–Boston
MCPHS University
Boston, Massachusetts

Steven Gabardi, PharmD, BCPS, FAST, FCCP
Abdominal Organ Transplant Clinical Specialist & Program Director
PGY-2 Organ Transplant Pharmacology Residency
Brigham and Women's Hospital
Departments of Transplant Surgery/Pharmacy/Renal Division
Assistant Professor of Medicine
Harvard Medical School
Boston, Massachusetts

Jennifer D. Goldman, BS, PharmD, CDE, BC-ADM, FCCP
Professor of Pharmacy Practice
School of Pharmacy–Boston
MCPHS University
Boston, Massachusetts

Christy S. Harris, PharmD, BCPS, BCOP
Associate Professor of Pharmacy Practice
School of Pharmacy–Boston
MCPHS University
Boston, Massachusetts

Timothy R. Hudd, PharmD, AE-C
Associate Professor of Pharmacy Practice
School of Pharmacy–Boston
MCPHS University
Boston, Massachusetts

Timothy J. Ives, PharmD, MPH, FCCP, BCPS
Professor
Eshelman School of Pharmacy
The University of North Carolina at Chapel Hill
Chapel Hill, North Carolina

Susan Jacobson, MS, EdD, RPh
Associate Professor of Pharmacy Practice
School of Pharmacy–Boston
MCPHS University
Boston, Massachusetts

Maria D. Kostka-Rokosz, PharmD
Assistant Dean of Academic Affairs
Professor of Pharmacy Practice
School of Pharmacy–Boston
MCPHS University
Boston, Massachusetts

Trisha LaPointe, PharmD, BCPS
Associate Professor of Pharmacy Practice
School of Pharmacy–Boston
MCPHS University
Boston, Massachusetts

Michele Matthews, PharmD, CPE, BCACP
Associate Professor of Pharmacy Practice
School of Pharmacy–Boston
MCPHS University
Boston, Massachusetts

分册主编

Susan L. Mayhew, PharmD, BCNSP, FASHP
Professor and Dean
Appalachian College of Pharmacy
Oakwood, Virginia

William W. McCloskey, BA, BS, PharmD
Professor and Vice-Chair
Department of Pharmacy Practice
School of Pharmacy–Boston
MCPHS University
Boston, Massachusetts

Myrna Y. Munar, PharmD
Associate Professor
Department of Pharmacy Practice
College of Pharmacy
Oregon State University
Oregon Health and Science University
Portland, Oregon

Jean M. Nappi, PharmD, FCCP, BCPS AQ-Cardiology
Professor
Clinical Pharmacy and Outcome Sciences
South Carolina College of Pharmacy
Medical University of South Carolina
Charleston, South Carolina

Kamala Nola, PharmD, MS
Professor and Vice-Chair
Department of Pharmacy Practice
Lipscomb University College of Pharmacy
Nashville, Tennessee

Dorothea C. Rudorf, PharmD, MS
Professor of Pharmacy Practice
School of Pharmacy–Boston
MCPHS University
Boston, Massachusetts

Carrie A. Sincak, PharmD, BCPS, FASHP
Assistant Dean for Clinical Affairs and Professor
Department of Pharmacy Practice
Midwestern University Chicago College of Pharmacy
Downers Grove, Illinois

Timothy E. Welty, PharmD, FCCP
Professor
Department of Pharmacy Practice
University of Kansas School of Pharmacy
Lawrence, Kansas

G. Christopher Wood, PharmD, FCCP, FCCM, BCPS
Associate Professor of Clinical Pharmacy
University of Tennessee Health Science Center
College of Pharmacy
Memphis, Tennessee

Kathy Zaiken, PharmD
Professor of Pharmacy Practice
School of Pharmacy–Boston
MCPHS University
Boston, Massachusetts

Caroline S. Zeind, PharmD
Associate Provost for Academic and International Affairs
Chief Academic Officer
Worcester, Massachusetts and Manchester, New Hampshire Campuses
Professor of Pharmacy Practice
Academic Affairs
MCPHS University
Boston, Massachusetts

Steven R. Abel, PharmD, FASHP
Professor of Pharmacy Practice
Associate Provost for Engagement
Purdue University
West Lafayette, Indiana

Jessica L. Adams, PharmD, BCPS, AAHIVP
Assistant Professor of Clinical Pharmacy
HIV and Infectious Diseases Specialist
Department of Pharmacy Practice and Pharmacy Administration
Philadelphia College of Pharmacy
University of the Sciences
Philadelphia, Pennsylvania

Brian K. Alldredge, PharmD
Professor and Vice Provost
University of California–San Francisco
San Francisco, California

Mary G. Amato, PharmD, MPH, BCPS
Professor of Pharmacy Practice
School of Pharmacy–Boston
MCPHS University
Boston, Massachusetts

Jaime E. Anderson, PharmD, BCOP
Oncology Clinical Pharmacy Specialist
MD Anderson Medical Center
University of Texas
Houston, Texas

Michael C. Angelini, PharmD, MA, BCPP
Associate Professor of Pharmacy Practice
School of Pharmacy–Boston
MCPHS University
Boston, Massachusetts

Albert T. Bach, PharmD
Assistant Professor of Pharmacy Practice
School of Pharmacy
Chapman University
Irvine, California

Jennifer H. Baggs, PharmD, BCPS, BCNSP
Clinical Assistant Professor
University of Arizona
Tucson, Arizona

David T. Bearden, PharmD
Clinical Professor and Chair
Department of Pharmacy Practice
Clinical Assistant Director

Department of Pharmacy Services
College of Pharmacy
Oregon State University
Oregon Health and Science University
Portland, Oregon

Sandra Benavides, PharmD, FCCP, FPPAG
Professor
Assistant Dean for Programmatic Assessment and Accreditation
Interim Chair
Department of Clinical and Administrative Sciences
Larkin Health Sciences Institute College of Pharmacy

Paul M. Beringer, PharmD, FASHP, FCCP
Associate Professor
Department of Clinical Pharmacy
University of Southern California
Los Angeles, California

Snehal H. Bhatt, PharmD, BCPS
Associate Professor of Pharmacy Practice
School of Pharmacy–Boston
MCPHS University
Clinical Pharmacist
Beth Israel Deaconess Medical Center
Boston, Massachusetts

Jeff F. Binkley, PharmD, BCNSP, FASHP
Administrative Director of Pharmacy
Maury Regional Medical Center and Affiliates
Columbia, Tennessee

Marlo Blazer, PharmD, BCOP
Assistant Director
Xcenda, an AmerisourceBergen Company
Columbus, Ohio

KarenBeth H. Bohan, PharmD, BCPS
Professor and Founding Chair
Department of Pharmacy Practice
School of Pharmacy and Pharmaceutical Sciences
Binghamton University
Binghamton, New York

Suzanne G. Bollmeier, PharmD, BCPS, AE-C
Professor of Pharmacy Practice
School of Pharmacy–Boston
St. Louis College of Pharmacy
St. Louis, Missouri

Laura M. Borgelt, PharmD, BCPS
Associate Dean of Administration and Operations
Professor
Departments of Clinical Pharmacy and Family Medicine
University of Colorado Anschutz Medical Campus
Skaggs School of Pharmacy
Aurora, Colorado

Jolene R. Bostwick, PharmD, BCPS, BCPP
Clinical Associate Professor
Department of Clinical, Social, and Administrative Sciences
University of Michigan College of Pharmacy
Ann Arbor, Michigan

Nicole J. Brandt, PharmD, MBA, CGP, BCPP, FASCP
Executive Director
Peter Lamy Center on Drug Therapy and Aging
Professor
University of Maryland School of Pharmacy
Baltimore, Maryland

Marcia L. Buck, PharmD, FCCP, FPPAG
Professor
Department of Pediatrics
School of Medicine
Clinical Coordinator, Pediatrics
Department of Pharmacy
University of Virginia
Charlottesville, Virginia

Deanna Buehrle, PharmD
Infectious Diseases Clinical Specialist
University of Pittsburgh Medical Center Presbyterian
Pittsburgh, Pennsylvania

Sara K. Butler, PharmD, BCPS, BOCP
Clinical Pharmacy Specialist, Medical Oncology
Barnes-Jewish Hospital
Saint Louis, Missouri

Beth Buyea, MHS, PA-C
Assistant Professor
Tufts University, School of Medicine
Boston, Massachusetts

Charles F. Caley, PharmD, BCCP
Clinical Professor
School of Pharmacy
University of Connecticut
Storrs, Connecticut

Joseph Todd Carter, PharmD
Assistant Professor of Pharmacy Practice
Appalachian College of Pharmacy
Oakwood, Virginia
Primary Care Centers of Eastern Kentucky
Hazard, Kentucky

Michael G. Carvalho, PharmD, BCPP
Assistant Dean of Interprofessional Education
Professor and Chair
Department of Pharmacy Practice
School of Pharmacy–Boston
MCPHS University
Boston, Massachusetts

Jamie J. Cavanaugh, PharmD, CPP, BCPS
Assistant Professor of Clinical Education, Pharmacy
Assistant Professor of Medicine
University of North Carolina at Chapel Hill
Chapel Hill, North Carolina

Michelle L. Ceresia, PharmD, FACVP
Associate Professor of Pharmacy Practice
School of Pharmacy–Boston
MCPHS University
Boston, Massachusetts
Adjunct Associate Professor
Department of Clinical Sciences
Cummings Veterinary School of Medicine at Tufts University
North Grafton, Massachusetts

Laura Chadwick, PharmD
Clinical Specialist in Pharmacogenomics
Boston Children's Hospital
Boston, Massachusetts

Michelle L. Chan, PharmD, BCPS
Clinical Pharmacy Specialist
Infectious Diseases
Methodist Hospital of Southern California
Arcadia, California

Lin H. Chen, MD, FACP, FASTMH
Associate Professor of Medicine
Harvard Medical School
Boston, Massachusetts
Director of the Travel Medicine Center
Mount Auburn Hospital
Cambridge, Massachusetts

Steven W. Chen, PharmD, FASHP, FNAP
Associate Professor and Chair
Titus Family Department of Clinical Pharmacy
William A. Heeres and Josephine A. Heeres Endowed Chair in Community Pharmacy
University of Southern California School of Pharmacy
Los Angeles, California

Judy W. Cheng, PharmD, MPH, BCPS, FCCP
Professor of Pharmacy Practice
School of Pharmacy–Boston
MCPHS University
Boston, Massachusetts

Michael F. Chicella, PharmD, FPPAG
Pharmacy Clinical Manager
Children's Hospital of The King's Daughters
Norfolk, Virginia

Jennifer W. Chow, PharmD
Director of Professional Development and Education
Pediatric Pharmacy Advocacy Group
Memphis, Tennessee

Cary R. Chrisman, PharmD
Assistant Professor
Department of Clinical Pharmacy
University of Tennessee College of Pharmacy
Clinical Pharmacist, Department of Pharmacy
Methodist Medical Center
Memphis and Oak Ridge, Tennessee

Edith Claros, PhD, MSN, RN, APHN-BC
Assistant Dean and Associate Professor
School of Nursing
MCPHS University
Worcester, Massachusetts

John D. Cleary, PharmD, FCCP, BCPS
Director of Pharmacy
St. Dominic-Jackson Memorial Hospital
Schools of Medicine and Pharmacy
University of Mississippi Medical Center
Jackson, Mississippi

Michelle Condren, PharmD, BCPPS, AE-C, CDE, FPPAG
Professor and Department Chair
University of Oklahoma College of Pharmacy
University of Oklahoma School of Community Medicine
Tulsa, Oklahoma

Amanda H. Corbett, PharmD, BCPS, FCCP
Clinical Associate Professor
Eshelman School of Pharmacy and School of Medicine
Global Pharmacology Coordinator
Institute for Global Health and Infectious Diseases
University of North Carolina
Chapel Hill, North Carolina

Mackenzie L. Cottrell, PharmD, MS, BCPS, AAHIVP
Research Assistant Professor
UNC Eshelman School of Pharmacy
University of North Carolina at Chapel Hill
Chapel Hill, North Carolina

R. Rebecca Couris, PhD, RPh
Professor of Nutrition Science and Pharmacy Practice
Department of Pharmacy Practice, School of Pharmacy–Boston
MCPHS University
Boston, Massachusetts

Steven J. Crosby, MA, BSP, RPh, FASCP
Assistant Professor of Pharmacy Practice
School of Pharmacy–Boston
MCPHS University
Boston, Massachusetts

Jason Cross, PharmD
Associate Professor Pharmacy Practice
School of Pharmacy–Worcester/Manchester
MCPHS University
Worcester, Massachusetts

Sandeep Devabhakthuni, PharmD, BCPS–AQ Cardiology
Assistant Professor of Cardiology/Critical Care
University of Maryland School of Pharmacy
Baltimore, Maryland

Andrea S. Dickens, PharmD, BCOP
Clinical Pharmacy Specialist
MD Anderson Cancer Center
University of Texas
Houston, Texas

Lisa M. DiGrazia, PharmD, BCPS, BCOP
Director, Medical Affairs
Amneal Biosciences Bridgewater, New Jersey

Suzanne Dinsmore, BSP, PharmD, CGP
Assistant Professor of Pharmacy Practice
School of Pharmacy–Boston
MCPHS University
Boston, Massachusetts

Betty J. Dong, PharmD, FASHP, FAPHA, FCCP, AAHIVP
Professor of Clinical Pharmacy and Family and Community Medicine
Department of Clinical Pharmacy
Schools of Pharmacy and Medicine
University of California, San Francisco
San Francisco, California

Richard H. Drew, PharmD, MS, FCCP
Professor and Vice-Chair of Research and Scholarship
Campbell University College of Pharmacy and Health Sciences
Buies Creek, North Carolina
Associate Professor of Medicine (Infectious Diseases)
Duke University School of Medicine
Durham, North Carolina

Robert L. Dufresne, PhD, PhD, BCPS, BCPP
INBRE Behavioral Science Coordinator and Professor
College of Pharmacy
University of Rhode Island
Kingston, Rhode Island
Psychiatric Pharmacotherapy Specialist
PGY-2 Psychiatric Pharmacy Residency Program Director
Providence VA Medical Center
Providence, Rhode Island

Kaelen C. Dunican, PharmD
Professor of Pharmacy Practice
School of Pharmacy–Worcester/Manchester
MCPHS University
Worcester, Massachusetts

Brianne L. Dunn, PharmD
Associate Dean for Outcomes Assessment & Accreditation
Clinical Associate Professor
Department of Clinical Pharmacy and Outcomes Sciences
University of South Carolina College of Pharmacy
Columbia, South Carolina

Robert E. Dupuis, PharmD, FCCP
Clinical Professor of Pharmacy
Eshelman School of Pharmacy
University of North Carolina at Chapel Hill
Chapel Hill, North Carolina

Cheryl R. Durand, PharmD
Associate Professor of Pharmacy Practice
School of Pharmacy–Worcester/Manchester
MCPHS University
Manchester, New Hampshire

Megan J. Ehret, PharmD, MS, BCPP
Behavior Health Clinical Pharmacy Specialist
United States Department of Defense
Fort Belvoir Community Hospital
Fort Belvoir, Virginia

14

编者名单

Carol Eliadi, EdD, JD, NP-BC
Professor and Dean of Nursing
MCPHS University
School of Nursing–Worcester, Massachusetts and Manchester,
    New Hampshire Campuses

Shareen Y. El-Ibiary, PharmD, FCCP, BCPS
Professor of Pharmacy Practice
Department of Pharmacy Practice
Midwestern University College of Pharmacy–Glendale
Glendale, Arizona

Katie Dillinger Ellis, PharmD
Clinical Specialist
Neonatal/Infant Intensive Care
Department of Pharmacy
The Children's Hospital of Philadelphia
Philadelphia, Pennsylvania

Justin C. Ellison, PharmD, BCPP
Clinical Pharmacy Specialist–Mental Health
Providence Veterans Affairs Medical Center
Providence, Rhode Island

Rachel Elsey, PharmD, BCOP
Clinical Pharmacist
Avera Cancer Institute
South Dakota State University
Sioux Falls, South Dakota

Gregory A. Eschenauer, PharmD, BCPS (AQ-ID)
Clinical Assistant Professor
University of Michigan
Ann Arbor, Michigan

John Fanikos, MBA, RPh
Executive Director of Pharmacy
Brigham and Women's Hospital
Adjunct Associate Professor of Pharmacy Practice
MCPHS University
Department of Pharmacy Practice, School of Pharmacy–Boston
Boston, Massachusetts

Elizabeth Farrington, PharmD, FCCP, FCCM, FPPAG, BCPS
Pharmacist III–Pediatrics
Department of Pharmacy
New Hanover Regional Medical Center
Wilmington, North Carolina

Erika Felix-Getzik, PharmD
Associate Professor of Pharmacy Practice
School of Pharmacy–Boston
MCPHS University
Boston, Massachusetts

Jonathan D. Ference, PharmD
Assistant Dean of Assessment and Alumni Affairs
Associate Professor of Pharmacy Practice
Director of Pharmacy Care Labs
Nesbitt School of Pharmacy
Wilkes University
Wilkes-Barre, Pennsylvania

Kimberly Ference, PharmD
Associate Professor
Department of Pharmacy Practice
Nesbitt College of Pharmacy and Nursing

Wilkes University
Wilkes-Barre, Pennsylvania

Victoria F. Ferraresi, PharmD, FASHP, FCSHP
Director of Pharmacy Services
Pathways Home Health and Hospice
Sunnyvale, California

Joseph W. Ferullo, PharmD
Associate Professor of Pharmacy Practice
School of Pharmacy–Boston
MCPHS University
Boston, Massachusetts

Christopher K. Finch, PharmD, BCPS, FCCM, FCCP
Director of Pharmacy
Methodist University Hospital
Associate Professor
College of Pharmacy
University of Tennessee
Memphis, Tennessee

Douglas N. Fish, PharmD, BCPS–AQ ID
Professor and Chair
Department of Clinical Pharmacy
Skaggs School of Pharmacy and Pharmaceutical Science
University of Colorado
Clinical Specialist in Critical Care/Infectious Diseases
University of Colorado Hospital
Aurora, Colorado

Jeffrey J. Fong, PharmD, BCPS
Associate Professor of Pharmacy Practice
School of Pharmacy–Worcester/Manchester
MCPHS University
Worcester, Massachusetts

Andrea S. Franks, PharmD, BCPS
Associate Professor, Clinical Pharmacy and Family Medicine
College of Pharmacy and Graduate School Medicine
University of Tennessee Health Science Center
Knoxville, Tennessee

Kristen N. Gardner, PharmD
Clinical Pharmacy Specialist–Behavioral Health
Highline Behavioral Clinic
Kaiser Permanente Colorado
Denver, Colorado

Virginia L. Ghafoor, PharmD
Pharmacy Specialist–Pain Management
University of Minnesota Medical Center
Minneapolis, Minnesota

Brooke Gildon, PharmD, BCPPS, BCPS, AE-C
Associate Professor of Pharmacy Practice
Southwestern Oklahoma State University College of Pharmacy
Weatherford, Oklahoma

Ashley Glode, PharmD, BCOP
Assistant Professor
Department of Clinical Pharmacy
Skaggs School of Pharmacy and Pharmaceutical Sciences
University of Colorado Anschutz Medical Campus
Aurora, Colorado

Jeffery A. Goad, PharmD, MPH, FAPhA, PCPhA, FCSHP
Professor and Chair
Department of Pharmacy Practice
School of Pharmacy
Chapman University
Irvine, California

Jennifer D. Goldman, BS, PharmD, CDE, BC-ADM, FCCP
Professor of Pharmacy Practice
School of Pharmacy–Boston
MCPHS University
Boston, Massachusetts

Joel Goldstein, MD
Assistant Clinical Professor
Harvard Medical School
Division of Child/Adolescent Psychology
Cambridge Health Alliance
Cambridge, Massachusetts

Luis S. Gonzalez, III, PharmD, BCPS
Manager
Clinical Pharmacy Services
PGY1 Pharmacy Residency Program Director
Conemaugh Memorial Medical Center
Johnstown, Pennsylvania

Larry Goodyer, PhD, MRPharmS, BCPS
Professor, School of Pharmacy
De Montfort University
Leicester, United Kingdom
Medical Director
Nomad Travel Stores and Clinic
Bishop's Stortford, United Kingdom

Mary-Kathleen Grams, PharmD, BCGP
Assistant Professor of Pharmacy Practice
School of Pharmacy–Boston
MCPHS University
Boston, Massachusetts

Philip Grgurich, PharmD, BCPS
Associate Professor of Pharmacy Practice
School of Pharmacy–Boston
MCPHS University
Boston, Massachusetts

B. Joseph Guglielmo, PharmD
Professor and Dean
School of Pharmacy
University of California, San Francisco
San Francisco, California

Karen M. Gunning, PharmD, BCPS, BCACP, FCCP
Professor (Clinical) and Interim Chair of Pharmacotherapy
Adjunct Professor of Family and Preventive Medicine
PGY2 Ambulatory Care Residency Director
Clinical Pharmacist–University of Utah Family Medicine Residency/
    Sugarhouse Clinic
University of Utah College of Pharmacy and School of Medicine
Salt Lake City, Utah

Mary A. Gutierrez, PharmD, BCPP
Professor of Pharmacy Practice
Chapman University School of Pharmacy
Irvine, California

Justinne Guyton, PharmD, BCACP
Associate Professor of Pharmacy Practice
Site Coordinator
PGY2 Ambulatory Care Residency Program
St. Louis College of Pharmacy
St. Louis, Missouri

Matthew Hafermann, PharmD, BCPS
Medical ICU/Cardiology Clinical Pharmacist
Harborview Medical Center
PGY1 Pharmacy Residency Coordinator
Medicine Clinical Instructor
University of Washington School of Pharmacy
Seattle, Washington

Jason S. Haney, PharmD, BCPS, BCCCP
Assistant Professor
Department of Clinical Pharmacy and Outcome Sciences
South Carolina College of Pharmacy
Medical University of South Carolina
Charleston, South Carolina

Christy S. Harris, PharmD, BCPS, BCOP
Associate Professor of Pharmacy Practice
School of Pharmacy–Boston
MCPHS University
Boston, Massachusetts

Mary F. Hebert, PharmD, FCCP
Professor
Department of Pharmacy
Adjunct Professor of Obstetrics and Gynecology
University of Washington
Seattle, Washington

Emily L. Heil, PharmD, BCPS-AQ ID
Assistant Professor
Infectious Diseases
University of Maryland School of Pharmacy
Baltimore, Maryland

Erika L. Hellenbart, PharmD, BCPS
Clinical Assistant Professor
University of Illinois at Chicago College of Pharmacy
Chicago, Illinois

David W. Henry, PharmD, MS, BCOP, FASHP
Associate Professor and Chair
Pharmacy Practice
University of Kansas School of Pharmacy
Lawrence, Kansas

Christopher M. Herndon, PharmD, BCPS, CPE
Associate Professor
Department of Pharmacy Practice
School of Pharmacy
Southern University Illinois Edwardsville
Edwardsville, Illinois

Richard N. Herrier, PharmD, FAPhA
Clinical Professor
Department of Pharmacy Practice and Science
College of Pharmacy
University of Arizona
Tucson, Arizona

Karl M. Hess, PharmD, CTH, FCPhA
Vice Chair of Clinical and Administrative Sciences
Associate Professor
Certificate Coordinator for Medication Therapy Outcomes
Keck Graduate Institute Claremont, California

Curtis D. Holt, PharmD
Clinical Professor
Department of Surgery
University of California, Los Angeles
Los Angeles, California

Evan R. Horton, PharmD
Associate Professor of Pharmacy Practice
School of Pharmacy–Worcester/Manchester
MCPHS University
Worcester, Massachusetts

Priscilla P. How, PharmD, BCPS
Assistant Professor
Director of PharmD Program
Department of Pharmacy
Faculty of Science
National University of Singapore
Principal Clinical Pharmacist
Department of Medicine
Division of Nephrology
National University Hospital
Singapore, Republic of Singapore

Molly E. Howard, PharmD, BCPS
Clinical Pharmacy Specialist
Central Alabama Veterans Health Care System
Montgomery, Alabama

Timothy R. Hudd, PharmD, AE-C
Associate Professor of Pharmacy Practice
School of Pharmacy–Boston
MCPHS University
Boston, Massachusetts

Bethany Ibach, PharmD, BCPPS
Assistant Professor of Pharmacy Practice
School of Pharmacy, Pediatrics Division
Texas Tech University Health Sciences Center
Abilene, Texas

Gail S. Itokazu, PharmD
Clinical Associate Professor
Department of Pharmacy Practice
University of Illinois, Chicago
Clinical Pharmacist
Division of Infectious Diseases
John H. Stroger Jr. Hospital of Cook County
Chicago, Illinois

Timothy J. Ives, PharmD, MPH, FCCP, CPP
Professor of Pharmacy
Adjunct Professor of Medicine
Eshelman School of Pharmacy
University of North Carolina at Chapel Hill
Chapel Hill, North Carolina

Nicole A. Kaiser, RPh, BCOP
Oncology Clinical Pharmacy Specialist
Children's Hospital Colorado
Aurora, Colorado

James S. Kalus, PharmD, FASHP
Director of Pharmacy
Henry Ford Health System
Henry Ford Hospital
Detroit, Michigan

Marina D. Kaymakcalan, PharmD
Clinical Pharmacy Specialist
Dana Farber Cancer Institute
Boston, Massachusetts

Michael B. Kays, PharmD, FCCP
Associate Professor
Department of Pharmacy Practice
Purdue University College of Pharmacy
West Lafayette and Indianapolis, Indiana

Jacob K. Kettle, PharmD, BCOP
Oncology Clinical Pharmacy Specialist
University of Missouri Health Care
Columbia, Missouri

Rory E. Kim, PharmD
Assistant Professor of Clinical Pharmacy
University of Southern California School of Pharmacy
Los Angeles, California

Lee A. Kral, PharmD, BCPS, CPE
Clinical Pharmacy Specialist, Pain Management
Department of Pharmaceutical Care
The University of Iowa Hospitals and Clinics
Iowa City, Iowa

Donna M. Kraus, PharmD, FAPhA, FPPAG, FCCP
Pediatric Clinical Pharmacist/Associate Professor of Pharmacy
    Practice
Departments of Pharmacy Practice and Pediatrics
Colleges of Pharmacy and Medicine
University of Illinois at Chicago
Chicago, Illinois

Susan A. Krikorian, MS, PharmD
Professor of Pharmacy Practice
School of Pharmacy–Boston
MCPHS University
Boston, Massachusetts

Andy Kurtzweil, PharmD, BCOP
Pharmacy Supervisor–Adult Hematology and Oncology/BMT
University of Minnesota Health
Minneapolis, Minnesota

Benjamin Laliberte, PharmD, BCPS
Clinical Pharmacy Specialist, Cardiology
Massachusetts General Hospital
Boston, Massachusetts

Jerika T. Lam, PharmD, AAHIVP
Assistant Professor of Pharmacy Practice
School of Pharmacy
Chapman University
Irvine, California

Trisha LaPointe, PharmD, BCPS
Associate Professor of Pharmacy Practice
School of Pharmacy–Boston

MCPHS University
Boston, Massachusetts

Alan H. Lau, PharmD
Professor
Director, International Clinical Pharmacy Education
College of Pharmacy
University of Illinois at Chicago
Chicago, Illinois

Elaine J. Law, PharmD, BCPS
Assistant Clinical Professor of Pharmacy Practice
Thomas J. Long School of Pharmacy and Health Sciences
University of the Pacific
Stockton, California

Kimberly Lenz, PharmD
Clinical Pharmacy Manager
Office of Clinical Affairs
University of Massachusetts Medical School
Quincy, Massachusetts

Russell E. Lewis, PharmD, FCCP
Associate Professor of Medicine, Infectious Diseases
Department of Medical and Surgical Services
Infectious Diseases Unit, Policlinico S. Orsola-Malpighi
University of Bologna
Bologna, Italy

Rachel C. Long, PharmD, BCPS
Clinical Staff Pharmacist
Carolinas HealthCare System
Charlotte, North Carolina

Ann M. Lynch, BSP, PharmD, AE-C
Professor of Pharmacy Practice
School of Pharmacy–Worcester/Manchester
MCPHS University
Worcester, Massachusetts

Matthew R. Machado, PharmD
Associate Professor of Pharmacy Practice
School of Pharmacy–Boston
MCPHS University
Boston, Massachusetts

Emily Mackler, PharmD, BCOP
Clinical Pharmacist and Project Manager
Michigan Oncology Quality Consortium
University of Michigan
Ann Arbor, Michigan

Daniel R. Malcolm, PharmD, BCPS, BCCCP
Associate Professor and Vice-Chair
Clinical and Administrative Services
Sullivan University College of Pharmacy
Louisville, Kentucky

Shannon F. Manzi, PharmD, NREMT, FPPAG
Director, Clinical Pharmacogenomics Service
Manager, Emergency and ICU Pharmacy Services
Boston Children's Hospital
Boston, Massachusetts

Joel C. Marrs, PharmD, FCCP, FASHP, FNLA, BCPS-AQ Cardiology, BCACP, CLS, ASH-CHC
Associate Professor
Department of Clinical Pharmacy
University of Colorado Anschutz Medical Campus
Skaggs School of Pharmacy and Pharmaceutical Sciences
Clinical Pharmacy Specialist
Department of Pharmacy
Denver Health and Hospital Authority
Aurora, Colorado

John Marshall, PharmD, BCPS, BCCCP, FCCM
Clinical Pharmacy Coordinator–Critical Care
Beth Israel Deaconess Medical Center
Boston, Massachusetts

Darius L. Mason, PharmD, BCPS, FACN
Clinical Pharmacist
Methodist South Hospital
Memphis, Tennessee

Susan L. Mayhew, PharmD, BCNSP, FASHP
Professor and Dean
Appalachian College of Pharmacy
Oakwood, Virginia

James W. McAuley, RPh, PhD, FAPhA
Associate Dean for Academic Affairs and Professor
Departments of Pharmacy Practice and Neurology
The Ohio State University College of Pharmacy
Columbus, Ohio

Sarah E. McBane, PharmD, CDE, BCPS, FCCP, FCPhA, APh
Professor and Chair
Department of Pharmacy Practice
West Coast University
Los Angeles, California

William W. McCloskey, BA, BS, PharmD
Professor of Pharmacy Practice
School of Pharmacy–Boston
MCPHS University
Boston, Massachusetts

Chephra McKee, PharmD
Assistant Professor of Pharmacy Practice
School of Pharmacy
Pediatrics Division
Texas Tech University Health Sciences Center
Abilene, Texas

Molly G. Minze, PharmD, BCACP
Associate Professor of Pharmacy Practice
Ambulatory Care Division
School of Pharmacy
Texas Tech University Health Sciences Center
Abilene, Texas

Amee D. Mistry, PharmD
Associate Professor Pharmacy Practice
School of Pharmacy–Boston
MCPHS University
Boston, Massachusetts

Katherine G. Moore, PharmD, BCPS, BCACP
Executive Director of Experiential Education
Associate Professor of Pharmacy Practice
Presbyterian College School of Pharmacy
Clinton, South Carolina

Jill A. Morgan, PharmD, BCPS, BCPPS
Associate Professor and Chair
Department of Pharmacy Practice and Science
University of Maryland School of Pharmacy
Baltimore, Maryland

Anna K. Morin, PharmD
Professor of Pharmacy Practice and Dean
School of Pharmacy–Worcester/Manchester
MCPHS University
Worcester, Massachusetts

Pamela B. Morris, MD, FACC, FAHA, FASPC, FNLA
Director, Seinsheimer Cardiovascular Health Program
Co-Director, Women's Heart Care
Medical University of South Carolina
Charleston, South Carolina

Oussayma Moukhachen, PharmD, BCPS
Assistant Professor Pharmacy Practice
School of Pharmacy–Boston
MCPHS University
Boston, Massachusetts
Clinical Care Specialist
Mount Auburn Hospital
Cambridge, Massachusetts

Kelly A. Mullican, PharmD
Primary Care Clinical Pharmacy Specialist
Kaiser Permanente–Mid-Atlantic States
Washington, District of Columbia

Myrna Y. Munar, PharmD
Associate Professor of Pharmacy
College of Pharmacy
Oregon State University
Oregon Health and Science University
Portland, Oregon

Yulia A. Murray, PharmD, BCPS
Assistant Professor of Pharmacy Practice
School of Pharmacy–Boston
MCPHS University
Boston, Massachusetts

Milap C. Nahata, MS, PharmD, FCCP, FAPhA, FASHP
Director, Institute of Therapeutic Innovations and Outcomes
Professor Emeritus of Pharmacy, Pediatrics, and Internal Medicine
Colleges of Pharmacy and Medicine
The Ohio State University
Columbus, Ohio

Richard S. Nicholas, PharmD, ND, CDE, BCPS, BCACP
Assistant Professor of Pharmacy Practice
Appalachian College of Pharmacy
Oakwood, Virginia

Stefanie C. Nigro, PharmD, BCACP, BC-ADM
Assistant Professor of Pharmacy Practice
School of Pharmacy–Boston

MCPHS University
Boston, Massachusetts

Cindy L. O'Bryant, PharmD, BCOP, FCCP, FHOPA
Professor
Department of Clinical Pharmacy
Skaggs School of Pharmacy and Pharmaceutical Sciences
Clinical Pharmacy Specialist in Oncology
University of Colorado Cancer Center
Aurora, Colorado

Kirsten H. Ohler, PharmD, BCPS, BCPPS
Clinical Assistant Professor of Pharmacy Practice
College of Pharmacy
University of Illinois at Chicago
Clinical Pharmacy Specialist–Neonatal ICU
University of Illinois at Chicago Hospital and Health Sciences System
Chicago, Illinois

Julie L. Olenak, PharmD
Assistant Dean of Student Affairs
Associate Professor
Department of Pharmacy Practice
Nesbitt College of Pharmacy and Nursing
Wilkes University
Wilkes-Barre, Pennsylvania

Jacqueline L. Olin, MS, PharmD, BCPS, CDE, FASHP, FCCP
Professor of Pharmacy
School of Pharmacy
Wingate University
Wingate, North Carolina

Neeta Bahal O'Mara, PharmD, BCPS
Clinical Pharmacist
Dialysis Clinic, Inc.
North Brunswick, New Jersey

Robert L. Page, II, PharmD, MSPH, FHFSA, FCCP, FASHP, FASCP, CGP, BCPS (AQ-Cards)
Professor
Departments of Clinical Pharmacy and Physical Medicine
School of Pharmacy and Pharmaceutical Sciences
University of Colorado
Aurora, Colorado

Louise Parent-Stevens, PharmD, BCPS
Assistant Director of Introductory Pharmacy Practice Experiences
Clinical Assistant Professor
Department of Pharmacy Practice
University of Illinois at Chicago College of Pharmacy
Chicago, Illinois

Dhiren K. Patel, PharmD, CDE, BC-ADM, BCACP
Associate Professor of Pharmacy Practice
School of Pharmacy–Boston
MCPHS University
Boston, Massachusetts

Katherine Tipton Patel, PharmD, BCOP
Clinical Pharmacy Specialist
The University of Texas
MD Anderson Cancer Center
Houston, Texas

Jennifer T. Pham, PharmD, BCPS, BCPPS
Clinical Assistant Professor, Department of Pharmacy Practice
University of Illinois at Chicago College of Pharmacy
Clinical Pharmacy Specialist, Neonatal Clinical Pharmacist
University of Illinois Hospital and Health Sciences System
Chicago, Illinois

Jonathan D. Picker, MBChB, PhD
Assistant Professor
Harvard Medical School
Clinical Geneticist
Boston Children's Hospital
Boston, Massachusetts

Brian A. Potoski, PharmD, BCPS
Associate Professor
Departments of Pharmacy and Therapeutics
University of Pittsburgh School of Pharmacy
Associate Director, Antibiotic Management Program
University of Pittsburgh Medical Center
Presbyterian University Hospital
Pittsburgh, Pennsylvania

David J. Quan, PharmD, BCPS
Health Sciences Clinical Professor of Pharmacy
Department of Clinical Pharmacy
School of Pharmacy
University of California, San Francisco
Pharmacist Specialist–Solid Organ Transplant
University of California, San Francisco Medical Center
San Francisco, California

Erin C. Raney, PharmD, BCPS, BC-ADM
Professor of Pharmacy Practice
Midwestern University College of Pharmacy–Glendale
Glendale, Arizona

Valerie Relias, PharmD, BCOP
Clinical Pharmacy Specialist
Division of Hematology/Oncology
Tufts Medical Center
Boston, Massachusetts

Lee A. Robinson, MD
Instructor
Department of Psychiatry
Harvard Medical School
Boston, Massachusetts
Associate Training Director
Child and Adolescent Psychiatry Fellowship
Primary Care Mental Health Integrated Psychiatrist
Cambridge Health Alliance
Cambridge, Massachusetts

Charmaine Rochester-Eyeguokan, PharmD, BCPS, BCACP, CDE
Associate Professor of Pharmacy Practice and Science
University of Maryland School of Pharmacy
Baltimore, Maryland

Carol J. Rollins, PharmD, MS, RD, CNSC, BCNSP
Clinical Associate Professor
Department of Pharmacy Practice and Science
College of Pharmacy
The University of Arizona
Tucson, Arizona

Melody Ryan, PharmD, MPH, GCP, BCPS
Professor
Department of Pharmacy Practice and Science
College of Pharmacy
University of Kentucky
Lexington, Kentucky

David Schnee, PharmD, BCACP
Associate Professor of Pharmacy Practice
School of Pharmacy–Boston
MCPHS University
Boston, Massachusetts

Eric F. Schneider, BS Pharm, PharmD
Assistant Dean for Academics
Professor
School of Pharmacy
Wingate University
Wingate, North Carolina

Sheila Seed, PharmD, MPH
Professor of Pharmacy Practice
School of Pharmacy–Worcester/Manchester
MCPHS University
Worcester, Massachusetts

Timothy H. Self, PharmD
Professor of Clinical Pharmacy
College of Pharmacy
University of Tennessee Health Science Center
Memphis, Tennessee

Amy Hatfield Seung, PharmD, BCOP
Senior Director of Clinical Development
Physician Resource Management/Caret
Cary, North Carolina

Nancy L. Shapiro, PharmD, FCCP, BCPS
Operations Coordinator
University of Illinois Hospital and Health Sciences System
Clinical Associate Professor of Pharmacy Practice
Director, PGY2 Ambulatory Care Residency
College of Pharmacy
University of Illinois at Chicago
Chicago, Illinois

Iris Sheinhait, PharmD, MA, RPh
Certified Poison Information Specialist
Adjunct Assistant Professor
Regional Center for Poison Control Serving Massachusetts and Rhode
  Island
Boston Children's Hospital and MCPHS University
Boston, Massachusetts

Greene Shepherd, PharmD, DABAT
Clinical Professor and Vice-Chair
Division of Practice Advancement and Clinical Education
Director of Professional Education, Asheville Campus
Eshelman School of Pharmacy
University of North Carolina at Chapel Hill
Asheville, North Carolina

Devon A. Sherwood, PharmD, BCPP
Assistant Professor
Psychopharmacology
College of Pharmacy
University of New England
Portland, Maine

Richard J. Silvia, PharmD, BCCP
Associate Professor of Pharmacy Practice
School of Pharmacy–Boston
MCPHS University
Boston, Massachusetts

Carrie A. Sincak, PharmD, BCPS, FASHP
Assistant Dean for Clinical Affairs and Professor
Department of Pharmacy Practice
Midwestern University Chicago College of Pharmacy
Downers Grove, Illinois

Harleen Singh, PharmD, BCPS-AQ Cardiology, BCACP
Clinical Associate Professor of Pharmacy Practice
Oregon State University
Oregon Health and Science University
Portland, Oregon

Jessica C. Song, MA, PharmD
Clinical Pharmacy Supervisor
PGY1 Pharmacy Residency Coordinator
Department of Pharmacy Services
Santa Clara Valley Medical Center
San Jose, California

Suellyn J. Sorensen, PharmD, BCPS, FASHP
Director
Clinical Pharmacy Services
St. Vincent Indianapolis
Indianapolis, Indiana

Linda M. Spooner, PharmD, BCPS (AQ-ID), FASHP
Professor of Pharmacy Practice
School of Pharmacy–Worcester/Manchester
MCPHS University
Clinical Pharmacy Specialist in Infectious Diseases
Saint Vincent Hospital
Worcester, Massachusetts

Karyn M. Sullivan, PharmD, MPH
Professor of Pharmacy Practice
School of Pharmacy–Worcester/Manchester
MCPHS University
Worcester, Massachusetts

David J. Taber, PharmD, MS, BCPS
Associate Professor
Division of Transplant Surgery
College of Medicine
Medical University of South Carolina
Charleston, South Carolina

Candace Tan, PharmD, BCACP
Clinical Pharmacist
Kaiser Permanente
Los Angeles, California

Yasar O. Tasnif, PharmD, BCPS, FAST
Associate Professor
Cooperative Pharmacy Program
University of Texas at Austin and University of Texas, Rio Grande
    Valley
Clinical Pharmacist Specialist
Doctor's Hospital at Renaissance–Renaissance Transplant Institute
Edinburg, Texas

Daniel J. G. Thirion, BPharm, MSc, PharmD, FCSHP
Professeur Titulaire de Clinique
Faculté de Pharmacie
Université de Montréal
Pharmacien
Centre Universitaire de Santé McGill
Montréal, Québec, Canada

Angela M. Thompson, PharmD, BCPS
Assistant Professor
Department of Clinical Pharmacy
Skaggs School of Pharmacy and Pharmaceutical Sciences
University of Colorado
Aurora, Colorado

Lisa A. Thompson, PharmD, BCOP
Clinical Pharmacy Specialist in Oncology
Kaiser Permanente Colorado
Lafayette, Colorado

Toyin Tofade, MS, PharmD, BCPS, CPCC
Dean and Professor
Howard University College of Pharmacy
Washington, District of Columbia

Tran H. Tran, PharmD, BCPS
Associate Professor
Midwestern University, Chicago College of Pharmacy
Downers Grove, Illinois

Dominick P. Trombetta, PharmD, BCPS, CGP, FASCP
Associate Professor
Department of Pharmacy Practice
Nesbitt School of Pharmacy
Wilkes University
Wilkes-Barre, Pennsylvania

Toby C. Trujillo, PharmD, FCCP, FAHAH, BCPS-AQ Cardiology
Associate Professor
Department of Clinical Pharmacy
Skaggs School of Pharmacy and Pharmaceutical Sciences
University of Colorado
Aurora, Colorado

Sheila K. Wang, PharmD, BCPS (AQ–ID)
Associate Professor of Pharmacy Practice
Chicago College of Pharmacy
Midwestern University
Downers Grove, Illinois
Clinical Pharmacist, Infectious Disease
Program Director, Rush University Medical Center
Chicago, Illinois

Brian Watson, PharmD, BCPS
Pharmacist
University of Maryland Medical System
St. Joseph's Medical Center
Baltimore, Maryland

Kristin Watson, PharmD, BCPS-AQ Cardiology
Associate Professor, Vice-Chair of Clinical Services
University of Maryland School of Pharmacy
Baltimore, Maryland

Lynn Weber, PharmD, BCOP
Clinical Pharmacy Specialist, Oncology/Hematology
Pharmacy Residency Coordinator and PGY-1 Residency Director
Hennepin County Medical Center
Minneapolis, Minnesota

Kellie Jones Weddle, PharmD, BCOP, FCCP, FHOPA
Clinical Professor of Pharmacy Practice
College of Pharmacy
Purdue University
Indianapolis, Indiana

C. Michael White, PharmD, FCP, FCCP
Professor and Head
Department of Pharmacy Practice
School of Pharmacy
University of Connecticut
Storrs, Connecticut

Natalie Whitmire, PharmD, BCPS, BCGP
Pharmacist Specialist
University of California, San Diego Health

Barbara S. Wiggins, PharmD, BCPS, CLS, AACC, FAHA, FCCP, FNLA
Clinical Pharmacy Specialist–Cardiology
Medical University of South Carolina
Charleston, South Carolina

Kristine C. Willett, PharmD, FASHP
Associate Professor of Pharmacy Practice
School of Pharmacy–Worcester/Manchester
MCPHS University
Manchester, New Hampshire

Bradley R. Williams, PharmD, CGP
Professor of Clinical Pharmacy and Clinical Gerontology
School of Pharmacy
University of Southern California
Los Angeles, California

Casey B. Williams, PharmD, BCOP, FHOPA
Director, Center for Precision Oncology
Director, Department of Molecular and Experimental Medicine
Avera Cancer Institute
Sioux Falls, South Dakota

Dennis M. Williams, PharmD, BCPS, AE-C
Associate Professor and Vice-Chair for Professional Education and
   Practice
Division of Pharmacotherapy and Experimental Therapeutics
Eshelman School of Pharmacy
University of North Carolina at Chapel Hill
Chapel Hill, North Carolina

Katie A. Won, PharmD, BCOP
Clinical Pharmacist
Hennepin County Medical Center
Minneapolis, Minnesota

Annie Wong-Beringer, PharmD, FIDSA
Professor of Pharmacy
School of Pharmacy
University of Southern California
Los Angeles, California

Dinesh Yogaratnam, PharmD, BCPS, BCCCP
Assistant Professor of Pharmacy Practice
School of Pharmacy–Worcester/Manchester
MCPHS University
Worcester, Massachusetts

Kathy Zaiken, PharmD
Professor of Pharmacy Practice
School of Pharmacy–Boston
MCPHS University
Boston, Massachusetts

Caroline S. Zeind, PharmD
Associate Provost for Academic and International Affairs
Chief Academic Officer
Worcester, Massachusetts and Manchester, New Hampshire,
   Campuses
Professor of Pharmacy Practice
MCPHS University
Boston, Massachusetts

Sara Zhou, PharmD
Certified Poison Information Specialist
Adjunct Assistant Professor
Regional Center for Poison Control Serving Massachusetts and Rhode
   Island
Boston Children's Hospital and MCPHS University
Boston, Massachusetts

Kristin M. Zimmerman, PharmD, CGP, BCACP
Associate Professor
Department of Pharmacotherapy & Outcomes Science
Virginia Commonwealth University
Richmond, Virginia

目　录

第五篇　肾　脏　疾　病

Myrna Y. Munar

26 第 26 章 酸碱紊乱

Luis S. Gonzalez, Ⅲ

核心原则

		章节案例
①	为了避免漏诊一些不易发现的复杂的酸碱紊乱,应该使用逐步分析法进行酸碱分析。	案例 26-1(问题 1) 案例 26-2(问题 1) 案例 26-3(问题 1) 案例 26-4(问题 2) 案例 26-5(问题 3) 案例 26-6(问题 1)
②	阴离子间隙(anion gap,AG)正常型代谢性酸中毒常见于腹泻或大量输液的患者中,相对少见于肾小管性酸中毒的患者。	案例 26-1(问题 2~6)
③	任何可以产酸且酸由主要的细胞外缓冲液——碳酸氢盐所缓冲的疾病过程均可导致 AG 增高型代谢性酸中毒。在所有需要进行酸碱平衡分析的患者中,都有必要计算阴离子间隙。	案例 26-2(问题 1~4)
④	根据患者的血容量状态以及对含氯溶液治疗的反应,可以将代谢性碱中毒分类:浓缩性碱中毒又称为氯-反应性代谢性碱中毒,通常是因给予利尿药产生;氯-无反应性代谢性碱中毒则是因给予盐皮质激素产生。	案例 26-3(问题 1~4)
⑤	呼吸性酸中毒可能是急性、慢性或是慢性过程急性加重的。区分这些紊乱最好的方法便是详细询问患者病史,结合之前的动脉血气分析值,确定患者二氧化碳水平较其基线值升高的程度。	案例 26-4(问题 1~4)
⑥	与呼吸性酸中毒不同,大多数呼吸性碱中毒患者均为急性发作。只有相对很小一部分的情况可引起呼吸性碱中毒,当呼吸性碱中毒不太明显的时候,可以利用该特点帮助诊断。	案例 26-5(问题 1~4)
⑦	代谢性及呼吸性混合型酸碱紊乱常发生于重病患者,酸碱平衡分析能帮助诊断临床诊断困难的案例。采用逐步法进行酸碱紊乱分析可以明确临床重要的异常情况。	案例 26-6(问题 1~3)

由于治疗方案通常应针对酸碱平衡紊乱潜在的病因而非仅仅改变 pH,因此理解临床常见的病因是非常重要的。严重的酸碱紊乱会影响多种器官系统:心血管系统(收缩功能受损,心律失常),肺(氧输送受损,呼吸肌疲劳,呼吸困难),泌尿系统(低钾血症,肾结石),神经系统(脑血流量减少,癫痫,昏迷)。

酸碱代谢的生理学基础

为了保护机体蛋白,酸碱平衡必须严格保持在正常细胞外 pH 为 $7.35 \sim 7.45$,细胞内 pH 为 $7.0 \sim 7.3$[1]。机体通过复杂的缓冲体系、呼出二氧化碳(CO_2)、肾脏排泌酸并且重吸收碳酸氢盐(HCO_3^-),以使 pH 维持在这一狭窄的范围[2]。静息时,大约有 200ml CO_2 从组织中转运出来并从肺中排出,运动时排出量更多[3]。虽然 HCO_3^- 的缓冲能力仅占细胞内缓冲系统的 36%,但是它却提供了细胞外液(extracellular fluid,ECF)86% 的缓冲能力。细胞外液含有大约 350mEq 的 HCO_3^- 来缓冲产生的 H^+。

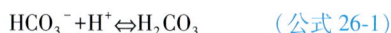

$$HCO_3^- + H^+ \Leftrightarrow H_2CO_3 \qquad (公式\ 26-1)$$

氢离子(H^+)与 HCO_3^- 相结合使公式 26-1 的平衡右移。在近端肾小管管腔内,碳酸酐酶催化 H_2CO_3 脱水生成 CO_2 和 H_2O,之后 CO_2 和 H_2O 被肾小管细胞吸收,见公式 26-2 以及图 26-1。在肾小管细胞内,H_2O 解离生成 H^+ 和 OH^-。

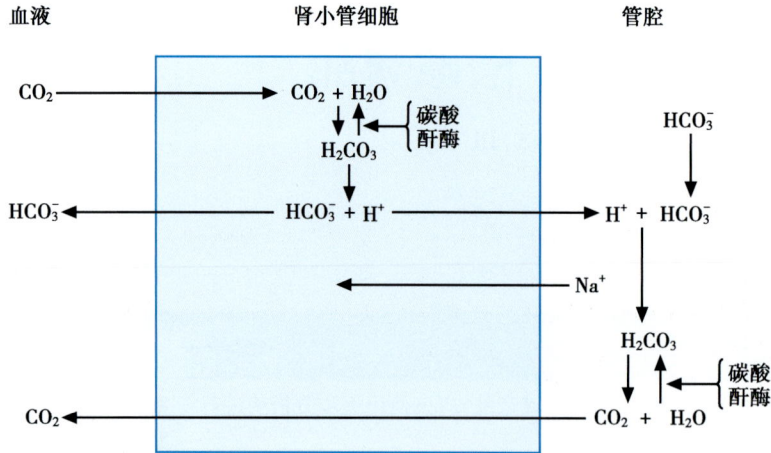

图 26-1　碳酸氢盐在肾小管的重吸收

H⁺通过 Na^+-H^+ 交换分泌进入管腔,OH^- 在碳酸酐酶的催化作用下与 CO_2 结合生成 HCO_3^-,随后通过 $Na^+-HCO_3^-$ 共转运蛋白进入循环[4]。

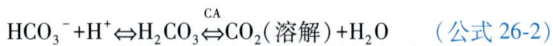

$$HCO_3^- + H^+ \Leftrightarrow H_2CO_3 \overset{CA}{\Leftrightarrow} CO_2(溶解) + H_2O \quad （公式 26-2）$$

为了维持酸碱平衡,肾脏必须回收并且重新生成所有滤过的 HCO_3^-。根据肾小球滤过率(glomerular filtration rate,GFR)与细胞外液中 HCO_3^- 浓度的乘积可计算 HCO_3^- 每日所需重吸收的量($180L/d$ GFR $\times 24mmol/L$ HCO_3^- = $4\ 320mmol/d$)[1]。近端肾小管大约重吸收了滤出 HCO_3^- 的 85%,髓袢以及远端肾小管重吸收了大约 10%[5]。酸式盐如 HPO_4^-($pK_a = 6.8$)(可滴定酸),其 pK_a 比尿液的 pH 高,能接受一个质子并转变成酸被排泄,从而重新生成一个 HCO_3^- 阴离子[5]。硫酸以及其他 pK_a 小于 4.5 的酸则是不可滴定。这些酸产生的质子必须和其他缓冲液结合才能被排泄。近端肾小管内谷氨酰胺脱氨基生成 NH_3 以结合这些质子。在集合管中,生成的 NH_4^+ 是非脂溶性的,它留在管腔内与 H^+ 结合使得 H^+ 得以清除,并且重新生成 HCO_3^-[4-6]。图 26-2 是这些酸缓冲的简化图示。

机体每日代谢碳水化合物及脂肪能生成大约 15 000mmol 的 CO_2。尽管 CO_2 不是酸,但它与 H_2O 可逆地结合生成碳酸(即 H_2CO_3)。呼吸运动可通过呼出 CO_2 从而避免挥发性酸的蓄积。蛋白质及脂肪代谢产生了几种固定酸和固定碱。像赖氨酸和精氨酸这样的氨基酸,带有一个正电荷因此能充当酸的作用,而像谷氨酸盐、天冬氨酸盐、枸橼酸盐这类的化合物则带有一个负电荷。一般而言,动物蛋白含有更多的硫酸盐和磷酸盐,是酸性食物;素食则含有更多的有机阴离子,是碱性食物[7]。一般而言,脂肪酸代谢生成 HCO_3^-,但在饥饿或是糖尿病酮症酸中毒时,脂肪酸可不完全氧化生成乙酰乙酸盐和 $β$-羟丁酸[6]。在普通的膳食条件下,每日不挥发性酸的净产生量为 70mmol 到 100mmol H^+($1.0mmol/kg \sim 1.5mmol/kg$)[1,8]。若肾脏每日在 2L 尿液中排泄 70mmol H^+,尿液的 pH 需要降至 1.5。由于肾脏不可能产生 pH 低于 4.5 的尿液,因此需要缓冲大部分的固定酸。肾脏排酸的主要缓冲液为 NH_3^-/NH_4^+ 缓冲对和可滴定缓冲液,如之前提到的 $HPO_4^{2-}/H_2PO_4^-$ 缓冲对[7]。对酸碱紊乱的正确评价始于对实验室检查结果的分析以及了解维持机体正常 pH 的生理学调节机制。

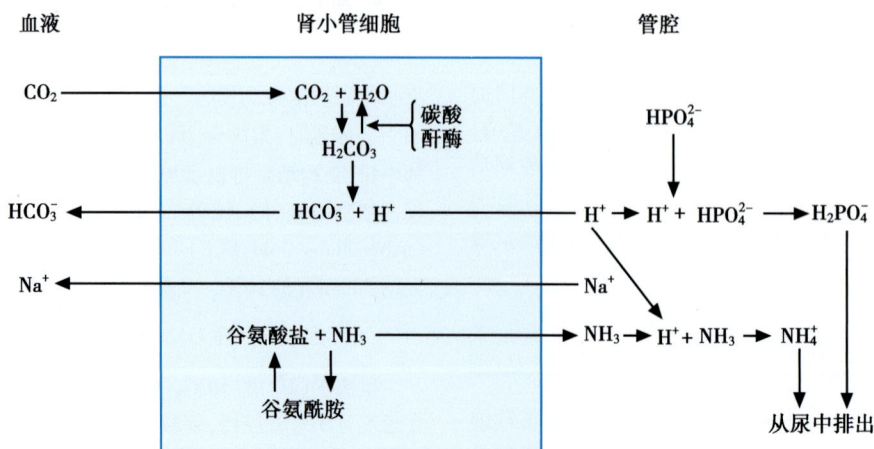

图 26-2　肾小管中氢离子的排泄

实验室评估

用来评价酸碱平衡状态的实验室检查包括动脉血pH、动脉血二氧化碳分压（$PaCO_2$）以及血清碳酸氢盐（HCO_3^-）[9-11]。这些数值常通过动脉血气分析（arterial blood gas，ABG）而获得。当二氧化碳分压（酸）或 HCO_3^-（碱）浓度发生改变时，就会发生酸碱紊乱。动脉血气测量也包含动脉氧分压（PaO_2），但是这个数值并不会直接影响对酸碱紊乱的判定。动脉血气正常值如表26-1所示。当动脉血 pH 低于 7.35 时，认为患者出现了酸血症，而造成酸碱紊乱的这一过程称为酸中毒。相反地，当动脉血 pH 高于 7.45 时认为患者有碱血症，致病过程称为碱中毒。进一步地，如果患者的 $PaCO_2$ 有不恰当的升高或降低称为呼吸性酸碱紊乱；若患者血清中 HCO_3^- 浓度有不恰当的上升或下降则称为代谢性酸碱紊乱。

表 26-1

正常动脉血气值

ABGs	正常范围
pH	7.35~7.45
PaO_2	80~105mmHg
$PaCO_2$	35~45mmHg
HCO_3^-	22~26mmol/L

酸碱平衡一般是由主要的细胞外缓冲体系 HCO_3^-/CO_2 维持，常规对这一缓冲体系的组成成分进行测量以评估酸碱状态。然而，其他细胞外缓冲物质（如血清蛋白、无机磷酸盐）和细胞内缓冲物质（如血红蛋白、蛋白质、磷酸盐）也有很强的缓冲能力[1,7-10]。测定血清电解质以计算阴离子间隙，从而估算血清中未测定的阴离子和阳离子。阴离子间隙能帮助判定代谢性酸中毒的可能原因[6,10,12-21]，尿液 pH、电解质及渗透压则有助于在这些可能的原因中进行进一步的鉴别诊断[10,22-26]。

酸碱平衡、二氧化碳分压和呼吸调节

在水溶液中，碳酸（即通过公式 26-1 反应而生成的 H_2CO_3）可逆地脱水生成二氧化碳（CO_2）和水（H_2O），见公式 26-2。

碳酸酐酶（carbonic anhydrase，CA）存在于红细胞、肾小管细胞及其他组织中，能够催化碳酸和二氧化碳的相互转化。碳酸脱水生成的二氧化碳部分溶解在血浆中，但大部分都以气体形式存在：

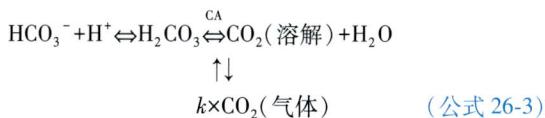

$$HCO_3^- + H^+ \Leftrightarrow H_2CO_3 \overset{CA}{\Leftrightarrow} CO_2(溶解) + H_2O$$
$$\uparrow\downarrow$$
$$k \times CO_2(气体) \qquad （公式 26-3）$$

公式 26-3 中的 k 为溶解度常数，在体温下，其在血浆中的值大约是 0.03[2,26]。实际上，在体液中所有的碳酸均以二氧化碳的形式存在，因此，二氧化碳气体的测量值 $PaCO_2$，与 HCO_3^-/H_2CO_3 缓冲体系中碳酸的量成正比。$PaCO_2$ 正常范围是 35mmHg~45mmHg。

肺能够快速呼出大量二氧化碳，因此对于维持正常的 pH 起着至关重要的作用。通过公式 26-3 所描述的反应而生成的二氧化碳能很快地从组织弥散到毛细血管，从肺毛细血管进入肺泡，随后呼出体外[3]。肺通气功能由外周化学感受器（位于颈动脉和主动脉）和中枢化学感受器（位于延髓）调控。动脉血酸中毒、高二氧化碳血症（$PaCO_2$ 升高）、低氧血症（PaO_2 降低）会激活外周化学感受器，脑脊液（cerebrospinal fluid，CSF）酸中毒及脑脊液中二氧化碳分压升高则会激活中枢化学感受器[3]。

在临床工作中，通常根据电解质分析中总二氧化碳含量的结果估计血清碳酸氢盐浓度，或是从动脉血气监测的 pH 和 $PaCO_2$ 的结果计算碳酸氢盐浓度。比起直接测定血清碳酸氢盐的浓度，这些方法要方便得多。血清电解质分析中总二氧化碳含量的测定方法是：酸化血清，使所有的碳酸氢盐转化为二氧化碳并测定 CO_2 气体分压。总二氧化碳含量中约 95% 为碳酸氢盐。动脉血气分析结果中的血清碳酸氢盐浓度是由患者的 pH 和 $PaCO_2$ 通过 Henderson-Hasselbalch 公式（公式 26-4）计算得来。计算得到的碳酸氢盐浓度与测量的总二氧化碳相差应不超过 2mmol/L。使用这两种方法得到的血清碳酸氢盐的正常范围是 22~26mmol/L[10]。

$$pH = pK + （碱）/（酸） \qquad （公式 26-4）$$

酸碱紊乱的评价

酸碱紊乱的评价应该采取逐步分析方式[24,25]。

1. 获得患者详细的病史和临床评估。

2. 检查动脉血气、钠、氯、HCO_3^-，确定 pH、$PaCO_2$、HCO_3^- 的异常情况。

3. 基于 pH，确定哪些异常情况是主要的而哪些是代偿性的（表 26-2）：

    a. 如果 pH 小于 7.40，主要是呼吸或代谢性酸中毒。

    b. 如果 pH 大于 7.40，主要是呼吸或代谢性碱中毒。

    c. 如果 pH 是正常的（7.40），而 $PaCO_2$ 和 HCO_3^- 存在异常，由于通过代谢和呼吸的代偿几乎不能使 pH 回归正常，因此可能存在混合型酸碱紊乱。

4. 计算阴离子间隙的值，如果它等于或大于 20，即使 pH 在正常范围内，也通常存在具有临床意义的代谢性酸中毒[27]。

5. 如果阴离子间隙增大，计算阴离子间隙的过量值（阴离子间隙－10），并把这个值加到 HCO_3^- 来获得校正值[28]。

    a. 如果校正值大于 26，存在代谢性碱中毒。

    b. 如果校正值小于 22，存在非阴离子间隙代谢性酸中毒。

6. 考虑进行其他的实验室实验来进一步鉴别造成紊

乱的原因。

　　a. 如果阴离子间隙正常,考虑计算尿阴离子间隙。

　　b. 如果阴离子间隙偏高而且认为摄入了有毒物质,计算渗透间隙。

　　c. 如果阴离子间隙偏高,测定血清酮体和乳酸的浓度。

　　7. 将确定的疾病与患者病史进行比较,并进行个体化治疗。

表 26-2

单纯型酸碱紊乱实验值

酸碱紊乱	动脉血 pH	原发改变	代偿改变
代谢性酸中毒	↓	↓ HCO_3^-	↓ $PaCO_2$
呼吸性酸中毒	↓	↑ $PaCO_2$	↑ HCO_3^-
代谢性碱中毒	↑	↑ HCO_3^-	↑ $PaCO_2$
呼吸性碱中毒	↑	↓ $PaCO_2$	↓ HCO_3^-

代谢性酸中毒

　　代谢性酸中毒的特征是:机体失去碳酸氢盐,肾脏排出酸减少,或内源性酸产生增加。单纯型代谢性酸中毒的两个分类(即,AG 正常型和 AG 增高型代谢性酸中毒)如表 26-3 所列。阴离子间隙(anion gap,AG),指细胞外液中,未测定的负电物质(阴离子)与未测定的正电物质(阳离子)浓度间的差值。为了保持机体电中性,机体内总阴离子和总阳离子的浓度是相等的。大多数临床试验室仅测量这些离子的一部分[如钠、氯(Cl^-)、碳酸氢盐],而其他负电或正电物质如钾离子(K^+)、镁离子(Mg^{2+})、钙离子(Ca^{2+})、磷酸盐、白蛋白等通常很少测量。未测定的阴离子的浓度高于未测定的阳离子浓度,其差值通常为 6~12mmol/L,可以利用以下公式进行阴离子间隙的计算:

$$AG = Na^+ - (Cl^- + HCO_3^-) \qquad （公式 26-5）$$

　　在未测定的阴离子中,白蛋白可能是最重要的。对患有低蛋白血症的危重症患者,应该使用下面的公式对阴离子间隙进行校正: $AG_{(校正)} = AG + 2.5 \times$(正常白蛋白 g/dl-测定白蛋白 g/dl),其中正常白蛋白浓度定为 4.4g/dl[16-19]。例如,一位患有早期脓毒症及乳酸性酸中毒的低蛋白血症的患者(血清白蛋白,2.4g/dl),阴离子间隙的计算值是 11mmol/L。然而,考虑到血清白蛋白浓度异常的影响,对计算值进行校正时发现,患者更显著的酸碱紊乱是 AG 增高型酸中毒[计算的阴离子间隙经过校正后: $AG_{(校正)}$ = 11mmol/L + 2.5×(正常白蛋白-测定白蛋白) = 16mmol/L]。

　　AG 正常型代谢性酸中毒(例如高氯代谢性酸中毒)通常是由碳酸氢盐丢失造成,可进一步分为低血钾性或高血钾性酸中毒[5,23,26,29-36]。腹泻会造成碳酸氢盐的严重丢失以及高氯代谢性酸中毒。AG 增高型代谢性酸中毒通常与

表 26-3

代谢性酸中毒的常见原因

AG 正常	AG 增高
低钾血症	肾衰竭
腹泻	乳酸中毒
肠瘘	(见表 26-5)
输尿管切除术	酮症酸中毒
1 型 RTA	饥饿
2 型 RTA	乙醇
碳酸酐酶抑制剂	糖尿病
高钾血症	药物中毒
醛固酮减少症	乙二醇
盐酸或其前体	甲醇
4 型 RTA	水杨酸盐
保钾利尿剂	
阿米洛利	
螺内酯	
氨苯蝶啶	

AG,阴离子间隙;RTA,肾小管酸中毒

有机酸的过度产生或肾脏对不挥发性酸的清除减少有关[26,37-39]。细胞外碳酸氢盐对增多的有机酸(例如,甲酸、乳酸)进行缓冲,造成碳酸氢盐消耗增多并产生未测定的阴离子(例如,甲酸盐、乳酸盐)[24,37,38]。血清碳酸氢盐下降的程度接近于阴离子间隙的升高程度,而后者是估计循环阴离子水平的良好指标。长期低氧会造成乳酸性酸中毒,未得到控制的糖尿病或空腹过度饮酒会造成酮症酸中毒。在肾衰竭的案例中,H^+排泄能力的下降会造成代谢性酸中毒[29]。其伴随的阴离子间隙增高系由未测定阴离子如硫酸盐或磷酸盐排泄的减少所导致的[20]。

阴离子间隙正常型(高氯)代谢性酸中毒

评估

案例 26-1

问题 1: J. D.,女,21 岁,体重 75kg,因虚弱收入院。患者有双向情感障碍病史,自述最近有摄入家里房间墙上的油漆。J. D. 目前唯一的药物治疗是服用碳酸锂 300mg/次,每日 3 次。入院时,患者身体虚弱、表情淡漠,主诉厌食。实验室检查发现:

　　血钠:143mmol/L

　　血钾:3.0mmol/L

　　血氯:121mmol/L

　　白蛋白:4.4g/dl

pH：7. 28

PaCO₂：26mmHg

HCO₃⁻：12mmol/L

尿 pH：5. 5

　　静脉给予氯化铵（NH₄Cl）0. 1g/kg 后，J. D. 的尿液 pH 低于 5. 1；静脉滴注碳酸氢盐 1mmol/kg 1 小时后，出现碳酸尿（尿 pH 为 7. 0），血钾降至 2. 0mmol/L，血液 pH 仅上升到 7. 31。患者存在何种类型酸碱紊乱？

　　使用逐步分析方法，我们从 J. D. 的病史可以发现其酸中毒病因的线索。由于患者的 CO₂ 和 HCO₃⁻ 值均降低（表 26-3），因此其 pH 下降符合代谢性酸中毒。血清碳酸氢盐浓度改变造成 pH 的变化即为代谢性酸碱紊乱。确切地说，代谢性酸中毒与血清中 HCO₃⁻ 的减少以及 pH 的降低相关，反之代谢性碱中毒与血清中 HCO₃⁻ 的升高以及 pH 的升高相关。在呼吸性酸碱紊乱中，原发改变的因素是 PaCO₂。如果 J. D. 的 pH 降低而 PaCO₂ 增加，则呈现出呼吸性酸中毒。由于 J. D. 的 PaCO₂ 下降且血清 HCO₃⁻ 降低，因此她患有代谢性酸中毒。在大多数的代谢性酸中毒或碱中毒的案例中，肺可以通过加强或减弱通气代偿血清 HCO₃⁻ 浓度的原发改变。下一步建议是评估 J. D. 的 PaCO₂ 下降 14mmHg 是否与呼吸代偿相符（表 26-4）。血清碳酸氢盐水平原发性降低到 12mmol/L 时，理论上会造成 PaCO₂ 代偿性的降低 12mmHg 到 14mmHg（表 26-4）。而 J. D. 的 PaCO₂ 下降了 14mmHg（正常：40mmHg；目前：26mmHg），符合正常的呼吸代偿。当 PaCO₂ 或血清 HCO₃⁻ 下降的值落于正常代偿范围外，则应怀疑存在混合型酸碱紊乱或是代偿程度不足又或是代偿时间不足。

表 26-4

单纯型酸碱紊乱的正常代偿

疾病	代偿ᵃ
代谢性酸中毒	$\downarrow PaCO_2 \ (mmHg) = 1.0 - 1.2 \times HCO_3^-$ (mmol/L)
代谢性碱中毒	$\uparrow PaCO_2 \ (mmHg) = 0.5 - 0.7 \times \uparrow HCO_3^-$ (mmol/L)
呼吸性酸中毒	
急性	$\uparrow HCO_3^- \ (mmol/L) = 0.1 \times \uparrow PaCO_2$ (mmHg)
慢性	$\uparrow HCO_3^- \ (mmol/L) = 0.4 \times \uparrow PaCO_2$ (mmHg)
呼吸性碱中毒	
急性	$\downarrow HCO_3^- \ (mmol/L) = 0.2 \times \downarrow PaCO_2$ (mmHg)
慢性	$\downarrow HCO_3^- \ (mmol/L) = 0.4 - 0.5 \times \downarrow PaCO_2$ (mmHg)

ᵃ 正常 HCO₃⁻ = 24mmol/L，正常 PaCO₂ = 40mmHg

　　像上面这些表格，尤其是急性和慢性酸碱紊乱的计算公式不相同，很难记忆，而临床医生进行治疗的时候又不便得到。因此，我们提倡采取逐步法分析，这样临床医生就不需要依赖表格或公式就能鉴别大多数临床重要的紊乱。

病因

案例 26-1，问题 2： J. D. 代谢性酸中毒的可能原因是什么？

　　应用酸碱紊乱评价逐步分析法的第 4-7 步可以进一步明确病因。对于代谢性酸中毒的患者，对其进行分类的第一步是计算阴离子间隙，这可以提供造成患者酸碱紊乱的其他相关信息。J. D. 的阴离子间隙计算值为 10mmol/L（公式 26-5），因此，她患有 AG 正常型高氯代谢性酸中毒。

　　代谢性酸中毒生成的常见原因见表 26-3[5,10,37]。AG 正常型代谢性酸中毒通常原因如下：碳酸氢盐通过胃肠道丢失（腹泻、肠瘘、输尿管改道术）、外源性给予氯（生理盐水）、氢离子排泌发生改变（肾小管性酸中毒）。J. D. 自述曾摄入油漆（可能是含铅油漆）以及长期服用锂制剂史，而铅和锂与肾小管酸中毒的发生相关[23,40]。

肾小管酸中毒

案例 26-1，问题 3： 氯化铵（NH₄Cl）和碳酸氢钠（NaHCO₃）的结果如何帮助判断 J. D. 肾小管酸中毒的类型？

　　肾小管酸中毒（renal tubular acidosis，RTA）的特点是肾小管氢离子分泌障碍而肾小球滤过率基本正常。肾小管酸中毒与许多疾病以及化学物质相关[23,26]。现已确定的分类是 1 型（远端），2 型（近端），4 型（远端，醛固酮减少症）。1 型 RTA 的原因是远端肾小管酸化尿能力缺陷，成年人中造成这一疾病最常见的原因是自身免疫失调，吸毒者吸嗅甲苯以及显著的容量不足[41]。2 型 RTA 的原因是近端肾小管尿液碳酸氢盐重吸收功能改变，例如使用乙酰唑胺后即可发生；4 型 RTA 的特征是醛固酮减少症以及氨合成障碍[23,34]。

　　给予碳酸氢盐后对碳酸氢盐重吸收功能进行评价，以及输液氯化铵后评估机体对酸负荷的反应，对于鉴别这几种 RTA 是很有用的。正常人经肾小球滤过的碳酸氢盐，大约有 10% 到 15% 在近端肾小管没有被重吸收，却在肾脏的更远段被重吸收。因此尿液中碳酸氢盐的排泄可以忽略不计，尿液 pH 维持在 5. 5~6. 5。

　　2 型 RTA 与近端肾小管碳酸氢盐重吸收功能下降有关，远端肾小管细胞通过增加碳酸氢盐重吸收来部分代偿这种不足，但是尿液碳酸氢盐的排泄仍然是增加的。正如该患者，2 型 RTA 的患者，血清 HCO₃⁻ 浓度会急速降低到阈值 15 以下，之后便稳定在 15mEq/L 左右[10,23]。这时，远端的碳酸氢盐转运不再是过度的，使得肾脏远段可以适当地酸化尿液并将酸以可滴定氨和磷酸盐的形式排泄出去。

　　1 型 RTA 中肾小管细胞管腔中的 H⁺ 反扩散至肾小管

细胞，导致氢离子的排泄不足。此类患者即使发生重症酸中毒，尿液 pH 也不会低于 5.5[34]。

J. D. 对酸负荷（NH_4Cl）的反应，证明其有酸化尿液的能力（即，尿液 pH<5.1），这有助于排除 1 型 RTA 的可能。2 型 RTA 患者补充碳酸氢盐后，血清碳酸氢盐浓度增加，异常大量的碳酸氢盐重新排至远端肾小管，如果超过氢的排泄能力则导致尿中碳酸氢盐增加。J. D. 服用碳酸氢盐后出现尿中碳酸氢盐浓度增加，尿液 pH 升高（7.0），血 pH 降低（7.31），提示近端肾小管碳酸氢盐重吸收功能受损，这是 2 型 RTA 的特点。考虑到 J. D. 的初始血钾为 3.0mmol/L，可排除 4 型 RTA 的可能。

铅诱发的酸中毒

案例 26-1，问题 4： 患者 J. D. 发生近端肾小管酸中毒的原因是什么？

患者 J. D. 发生近端肾小管酸中毒最可能的原因是她接触了含铅的油漆。铅导致的 2 型 RTA 的发病机制仍不明确，有些研究提示其主要原因是近端肾小管碳酸酐酶的缺乏，但尚无定论。

案例 26-1，问题 5： 为什么患者 J. D. 会出现低钾血症？

在近端肾小管酸中毒中，碳酸氢盐的丢失与钠丢失、细胞外液减少以及肾素-血管紧张素-醛固酮系统的激活相关。醛固酮可增加远端肾小管对钠的重吸收并大大增加钾和氢离子的排泄，从而导致钾的丢失，这便是 J. D. 低钾血症的原因[42]。当血浆碳酸氢盐达到稳态，较少的碳酸氢盐到达远端肾小管，刺激醛固酮释放的因素消除。因此，J. D. 仅轻度损耗体内储存的钾。当给予患者碳酸氢盐时，肾素-血管紧张素-醛固酮系统被重新激活，因此 J. D. 的低钾血症就会加重。此外，血液中碳酸氢盐浓度的升高会使得钾向细胞内转移从而也导致低钾血症的发生。

治疗

案例 26-1，问题 6： 患者 J. D. 的治疗方案应该是怎样的？

尽管患有慢性 2 型 RTA 的患者极少会出现重症酸中毒和钾耗竭，但在类似此案例的急性发病的情况下出现上述危险却并不少见。患者 J. D. 有碳酸氢盐不足的表现，因此应该使用补碱疗法，并进行祛除诱因（如果证实是铅的话）的治疗。她的血钾水平过低，且补充碳酸氢盐会进一步降低血钾，因此患者需要补钾。临床医生应该密切监测其电解质情况（每小时一次）直到血钾高于 3.5mmol/L。由于酸中毒具有自限性，因此在 J. D. 这样的成年患者中不需要进行长期治疗。但是，J. D. 需要用碳酸氢钠治疗直到其近端肾小管酸中毒缓解。如果要提高她的血清碳酸氢盐浓度从而使之达到正常范围，需要使用非常大剂量的碳酸氢盐 [6～10mmol/（kg·d）][10]。然而，在患有近端肾小管酸中毒的成人中，治疗目的是将其血清碳酸氢盐提高至不超过

18mmol/L[23]。患者可以通过碳酸氢钠片剂（8mmol/600mg 片剂）或是 Shohl 溶液（复方枸橼酸钠合剂）来补充碳酸氢盐。Shohl 溶液，据美国药典记录，每 5ml 含有 334mg 枸橼酸以及 500mg 枸橼酸钠，而枸橼酸钠在肝中代谢成碳酸氢钠。每毫升 Shohl 溶液能提供 1mmol 钠和 1mmol 碳酸氢盐。因此应该给予 J. D. 1mmol/（kg·d）的初始治疗剂量。在 J. D. 接受碱治疗的同时，临床医生应该密切监测她的锂水平。补钠可能会增加肾中锂的排泄并加重患者的双向情感障碍。由于补碱会造成严重的低钾血症，因此同时也应该补充钾，如氯化钾、碳酸氢钾、乙酸钾、枸橼酸钾等。

阴离子间隙增高型代谢性酸中毒

评价及渗透间隙

案例 26-2

问题 1： G. D.，男性，64 岁，体重 60kg，半昏迷患者，由家人送入急诊室。30 分钟前，被发现躺在车库的地板上，附近有一瓶半空的挡风玻璃雨刷清洗液。G. D. 有长期酗酒史且最近诊断为痴呆。急诊卧位血压是 120/60mmHg，脉搏 100 次/min，呼吸 40 次/min。瞳孔反应好，有轻微的视神经乳头水肿。实验室检查提示：

血钠：139mmol/L

血钾：5.8mmol/L

血氯：103mmol/L

血液尿素氮（blood urea nitrogen，BUN）：25mg/dl

血肌酐：1.4mg/dl

空腹血糖：150mg/dl

ABG 示 pH，7.16；$PaCO_2$，23mmHg；HCO_3^-，8mmol/L。乙醇中毒检查阴性，血清渗透压 332mOsm/kg。G. D. 患有何种酸碱紊乱，其可能原因是什么？

G. D. 患有 AG 增高型（28mmol/L）酸中毒（pH，7.16；HCO_3^-，8mmol/L）。阴离子间隙 28 减去 10 后的值加到血清碳酸氢盐浓度中（见酸碱紊乱评价一节的第 5 步）得到的值为 26，表明患者不存在其他代谢性异常。

AG 增高型代谢性酸中毒通常提示中毒（例如，水杨酸盐、对乙酰氨基酚、甲醇、乙二醇、三聚乙醛、二甲双胍）所致乳酸性酸中毒或由糖尿病、饥饿或乙醇引起的酮症酸中毒[14,21,25,38,43-48]。逐步分析法中的第 6 步所做的额外试验有助于鉴别诊断 AG 增高型代谢性酸中毒的病因，包括血清酮体、血糖、乳酸盐、血清尿素氮、血肌酐、血浆渗透间隙的检查[25]。渗透间隙定义为血清渗透压（serum osmolality，SO）测量值和按公式 26-6 计算得到的血清渗透压计算值的差值。

SO 计算值（mOsm/kg）= $2 \times Na^+$（mmol/L）+

葡萄糖（mg/dl）/18+BUN（mg/dl）/2.8

（公式 26-6）

当血清渗透压测量值与计算值的差值大于 10mOsm/kg，

表明存在未测量的影响渗透压的物质,如乙醇、甲醇或乙二醇[25,49]。患者 G.D. 的血清渗透压计算值是 295mOsm/kg,测量值为 332mOsm/kg,则渗透间隙为 37mOsm/kg。阴离子间隙和渗透间隙的增加,而不合并糖尿病酮症酸中毒和慢性肾衰,提示代谢性酸中毒的原因可能是有毒物质摄入[25]。根据 G.D. 的一系列表现(视神经乳头水肿、酗酒史、渗透间隙增加、AG 增高型代谢性酸中毒)、痴呆病史以及现场发现的半空的挡风玻璃雨刷清洗液,应考虑是甲醇中毒。

病因

甲醇诱发的酸中毒

案例 26-2,问题 2:G.D. 摄入甲醇后如何导致 AG 增高型代谢性酸中毒?

甲醇中毒产生甲酸和乳酸两种有机酸,这两种酸消耗碳酸氢盐从而导致 AG 增高型代谢性酸中毒。存在于肝脏中的乙醇脱氢酶将甲醇代谢为甲醛之后再代谢为甲酸。甲酸是代谢性酸中毒的部分原因,也是甲醇中毒造成视网膜水肿和失明的原因[25,26,48]。

甲醇中毒的患者体内血清乳酸浓度升高[25]。乳酸性酸中毒分为 A 型与 B 型,其中 A 型与转运到组织的氧不足有关,B 型与线粒体内氧利用能力缺陷有关(表 26-5)。尽管二者区别常常并不明显,但甲醇中毒造成的乳酸性酸中毒最符合 B 型的表现[50]。

表 26-5

乳酸性酸中毒的常见原因

A 型	B 型
贫血	糖尿病
一氧化碳中毒	肝衰竭
充血性心力衰竭	肾衰竭
休克	癫痫
脓毒症	白血病
	药物
	去羟基苷
	乙醇
	异烟肼
	二甲双胍
	甲醇
	水杨酸盐
	齐多夫定

治疗

案例 26-2,问题 3:G.D. 甲醇中毒应如何紧急处理?

解毒剂

由于 G.D. 神志不清,呼吸 40 次/min,因此需要通过气管内插管保证患者气道的安全,并用人工呼吸机维持患者的正常呼吸。尽管乙醇和甲吡唑都能与甲醇竞争性的争夺乙醇脱氢酶位点,但由于甲吡唑的剂量容易控制且不像乙醇需要监测血清浓度来保证效果,应选择甲吡唑作为 G.D. 的治疗药物[26,48-52]。乙醇和甲吡唑与乙醇脱氢酶的亲和性比甲醇高得多,所以能减少甲醇向其毒性代谢物甲酸的转化。未代谢的甲醇则由肺和肾排出。给予甲吡唑治疗时,首先 30 分钟内以 15mg/kg 的负荷剂量静推,之后每 12 小时以 10mg/kg 的剂量静脉弹丸式推注。由于甲吡唑的代谢诱导,如果疗程超过 2 天,每 12 小时的剂量应该增加到 15mg/kg[48]。此方法通常需要持续到血清甲醇浓度低于 20mg/dl(6.2mmol/L)。甲吡唑的不良反应相对较轻,应监测 G.D. 是否出现头痛、呕吐、头晕、躁动、金属味觉、异常嗅觉、皮疹等情况。由于 G.D. 有慢性酒精中毒史,故需在静脉推注硫铵素的同时以每 6 小时 50mg 的剂量静脉给予亚叶酸或者叶酸,以增加其体内甲酸的清除。

由于甲吡唑价格比较高、使用频率较少,一些医院可能没有库存。在这种情况下,乙醇可作为备选药物。静脉给予乙醇作为解毒剂操作起来很困难,可能会造成患者中枢神经系统(CNS)抑制[48,51]。对于 G.D.,首先在 30 分钟内静推 0.6g/kg 乙醇溶液,之后持续静脉滴注,对嗜酒者应给予 150mg/(kg·h)的剂量;对非嗜酒者则给予 70mg/(kg·h)的剂量。调节静脉滴注的速度以维持血清乙醇浓度约为 100mg/dl[26,50]。可考虑使用木炭以吸附可能共同摄入的其他物质[26,53]。

当不存在其他低分子量有毒物质如乙醇、乙二醇时,可以用患者渗透间隙与标准转换因子 2.6 的乘积来估算血清甲醇水平。G.D. 的渗透间隙是 37mOsm/L,因此可以得出甲醇水平大概是 96mg/dl(37mOsm/L×2.6)。当血液甲醇水平高于 50mg/dl,应进行血液透析治疗,以迅速降低甲醇及其有毒代谢物的浓度。由于透析会增加甲吡唑和乙醇的清除,进行血液透析治疗的患者应加大解毒剂的剂量[26,50]。乙二醇中毒也可使用甲吡唑和乙醇治疗。

碳酸氢盐

一般而言,重症酸中毒造成心肌收缩力下降,儿茶酚胺应答受损,而且会因为 2,3-二磷酸甘油酯的耗竭而影响组织供氧。因此,一些临床医生会谨慎地给患有代谢性酸中毒的患者静脉补充碳酸氢钠,使动脉血 pH 升高到 7.20 左右[15,54,55]。在 G.D. 的案例中,碳酸氢盐疗法旨在提升其 pH 至 7.3,从而将甲酸(甲醇的非离子化代谢产物)转化为甲酸盐(离子化形式)以降低其组织透过性。如果静脉应用碳酸氢钠,可使用公式 26-7 来估算纠正血清 HCO$_3^-$ 和动脉血 pH 所需要的剂量。

$$碳酸氢盐剂量（mmol）= 0.5（L/kg）×体重（kg）×$$
$$计划增加的血清 HCO_3^-（mmol/L）$$

（公式 26-7）

碳酸氢盐分布于 50% 的体重范围内（因此，公式 26-7 里面的因子是 0.5L/kg）。为了避免补充过量，所用碳酸氢盐剂量应使碳酸氢盐的浓度仅增加 4~8mmol/L（见案例 26-2，问题 4）[54]。对于 G.D. 来说，其血清碳酸氢盐的浓度从 8mmol/L 增加至 12mmol/L，需要 120mmol 碳酸氢盐（0.5L/kg×60kg×4mmol/L；公式 26-7）。补充碳酸氢盐 30 分钟后可进行临床疗效评估[54]。在获得其动脉血 pH 和血清碳酸氢盐浓度之后才能进行其他治疗。

补充碳酸氢盐的风险

> **案例 26-2，问题 4**：G.D. 进行碳酸氢盐治疗时有何种风险？

考虑到碳酸氢盐治疗方案的风险以及有研究表明此种治疗短期作用不明显，对于代谢性酸中毒，尤其是酮症酸中毒和心脏骤停或其他缺氧引起的乳酸性酸中毒的患者中进行补碳酸氢盐治疗是否适宜这一问题上存在一定争议[55-61]。补充碳酸氢盐后会造成过碱化以及矛盾性的一过性细胞内酸中毒。动脉血 pH 在补充碳酸氢盐后快速升高，而细胞内 pH 却因碳酸氢根负离子穿过细胞膜较慢而上升更为缓慢。在血浆中，碳酸氢盐快速转化为碳酸，导致二氧化碳分压升高（公式 26-2）。由于 CO_2 扩散进入细胞的速度快于 HCO_3^-，因此细胞内 HCO_3^-/CO_2 比值下降，导致细胞内 pH 降低。只要碳酸氢盐的入量大于 CO_2 排出的量，这种细胞内酸中毒就会持续下去；因此，当患者的 CO_2 排出减少时（例如，心功能或肺功能衰竭），应保证有足够的组织灌注以及通气[56]。

碱中毒还会造成氧-血红蛋白解离曲线左移，使得血红蛋白与氧结合的亲和性增加，氧向组织的弥散减少，并可能增加乳酸的产生与蓄积[26]。补充碳酸氢钠也会造成高钠血症、高渗透压、容量超负荷；然而服用袢利尿剂可避免水钠潴留[26,49]。低钾血症则是碳酸氢盐治疗的另一个可能的副作用。酸中毒导致钾以与氢离子交换的方式从细胞内运动到细胞外液中。当酸中毒纠正后，钾离子运动到细胞内，从而导致低钾血症。钾的这种迁移导致 pH 每增加 0.1，血钾水平则降低 0.4mmol/L 到 0.6mmol/L，当然在不同患者间这种关系不尽相同[5,8]。在 G.D. 或是其他有机酸中毒的患者中，细胞外 pH 的升高有助于提供一个梯度以逐步转移中枢神经系统中有毒物质，使其到达血液和尿液中，以加速清除。为了防止出现碳酸氢盐治疗过程中的危险，应该密切关注 G.D. 的精神状态、监测血钠、血钾水平和动脉血气分析。

代谢性碱中毒

代谢性碱中毒与血清碳酸氢盐浓度升高以及 $PaCO_2$ 代偿性升高（由肺通气不足所致）有关。基于患者的血容量状态、血压、尿氯浓度，代谢性碱中毒分为盐水反应型碱中毒和盐水抵抗型碱中毒两大类（表 26-6）。

表 26-6

代谢性碱中毒的分类

盐水反应型碱中毒	盐水抵抗型碱中毒
利尿剂治疗	正常血压性
细胞外容量浓缩	钾耗竭
胃酸丢失	高钙血症
呕吐	高血压
鼻胃管吸引	盐皮质激素
摄入外源性碱性药物	醛固酮增多症
输血	高肾素症
	甘草

盐水反应型代谢性碱中毒与富氯、少碳酸氢盐的体液丢失（例如，呕吐、鼻胃管抽吸、利尿剂治疗、囊性纤维化）的疾病相关。查体可发现血容量不足（例如，直立性低血压、心动过速、皮肤弹性差），尿氯浓度常常低于 10~20mmol/L（但在最近使用过利尿剂的患者，尿氯水平可能会大于 20mmol/L）[10,27,62]。

严重的低钾血症或盐皮质激素活性过强会造成盐水抵抗型代谢性碱中毒，但与盐水反应型碱中毒相比，这种紊乱相对罕见。当碱血症患者有细胞外液增多、高血压、高尿氯（>20mmol/L）且近期未使用过利尿剂时，应怀疑盐水抵抗型代谢性碱中毒的可能[10,62]。

评价

> **案例 26-3**
>
> **问题 1**：S.J.，女性，75 岁，体重 60kg。4 天前因充血性心力衰竭恶化所致外周性水肿、肺充血住院。入院后，患者每日都静脉注射 80~120mg 呋塞米，每日大约排出 3L 尿液。虽然利尿治疗后胸片检查结果以及外周性浮肿明显改善，但患者现主诉下床去浴室时出现眩晕。查体发现心动过速（心率，100 次/min），皮肤弹性差，轻度肌乏力。S.J. 的心电图显示 T 波低平和 U 波。实验室检查如下所示：
>
> 血钠：138mmol/L
> 血钾：2.5mmol/L
> 血氯：92mmol/L
> 血肌酐：0.9mg/dl
> 血液尿素氮（blood urea nitrogen，BUN）：28mg/dl
> pH：7.49
> $PaCO_2$：46mmHg
> HCO_3^-：34mmol/L
> 尿氯浓度为 60mmol/L。S.J. 患有何种酸碱紊乱？

使用如前所述的评价酸碱紊乱的逐步分析法，S.J. 的 pH 升高，符合碱中毒表现。

呋塞米引起的多尿可能是她酸碱紊乱的原因。血清 HCO_3^- 及 $PaCO_2$ 升高提示为伴有呼吸代偿的原发性代谢性碱中毒。S.J. 的阴离子间隙为 12，显示不存在其他代谢性酸碱异常。PaCO₂为46mmHg说明对原发代谢性碱中毒的呼吸代偿在正常范围内。如果患者没有潜在的肺疾病,对代谢性碱中毒的适当治疗应可使PaCO₂回到正常值。

病因

利尿剂诱发的碱中毒

> **案例26-3　问题2:** S.J.酸碱紊乱的最有可能的原因是什么?

代谢性碱中毒的常见原因如表26-6所列。S.J.的低钾低氯性代谢性碱中毒可能是利尿剂导致容量减少的结果。这种副作用的发生率受利尿剂类型、剂量以及给药频率的影响。

利尿剂通过以下机制引起代谢性碱中毒(有时称作"浓缩性碱中毒")。首先,利尿剂促进氯化钠与水的排出使细胞外液容量减少。单独的容量减少只会造成血浆碳酸氢盐浓度轻度升高;然而,容量浓缩同时会刺激醛固酮的释放。醛固酮促进远端肾小管钠的重吸收并排泌氢离子与钾离子,从而导致碱中毒及低钾血症。除此之外,利尿剂引起的低钾血症会刺激氢离子向细胞内运动以使钾转运到细胞外,从而引起细胞外碱中毒。低氯对维持代谢性碱中毒也有重要的作用。在低氯血症状态,钠会被重吸收,同时伴有由氢离子分泌所致的碳酸氢盐生成(见图26-1)[62-64]。

治疗

> **案例26-3,问题3:** 应该如何纠正和监测S.J.的酸碱紊乱?

代谢性碱中毒的治疗基础在于祛除病因。应暂时停止S.J.的利尿治疗,直到其容量和电解质恢复正常。初始目标是通过静脉输注氯化钠和氯化钾来纠正体液不足并补充钾和氯。只要低氯血症存在,肾脏就不会排泄碳酸氢盐,碱中毒就不能纠正[63]。液体和电解质补充的速度由碱中毒的严重程度决定。对于患有肝衰竭或肾衰竭或充血性心衰的患者,大量输入钠盐钾盐会造成体液负荷过重或高钾血症。因此,应该小心谨慎的补充体液和电解质,并密切监测这类患者有无这些并发症出现。

为了纠正S.J.的低钾血,应给予氯化钾。由于体内98%的钾分布在细胞内,所以很难计算补足体内钾储存所需的量。尽管人体之间存在很大的变异,但是一般来说,细胞外液K⁺一般为4mmol/L,每减少1mmol/L,整个身体K⁺减少4~5mmol/kg[10]。S.J.的血钾为2.5mmol/L,则相当于体内总钾减少350mmol。S.J.应该用氯盐进行治疗以确保钾的储存并对碱血症进行纠正。以分剂量口服或持续静脉输注的方式补充100~mmol/d,则在几天内能够达到补钾的效果。在氯化钠和氯化钾治疗过程中,应该监测S.J.的血液尿素氮、肌酐、氯、钠以及钾等实验室指标。如上所述,碱血症纠正后高碳酸血症也会缓解,如有必要,也可通过动脉血气分析证实。

> **案例26-3,问题4:** 如果补充体液以及电解质仍未改善动脉血pH,还有什么其他的药物能够治疗S.J.的碱血症?

对氯化钠及氯化钾无反应的患者或是这些药物并发症的高危险人群,可以使用乙酰唑胺、盐酸(HCl)或盐酸前体进行治疗。最常用的药物是乙酰唑胺,它是一种碳酸酐酶抑制剂,能够阻断肾小管中氢离子的分泌从而增加钠和碳酸氢盐的排出。虽然使用乙酰唑胺通常能使血清碳酸氢盐浓度得以改善,但并不一定能完全纠正代谢性碱中毒。使用乙酰唑胺的其他问题包括促进尿钾排泄,以及对肾功能不全的患者相对无效[62,65,66]。

需要迅速纠正碱血症的患者可以选用0.1N HCl溶液。通常使用公式26-8估计HCl所需剂量,公式中的因子0.5×体重(kg)代表的是估计的碳酸氢盐间隔[10,62,63,65]。

$$HCl 量(mmol)=0.5×体重(kg)×(血浆碳酸氢盐-24)$$

(公式26-8)

注射用盐酸是现配现用的,配制过程是通过0.22μm滤膜将适量1N HCl加入到一瓶5%葡萄糖或生理盐水中。为了减少药物外渗及组织损伤的风险,盐酸稀溶液应该通过插到上腔静脉的中心静脉导管给药,其滴注速率不应该超过0.2mmol/(kg·h)[65]。在输注过程中,应该至少每4小时便复查一次动脉血气状况。此外,不能将HCl加到肠外营养液中[66]。

呼吸性酸中毒

呼吸性酸中毒是肺通气不足的结果。当肺不能有效的排出CO_2,PaCO₂(功能性酸)会升高,进而导致pH下降(公式26-3)。呼吸性酸中毒的常见原因如表26-7所列。它们大致可分成气道阻塞、呼吸中枢抑制、心力衰竭或肺功能衰竭、参与通气的外周神经或骨骼肌的疾病[67]。

表26-7

呼吸性酸中毒的常见原因

气道阻塞	心肺原因
异物吸入	心脏骤停
哮喘	肺水肿或浸润
慢性阻塞性肺疾病(COPD)	肺栓塞
肾上腺素能阻滞剂	肺纤维化
中枢神经系统紊乱	**神经肌肉性**
脑血管意外	肌萎缩性脊髓侧索硬化症
睡眠呼吸暂停	格林-巴利综合征
肿瘤	重症肌无力
中枢神经系统抑制药物	低钾血症
巴比妥类	低磷酸血症
苯二氮䓬类	药物
阿片类	氨基糖苷
	抗心律失常药
	锂
	苯妥因

评价

案例 26-4

问题 1：B.B.，男性，70 岁，因慢性阻塞性肺疾病（COPD）恶化住院治疗。B.B. 主诉近 3 日气短加重，伴有痰液增多；近 24 小时内有轻微的头痛、面色潮红和嗜睡。B.B. 有慢性阻塞性肺疾病、高血压、冠心病以及背痛病史。目前他的药物治疗方案是：噻托溴铵吸入剂，每日 1 喷，沙美特罗干粉吸入剂 1 吸/次，每日两次，氯噻酮 12.5mg/次，每日 1 次，地尔硫草长效制剂 240mg/次，每日 1 次，地西泮 5mg/次，每日 3 次（背痛时临时服用）。

生命体征：呼吸 16 次/min、心率 90 次/min。胸部听诊可以闻及广泛喘鸣和干啰音。实验室检查结果如下所示：

血钠：140mmol/L

血钾：4.0mmol/L

血氯：100mmol/L

pH：7.32

$PaCO_2$：58mmHg

PaO_2：58mmHg

HCO_3^-：29mmol/L

上个月 B.B. 健康检查的动脉血气基础数据是：pH，7.35；$PaCO_2$，51mmHg；PaO_2，62mmHg；HCO_3^-，28mmol/L。B.B. 的哪项指标和症状符合呼吸酸中毒的诊断？

逐步分析法显示 B.B. 患有呼吸性酸中毒。慢性阻塞性肺疾病病史以及查体所示呼吸困难、头痛、嗜睡及颜面潮红都支持动脉血气分析的结果。呼吸性酸中毒还可引起更严重的症状，包含中枢神经系统作用，如出现定向障碍、意识错乱、谵妄、幻觉、昏迷。中枢神经系统的异常可能部分由二氧化碳直接引起。呼吸性酸中毒通常伴有的低氧血症（PaO_2 降低）也与这些症状相关。$PaCO_2$ 增高会造成脑血管扩张，进而导致血流量增加以及颅内压升高，这些便是头痛的原因所在。典型的心血管表现包括：心动过速、心律失常以及外周血管扩张[68]。

案例 26-4，问题 2：B.B. 的呼吸性酸中毒是慢性还是急性酸中毒？

根据逐步分析法，B.B. 患有呼吸性酸中毒。他的阴离子间隙是正常的。将现在与之前的数值（例如，pH、$PaCO_2$、HCO_3^-）进行比较可以发现，B.B. 的 $PaCO_2$ 由 51mmHg 迅速上升到 58mmHg，由此可以得出 B.B. 患有慢性病程伴急性加重的呼吸性酸中毒。在呼吸性酸中毒中，肾脏增加对碳酸氢盐的重吸收以代偿 $PaCO_2$ 的升高，但是该代偿机制需要至少 48 小时到 72 小时才能完全发挥作用[10]。与 B.B. 相似，慢性阻塞性肺疾病患者常常有慢性呼吸性酸中毒伴急性加重的情况。

病因

案例 26-4，问题 3：B.B. 出现呼吸性酸中毒可能的原因？

呼吸性酸中毒常常由气道阻塞引起，如表 26-7 所示[67,68]。慢性气道阻塞疾病是急性及慢性呼吸性酸中毒的常见原因。上呼吸道感染，如急性支气管炎，可加重气道阻塞，并引起急性呼吸性酸中毒。

药物诱发的呼吸性酸中毒

B.B. 服用的药物治疗也是呼吸功能不全的部分原因。很多药物（表 26-7）会降低通气量，但是这些药物只对因基础疾病易出现呼吸功能紊乱的患者产生严重影响。由于 B.B. 患有慢性阻塞性肺疾病，因此他对影响呼吸系统的药物更加敏感。苯二氮草类、巴比妥类、阿片类药物在给予正常治疗剂量时，对正常受试者和大多数患有慢性阻塞性肺病的患者有轻度呼吸抑制作用。然而，当大剂量使用或与其他呼吸抑制药物合用时，这些药物可引起明显的呼吸功能不全[68]。B.B. 服用的地西泮会引起通气不足以及呼吸性酸中毒，因此应立即停用。慢性阻塞性肺疾病的患者应避免使用非选择性肾上腺素能阻滞剂。

治疗

案例 26-4，问题 4：B.B. 的呼吸性酸中毒应该怎样治疗？

与大多数呼吸性酸中毒患者的治疗一样，B.B. 的治疗主要是纠正引起呼吸功能不全的基础病因。对本案例而言，急性支气管痉挛的治疗方案是 β-肾上腺素能药物，例如沙丁胺醇吸入剂。慢性阻塞性肺疾病急性加重期住院患者常使用糖皮质激素如甲基强的松龙（起始剂量为每 6～12 小时 60～125mg）[69]。对于产生大量脓性痰液的住院患者，应考虑使用 β-内酰胺类或 β-内酰胺酶抑制剂的抗生素疗法[70]。住院期间应该密切观察 B.B. 的呼吸功能状态。如果酸中毒、高碳酸血或低氧血症加重，则需要无创性正压通气或气管插管行机械通气[54]。

因为碳酸氢盐治疗方案的危险性（见案例 26-2，问题 4）且并不存在碳酸氢盐的绝对不足，对大多数急性呼吸性酸中毒情况不推荐静脉应用碳酸氢钠。当过量 CO_2 排出后，动脉血 pH 即可恢复正常。高碳酸血症不应该矫枉过正，因为低碳酸血症会导致肺顺应性降低、肺泡表面活性物质合成失调、氧合血红蛋白解离曲线左移并限制组织输氧[60,61,71]。

呼吸性碱中毒

呼吸性碱中毒通常不是一种严重的疾病。呼吸的过快过深都会造成二氧化碳排出增加，$PaCO_2$ 降低以及动脉血 pH 升高。呼吸性碱中毒的常见原因见表 26-8。很多情况可以刺激中枢神经系统的呼吸中枢产生冲动而引起呼吸性

表 26-8

呼吸性碱中毒的常见原因

中枢神经系统紊乱	肺部疾病
细菌性败血症	肺炎
脑血管意外	肺水肿
发热	肺栓塞
肝硬化	**组织低氧**
过度通气	高海拔
焦虑诱发	低血压
自发性	充血性心力衰竭
脑膜炎	**其他**
妊娠	机械通气过度
创伤	代谢性酸中毒过快纠正
药物	
黄体酮类衍生物	
呼吸兴奋剂	
水杨酸盐过量	

碱中毒。此外,肺部的疾病能够刺激肺部的受体从而增加通气,组织输氧降低也可刺激通气,从而引起呼吸性碱中毒[72,73]。

评价

案例 26-5

问题 1:S. P.,女性,50 岁,体重 80kg,因疑有细菌性肺炎入院。就诊前 24 小时患者出现发热、咯黄色黏稠痰液及深吸气时胸痛,在此之前患者无不适。发热以来患者每 3 小时服用 650mg 阿司匹林,发热略有减轻。到急诊科后,患者感到焦虑、眩晕、手、足以及口唇刺痛。生命体征如下:体温,38℃;呼吸,24 次/min;心跳,110 次/min;血压,135/70mmHg。查体见左下肺叩诊浊音,呼吸音减弱,可闻及湿啰音。

实验室检查如下:

血钠:135mmol/L

血氯:105mmol/L

pH:7.49

$PaCO_2$:30mmHg

PaO_2:90mmHg

HCO_3^-:22mmol/L

痰革兰氏染色发现 25 个 WBC/HP,大量革兰氏阳性双球菌。血 WBC 计数 15 400 个/μl 伴核左移。胸片显示左下肺叶浸润影。S. P. 患有什么类型的酸碱紊乱?

按照如前所述的逐步分析法中第 1 步到第 3 步对动脉血气结果进行分析,提示呼吸性碱中毒(pH 升高,$PaCO_2$ 减少)。此外病史以及查体发现呼吸深、快以及刺痛感都为诊断提供依据。由于患者 HCO_3^- 的浓度正常,因此 S. P. 很可能患有急性呼吸性碱中毒。患者没有阴离子间隙这个数

值,如果阴离子间隙过大,说明可能还合并存在代谢性酸中毒,可能由水杨酸盐中毒(见案例 26-5,问题 3)引起。

案例 26-5,问题 2:S. P. 的哪项体征和症状与急性呼吸性碱中毒的诊断一致?

S. P. 肢端和口周麻木、头晕、心动过速、呼吸快过深,这些都是呼吸性碱中毒的常见体征和症状。神志混乱、意识清晰度下降也可出现[5,6,10]。单纯型呼吸性碱中毒极少危及生命。

病因

案例 26-5,问题 3:S. P. 出现酸碱紊乱的原因是什么?

呼吸性碱中毒的常见原因如表 26-8 所示[5,6,10,72-74]。基于查体、实验室检查以及胸片结果,S. P. 患有急性细菌性肺炎。肺炎和其他肺部疾病可以刺激通气引起呼吸性碱中毒,甚至在 PaO_2 正常的情况下也可以发生,本例患者即是如此。S. P. 所表现的焦虑可引起焦虑-过度换气综合征,这也是呼吸性碱中毒的原因。尽管水杨酸盐对呼吸的直接刺激作用使其也可能是呼吸性碱中毒的原因之一[74],但是 S. P. 没有表现出水杨酸中毒的其他表现(例如,恶心、呕吐、耳鸣、精神状态改变以及 AG 增高型性酸中毒)。患者服用的阿司匹林总剂量(24 小时 65mg/kg)尚不足以引起中毒。

治疗

案例 26-5,问题 4:S. P. 呼吸性碱中毒合适的治疗方案是什么?

类似于呼吸性酸中毒,呼吸性碱中毒的治疗通常为纠正其基础疾病。该案例中患者患有社区获得性肺炎,有指征启动合适的抗生素治疗(见第 67 章)。尽管患有这种疾病的重症患者的死亡率很高,但是单纯型呼吸性碱中毒通常不会产生威胁生命的症状[68]。众所周知,让患者吸入纸袋子中的呼出气体以治疗焦虑引起的过度换气所致的呼吸性碱中毒很有效,对 S. P. 也可能有帮助。

混合型酸碱紊乱

评价

案例 26-6

问题 1:B. L.,男性,65 岁,2 天前由于定向力障碍和嗜睡从老人院转入。入院前 1 周老人院的工作人员发现他嗜睡,此前情况良好。患者嗜睡逐渐加重,并且不再记得其他人的名字。B. L. 有酒精性肝硬化、2 型糖尿病、高血压的病史。入院前,患者服用药物如下:纳多洛尔 80mg/次、每日 1 次,单硝酸异山梨酯 20mg/次、每日 2 次,格列本脲 10mg/次、每日 1 次,螺内酯 50mg/次、每日 2 次。入院时,B. L. 时间地点人物定向力丧失,难以

唤醒。生命体征数值如下：体温，37℃；呼吸，16 次/min；心跳，70 次/min；血压，154/92mmHg。查体见扑翼样震颤和少量腹水。实验室检查结果如下：

血钠：133mmol/L	白蛋白：3.2g/dl
血钾：4.3mmol/L	血氨：120μmol/L
血氯：106mmol/L	pH：7.43
血液尿素氮：5mg/dl	$PaCO_2$：30mmHg
肌酐：0.7mg/dl	PaO_2：90mmHg
空腹血糖：150mg/dl	HCO_3^-：19mmol/L

入院时，螺内酯用量增加到 200mg/次、每日 1 次，开始口服乳果糖 60mg/次，每日 4 次，治疗肝性脑病。在乳果糖治疗最初 24 小时，B.L. 排出了 4 次稀水便。但是他的意识状态恶化，对外界无反应，血压降到 100/60mmHg，出现呼吸吃力，最终需要机械通气。在插管时，其实验室检查结果如下：

血钠：137mmol/L	pH：7.06
血钾：4.5mmol/L	$PaCO_2$：48mmHg
血氯：105mmol/L	PaO_2：58mmHg
血液尿素氮：10mg/dl	HCO_3^-：13mmol/L
肌酐：1.2mg/dl	

腹水革兰氏染色发现大量白细胞以及革兰氏阴性杆菌，因此诊断为自发性细菌性腹膜炎并可能伴有败血症。试描述 B.L. 入院和目前的酸碱平衡情况？

使用第 1 步和第 2 步（见酸碱紊乱的评估一节）对 B.L. 的动脉血气结果进行分析，发现 $PaCO_2$ 与血清碳酸氢盐浓度异常，提示存在酸碱紊乱。$PaCO_2$ 与血清碳酸氢根的改变及 pH 为 7.43 表明，原发的酸碱紊乱是呼吸性碱中毒。他的阴离子间隙计算值为 8，没有增高。根据表 26-3 查找预期的代偿范围可以发现这些数值确实与慢性呼吸性碱中毒一致（$PaCO_2$ 每减少 1mmHg 血清 HCO_3^- 减少 0.5mmol/L）。B.L. 酒精性肝病史符合慢性呼吸性碱中毒的诊断（表 26-8）[8,10]。

第二次动脉血气分析显示患者有严重的酸中毒。B.L. 的血清碳酸氢盐浓度从 19mmol/L 下降到 13mmol/L，而 $PaCO_2$ 从 30mmHg 快速的上升到 48mmHg。由于这些数值向相反的方向改变，应该考虑混合型酸碱紊乱。

使用前述的逐步分析法，可以作出代谢性酸中毒伴呼吸性酸中毒的混合性酸中毒的诊断。如果酸中毒仅为代谢性的，那么血清碳酸氢盐为 13mmol/L 将导致高通气，使 $PaCO_2$ 降低。而 B.L. 的 $PaCO_2$ 值为 48mmHg，高于正常，与合并存在的呼吸性酸中毒结果相符合。阴离子间隙为 19，显示存在阴离子间隙代谢性酸中毒。过量的阴离子间隙（AG−10＝9）加上 B.L. 的 HCO_3^- 13 得到 HCO_3^- 校正值 22，在正常范围，这表明不存在其他类型的代谢紊乱。

病因

案例 26-6，问题 2：B.L. 出现混合型酸中毒的可能原因有哪些？

在所有代谢性酸中毒的患者中，都应该计算阴离子间

隙。B.L. 的阴离子间隙计算值从 8mmol/L 上升到 19mmol/L（经过低蛋白血症校正后分别为 11mmol/L 和 22mmol/L），提示为 AG 增高型酸中毒。细菌性腹膜炎引起的败血症会产生严重的低氧血症，进而导致组织灌注不足、乳酸产生以及阴离子间隙升高。AG 增高型代谢性酸中毒的其他原因可通过进一步的实验室检查进行排除（例如，血酮体、血糖、渗透间隙）。

虽然在鉴别诊断时，应该将腹泻以及螺内酯的因素考虑进来，但它们常常与高氯 AG 正常型代谢性酸中毒相关（表 26-2）[75]。合并存在的呼吸性酸中毒很可能是 B.L. 意识改变以及呼吸减弱的结果。

案例 26-6，问题 3：在随后的 6 个小时里，用乳果糖、抗生素、补液以及机械通气对 B.L. 的肝性脑病、腹膜炎以及酸碱紊乱进行积极治疗。患者最近的动脉血气分析如下所示：

pH：7.45

$PaCO_2$：24mmHg

PaO_2：90mmHg

HCO_3^-：16mmol/L

呼吸机参数设置为辅助控制模式，呼吸频率为 16 次/min，潮气量为 700ml，吸入氧气浓度为 40%。我们发现 B.L. 更醒觉、焦虑、呼吸 25 到 30 次/min。现在患者的酸碱状态怎样，可能的原因是什么？

动脉血气测定显示 pH 在正常高限，$PaCO_2$ 和血清 HCO_3^- 浓度都有显著的下降。这种临床状态符合急性呼吸性碱中毒合并进行性代谢性酸中毒。B.L. 的 $PaCO_2$ 从 48mmHg 降到 24mmHg 的时间窗与其急性呼吸性碱中毒相符。B.L. 的血 HCO_3^- 浓度明显降低，提示败血症引起了代谢性酸中毒。在足量的抗菌治疗，并以相应的支持手段来维持血压、增加组织输氧之后，代谢性酸中毒情况可逐渐好转。

本例患者的急性呼吸性碱中毒很可能是由于机械通气和患者的焦虑或是败血症引起的。在辅助-控制模式下[76]，B.L. 的任何自主吸气努力都会触发呼吸机的完全辅助呼吸支持。B.L. 的焦虑及由此产生的呼吸急促刺激呼吸机提高通气，使 CO_2 排出过多而引起呼吸性碱中毒。恰当的治疗方式包括抗焦虑药的使用、镇痛药的使用、改变呼吸机模式或同时应用这些方法。

（李瑞娜 译，蒋艾豆 校，汪林 审）

参考文献

1. Kellum JA. Disorders of acid–base balance. *Crit Care Med.* 2007;35(11):2630.
2. Rose BD, Post TW. Acid–base physiology. In: Rose BD, Post TW, eds. *Clinical Physiology of Acid–Base and Electrolyte Disorders.* 5th ed. New York: McGraw-Hill Medical; 2001:299.
3. Greenlee MM et al. The renal H,K-ATPases. *Curr Opin Nephrol Hypertens.* 2010;19(5):478.
4. Rose BD, Post TW. Regulation of acid–base balance. In: Rose BD, Post TW, eds. *Clinical Physiology of Acid–Base and Electrolyte Disorders.* 5th ed. New York: McGraw-Hill Medical; 2001:325.
5. Koeppen BM. The kidney and acid–base regulation. *Adv Physiol Educ.* 2009;33(4):275.

6. Gluck SL. acid–base. *Lancet*. 1998;352(9126):474.

7. Adrogue HJ et al. Assessing acid–base disorders. *Kidney Int*. 2009;76(12):1239.

8. Rose BD, Post TW. Introduction to simple and mixed acid–base disorders. In: Rose BD, Post TW, eds. *Clinical Physiology of Acid–Base and Electrolyte Disorders*. 5th ed. New York, NY: McGraw-Hill Medical; 2001:535.

9. Reddy P et al. Clinical utility of anion gap in deciphering acid–base disorders. *Int J Clin Pract*. 2009;63(10):1516.

10. Ayers P et al. Diagnosis and treatment of simple acid–base disorders. *Nutr Clin Pract*. 2008;23(2):122.

11. Kelly AM et al. Venous pH can safely replace arterial pH in the initial evaluation of patients in the emergency department. *Emerg Med J*. 2001;18(5):340.

12. Paulson WD et al. Wide variation in serum anion gap measurements by chemistry analyzers. *Am J Clin Pathol*. 1998;110(6):735.

13. Story DA et al. Estimating unmeasured anions in critically ill patients: anion-gap, base-deficit, and strong-ion-gap. *Anaesthesia*. 2002;57(11):1109.

14. Balasubramanyan N et al. Unmeasured anions identified by the Fencl-Stewart method predict mortality better than base excess, anion gap, and lactate in patients in the pediatric intensive care unit. *Crit Care Med*. 1999;27(8):1577.

15. Hood VL et al. Protection of acid–base balance by pH regulation of acid production. *N Engl J Med*. 1998;339(12):819.

16. Gabow PA. Disorders associated with an altered anion gap. *Kidney Int*. 1985;27(2):472.

17. Kraut JA et al. Serum anion gap: its uses and limitations in clinical medicine. *Clin J Am Soc Nephrol*. 2007;2(1):162.

18. Winter SD et al. The fall of the serum anion gap. *Arch Intern Med*. 1990;150(2):311.

19. Feldman M et al. Influence of hypoalbuminemia or hyperalbuminemia on the serum anion gap. *J Lab Clin Med*. 2005;146(6):317.

20. Oster JR et al. Metabolic acidosis with extreme elevation of anion gap: case report and literature review. *Am J Med Sci*. 1999;317(1):38.

21. Chang CT et al. High anion gap metabolic acidosis in suicide: don't forget metformin intoxication – two patients' experiences. *Ren Fail*. 2002;24(5):671.

22. Henger A et al. acid–base and endocrine effects of aldosterone and angiotensin II inhibition in metabolic acidosis in human patients. *J Lab Clin Med*. 2000;136(5):379.

23. Smulders YM et al. Renal tubular acidosis. Pathophysiology and diagnosis. *Arch Intern Med*. 1996;156(15):1629.

24. Fall PJ. A stepwise approach to acid–base disorders. Practical patient evaluation for metabolic acidosis and other conditions. *Postgrad Med*. 2000;107(3):249.

25. Kraut JA et al. Approach to patients with acid–base disorders. *Respir Care*. 2001;46(4):392.

26. Rose BD, Post TW. Metabolic acidosis. In: Rose BD, Post TW, eds. *Clinical Physiology of Acid–Base and Electrolyte Disorders*. 5th ed. New York: McGraw-Hill Medical; 2001:578.

27. Gabow PA et al. Diagnostic importance of an increased serum anion gap. *N Engl J Med*. 1980;303(15):854.

28. Goodkin DA et al. The role of the anion gap in detecting and managing mixed metabolic acid–base disorders. *Clin Endocrinol Metab*. 1984;13(2):333.

29. Swenson ER. Metabolic acidosis. *Respir Care*. 2001;46(4):342.

30. DuBose TD, Jr. Hyperkalemic metabolic acidosis. *Am J Kidney Dis*. 1999;33(5):XLV.

31. Waters JH et al. Cause of metabolic acidosis in prolonged surgery. *Crit Care Med*. 1999;27(10):2142.

32. Izzedine H et al. Drug-induced Fanconi's syndrome. *Am J Kidney Dis*. 2003;41(2):292.

33. Kellum JA. acid–base disorders and strong ion gap. *Contrib Nephrol*. 2007;156:158.

34. Bobulescu IA et al. Na$^+$/H$^+$ exchangers in renal regulation of acid–base balance. *Semin Nephrol*. 2006;26(5):334.

35. Verhelst D et al. Fanconi syndrome and renal failure induced by tenofovir: a first case report. *Am J Kidney Dis*. 2002;40(6):1331.

36. Kamel KS et al. A new classification for renal defects in net acid excretion. *Am J Kidney Dis*. 1997;29(1):136.

37. Prough DS. Physiologic acid–base and electrolyte changes in acute and chronic renal failure patients. *Anesthesiol Clin North America*. 2000;18(4):809.

38. Luft FC. Lactic acidosis update for critical care clinicians. *J Am Soc Nephrol*. 2001;12(Suppl 17):S15.

39. Kellum JA. Metabolic acidosis in the critically ill: lessons from physical chemistry. *Kidney Int Suppl*. 1998;66:S81.

40. Boton R et al. Prevalence, pathogenesis, and treatment of renal dysfunction associated with chronic lithium therapy. *Am J Kidney Dis*. 1987;10(5):329.

41. Rose BD, Post TW. Metabolic acidosis. In: Rose BD, Post TW, eds. *Clinical Physiology of Acid–Base and Electrolyte Disorders*. 5th ed. New York: McGraw-Hill Medical; 2001:619.

42. DuBose TD, Jr. et al. Validation of the difference in urine and blood carbon dioxide tension during bicarbonate loading as an index of distal nephron acidification in experimental models of distal renal tubular acidosis. *J Clin Invest*. 1985;75(4):1116.

43. Bell AJ et al. Acute methyl salicylate toxicity complicating herbal skin treatment for psoriasis. *Emerg Med (Fremantle)*. 2002;14(2):188.

44. Koulouris Z et al. Metabolic acidosis and coma following a severe acetaminophen overdose. *Ann Pharmacother*. 1999;33(11):1191.

45. Moyle GJ et al. Hyperlactataemia and lactic acidosis during antiretroviral therapy: relevance, reproducibility and possible risk factors. *Aids*. 2002;16(10):1341.

46. Reynolds HN et al. Hyperlactatemia, increased osmolar gap, and renal dysfunction during continuous lorazepam infusion. *Crit Care Med*. 2000;28(5):1631.

47. Caravaca F et al. Metabolic acidosis in advanced renal failure: differences between diabetic and nondiabetic patients. *Am J Kidney Dis*. 1999;33(5):892.

48. Brent J et al. Fomepizole for the treatment of methanol poisoning. *N Engl J Med*. 2001;344(6):424.

49. Hantson P et al. Ethylene glycol poisoning treated by intravenous 4-methylpyrazole. *Intensive Care Med*. 1998;24(7):736.

50. Adrogue HJ. Mixed acid–base disturbances. *J Nephrol*. 2006;19(Suppl 9):S97.

51. Brent J et al. Fomepizole for the treatment of ethylene glycol poisoning. Methylpyrazole for Toxic Alcohols Study Group. *N Engl J Med*. 1999;340(11):832.

52. Poldelski V et al. Ethylene glycol-mediated tubular injury: identification of critical metabolites and injury pathways. *Am J Kidney Dis*. 2001;38(2):339.

53. Rao RB et al. Acid–base disorders. *N Engl J Med*. 1998;338(22):1627; author reply 1628.

54. Adrogue HJ et al. Management of life-threatening acid–base disorders. First of two parts. *N Engl J Med*. 1998;338(1):26.

55. Adrogue HJ et al. Management of life-threatening acid–base disorders. Second of two parts. *N Engl J Med*. 1998;338(2):107.

56. Kraut JA et al. Use of base in the treatment of severe acidemic states. *Am J Kidney Dis*. 2001;38(4):703.

57. Laffey JG. Acid–base disorders in the critically ill. *Anaesthesia*. 2002;57(2):198.

58. Levy MM. An evidence-based evaluation of the use of sodium bicarbonate during cardiopulmonary resuscitation. *Crit Care Clin*. 1998;14(3):457.

59. Vukmir RB et al. Sodium bicarbonate in cardiac arrest: a reappraisal. *Am J Emerg Med*. 1996;14(2):192.

60. Laffey JG et al. Carbon dioxide and the critically ill – too little of a good thing? *Lancet*. 1999;354(9186):1283.

61. Laffey JG et al. Buffering hypercapnic acidosis worsens acute lung injury. *Am J Respir Crit Care Med*. 2000;161(1):141.

62. Rose BD, Post TW. Metabolic alkalosis. In: Rose BD, Post TW, eds. *Clinical Physiology of Acid–Base and Electrolyte Disorders*. 5th ed. New York: McGraw-Hill Medical; 2001:551.

63. Galla JH. Metabolic alkalosis. *J Am Soc Nephrol*. 2000;11(2):369.

64. Khanna A et al. Metabolic alkalosis. *Respir Care*. 2001;46(4):354.

65. Corey HE. Bench-to-bedside review: Fundamental principles of acid–base physiology. *Crit Care*. 2005;9(2):184.

66. Bistrian BR et al. Acid–base disorders. *N Engl J Med*. 1998;338(22):1628.

67. Rose BD, Post TW. Respiratory acidosis. In: Rose BD, Post TW, eds. *Clinical Physiology of Acid–Base and Electrolyte Disorders*. 5th ed. New York: McGraw-Hill Medical; 2001:647.

68. Epstein SK et al. Respiratory acidosis. *Respir Care*. 2001;46(4):366.

69. Niewoehner DE et al. Effect of systemic glucocorticoids on exacerbations of chronic obstructive pulmonary disease. Department of Veterans Affairs Cooperative Study Group. *N Engl J Med*. 1999;340(25):1941.

70. Global Initiative for Chronic Obstructive Pulmonary Disease. Global strategy for the diagnosis, management, and prevention, of chronic obstructive pulmonary disease. Executive Summary. 2015. http://www.goldcopd.com. Accessed September 1, 2015.

71. Laffey JG et al. Hypocapnia. *N Engl J Med*. 2002;347(1):43.

72. Orr-Walker BJ et al. Hormone replacement therapy causes a respiratory alkalosis in normal postmenopausal women. *J Clin Endocrinol Metab*. 1999;84(6):1997.

73. Foster GT et al. Respiratory alkalosis. *Respir Care*. 2001;46(4):384.

74. Rose BD, Post TW. Respiratory alkalosis. In: Rose BD, Post TW, eds. *Clinical Physiology of Acid–Base and Electrolyte Disorders*. 5th ed. New York: McGraw-Hill Medical; 2001:673.

75. Milionis HJ et al. Acid–base abnormalities in a patient with hepatic cirrhosis. *Nephrol Dial Transplant*. 1999;14(6):1599.

76. Tobin MJ. Mechanical ventilation. *N Engl J Med*. 1994;330(15):1056.

27

第 27 章　体液和电解质代谢紊乱

Alan H. Lau and Priscilla P. How

核心原则	章节案例
体液和钠代谢紊乱	
❶ 水摄入和排出的精细平衡使血浆渗透压维持在正常范围。抗利尿激素（antidiuretic hormone，ADH）在维持人体体液平衡中起重要作用。	案例 27-1（问题 1） 图 27-1
❷ 血容量不足的体征包括直立性低血压、黏膜干燥、皮肤弹性差。由于水与钠存在内在相关性，因此在评估容量状态和选择补充液时需要检查血钠浓度。	案例 27-2（问题 1 和 2） 案例 27-3（问题 1 和 2）
❸ 醛固酮为钠稳态的主要调节激素。取决于血浆渗透压的不同，患者可能出现低渗性、等渗性或高渗性低钠血症。正常的血钠浓度为 135~145mmol/L。	案例 27-4~案例 27-7 图 27-1
❹ 低血容量低渗性低钠血症可发生于血容量不足和细胞外液减少。可通过钠缺乏量的计算来确定需补充钠的量。	案例 27-5（问题 1 和 2）
❺ 高血容量低渗性低钠血症由于水相对于钠的异常增多而导致。主要见于心力衰竭、肝肾衰竭和肾病综合征的患者。治疗措施包括限制水钠摄入及使用利尿剂。	案例 27-6（问题 1）
❻ 抗利尿激素分泌不足综合征是正常血容量低渗透性低钠血症的常见致病原因。持续的 ADH 分泌和水摄取共同导致了低钠血症。	案例 27-7（问题 1 和 2）
❼ 急性或重度低钠血症可出现神经系统症状。较低的血浆渗透压促使水进入脑部，导致脑水肿、颅内压增加和中枢神经系统症状。快速或过度纠正低钠血症可导致渗透性脱髓鞘病变。	案例 27-7（问题 3 和 4）
钾代谢紊乱	
❶ 钠-钾三磷酸腺苷酶（Na^+/K^+ ATP 酶）泵在保持钾稳态中起重要作用。正常血钾浓度为 3.5~5.0mmol/L。低钾血症的临床表现包括肌无力和心电图（electrocardiography，ECG）改变。	案例 27-8（问题 1 和 2）
❷ 补钾治疗应在严密监测血钾浓度下进行。通常应用的剂型为口服补充剂，对口服钾不耐受、严重或症状性低钾血症的患者可静脉补钾。一般而言，为预防发生静脉炎，钾滴注的速率不应超过 10mmol/h。	案例 27-8（问题 3）
❸ 高钾血症一般由慢性肾病和使用肾素-血管紧张素-醛固酮系统抑制剂引起。静脉注射钙剂以拮抗高钾血症引发的心脏反应（ECG 改变和室性心律失常）。其他的治疗措施包括使用胰岛素-葡萄糖制剂、β_2 受体激动剂、聚苯乙烯磺酸钠、碳酸氢钠和血液透析。	案例 27-9（问题 1） 案例 27-10（问题 1 和 2） 表 27-3
钙代谢紊乱	
❶ 正常的血钙浓度为 8.5~10.5mg/dl（经血清白蛋白校正蛋白结合的部分）。高钙血症见于脱水、恶性肿瘤、甲状旁腺功能亢进、维生素 D 中毒、结节病和其他的肉芽肿类疾病。高钙血症的临床表现涉及神经系统、心血管系统、肺脏、肾脏、胃肠道和肌肉骨骼系统。高钙血症的一线治疗方法为水化和利尿，降钙素和双磷酸盐类制剂为备选治疗药物。	案例 27-11（问题 1~3） 表 27-4

磷代谢紊乱

① 低磷血症可由肠道磷吸收障碍、肾排磷增加或磷由细胞外向细胞内转移而引起。正常的血磷浓度为 2.7~4.7mg/dl。　　案例 27-12(问题 1 和 2)

② 低磷血症的临床表现可涉及多脏器系统并出现继发于 ATP 耗竭的细胞能量储存受损和组织缺氧。磷补充剂有口服和静脉给药剂型，其选择取决于患者的症状、体征以及低磷血症的严重程度。治疗时应密切监测肾功能及血清中磷离子、钙离子和镁离子浓度。腹泻是口服磷补充剂常见的剂量相关的副作用。　　案例 27-12(问题 3 和 4)

镁代谢紊乱

① 镁缺乏(正常血镁浓度,1.8~2.4mmol/L)可导致神经系统、神经肌肉系统和心血管系统的功能异常,典型的症状包括 Chvostek 征和 Trousseau 征、肌颤、战栗、肌肉痉挛、抽搐,还可能出现强直。因为血镁浓度不能反映人体镁储备总量,所以症状是判断紧急程度和治疗强度的决定因素。　　案例 27-13(问题 1 和 2)

② 口服镁补充剂可用于轻度缺乏的无症状患者。静脉补充时,镁的尿排泄量同时增加,因此,镁储备的完全补充通常需要数日时间。静脉给予镁剂后,应密切监测患者是否发生低血压、深腱反射的显著抑制、ECG 和呼吸系统的改变和高镁血症。　　案例 27-13(问题 3 和 4)

③ 肾功能损害的患者使用含镁的通便剂和抗酸剂是高镁血症的常见原因之一。严重高镁血症可能导致危及生命的症状,包括呼吸麻痹、低血压和完全性心脏传导阻滞。应静脉注射钙剂拮抗高镁血症引起的呼吸系统和心脏系统表现。对于肾脏功能良好的患者,应给予利尿剂以增强镁通过尿的排泄。　　案例 27-14(问题 1~3)

基本原则

体内水分布和电解质的组成

在新生儿中水的重量大约占体重的 75%~85%。青春期之后随着年龄增大,脂肪组织增多,每千克体重的含水百分比也会随之降低[1,2]。成年男性体内水含量占去脂体重(lean body weight, LBW)的 50%~60%,而由于成年女性脂肪组织占比更大,故含水量占 LBW 百分比为 45%~55%。随着年龄的增大,每千克体重的水含量将进一步降低。男性体内含水总量(total body water, TBW)的计算方法通常为 0.6×LBW,女性为 0.5×LBW。

体内总水量的三分之二储存在细胞内(细胞内液)。细胞外液存在于不同腔隙,两个主要部分包括组织间液(占 12% LBW)和血浆(占 5% LBW)。除此之外,细胞外液还包括结缔组织和骨中的水分、跨细胞液(如各种腺体分泌液)以及其他封闭腔隙内的液体(如脑脊液[1])。

细胞内液和细胞外液的电解质组成是不同的。细胞内液的主要电解质有钾离子、镁离子和磷酸根离子,而细胞外液主要的电解质是钠离子、氯离子和碳酸氢根离子[2]。水可以自由通过身体大多数组织的细胞膜,但细胞膜对溶质的透过具有选择性。不能透过细胞膜的溶质具有渗透活

性,产生的渗透压将决定水在不同区域中的分布。水会从低渗透压的区域穿过细胞膜进入高渗透压的区域。当渗透压达到平衡时,水的净移动也会停止。身体不同部位具有渗透活性的主要溶质种类也不同:细胞内液为钾离子,细胞外液为钠离子。细胞内、外液的容积差异反映了细胞内具有更多的溶质数量或更高的渗透压[2,3]。

毛细血管壁将细胞间液和血浆隔开。由于钠离子可以自由穿过毛细血管壁,其在毛细血管壁两侧的浓度是相同的,因此不会产生渗透压梯度,不会影响水在毛细血管两侧的分布。血管内的血浆蛋白是影响水在细胞间液和血浆中分布的主要渗透性物质[2]。相反,尿素可以自由透过毛细血管壁和大多数的细胞膜,因此不具有渗透活性[2,3]。

血浆渗透压

渗透压的定义为每千克水中所溶解的微粒数量(mOsm/kg)。它的数值大小取决于溶液中微粒的数量,而不是微粒大小或化合价。不可解离的溶质如葡萄糖或血清白蛋白产生 1mOsm/mmol 的渗透压,而等量的可解离性盐(如氯化钠),在溶液中可释放出 2 个离子从而产生 2mOsm/mmol 的渗透压。人体体液的渗透压维持在 280~295mOsm/kg。不同腔隙的体液是等渗的,因而血浆渗透压可以反映总体液的渗透压。血浆渗透压可以用凝固点降低法来测定,也可以用以下公式来估算,此公式考虑了钠、葡

萄糖和尿素的渗透作用[2,3]:

$$P_{osm} = 2(Na)(mmol/L) + \frac{葡萄糖(mg/dl)}{18} + \frac{BUN(mg/dl)}{2.8}$$

（公式 27-1）

此公式预测已测定血浆渗透压的误差在 5～10mOsm/kg 范围内。尽管计算渗透压时需考虑尿素的影响，但因为尿素易能自由穿过各种细胞膜，不能在体内引起大量液体流动，因此其贡献的渗透压是无效的。故有效血浆渗透压（与张力同义，总渗透压中具有引起水跨膜运动能力的部分）可用以下公式估计：

$$P_{osm} = 2(Na)(mmol/L) + \frac{葡萄糖(mg/dl)}{18}$$

（公式 27-2）

当渗透压的测定值和计算值的差异大于 10mOsm/kg 时，存在渗透性间隙（osmolal gap）[4]，这意味着有未发现的微粒存在。如果鉴定出了某一单个溶质，它对实测渗透压的贡献可估算为其浓度（mg/dl）除以分子量的十分之一。渗透性间隙的计算常用来检测某些具有高渗性物质的存在，如乙醇、甲醇和乙二醇等。有时，严重高脂血症和高蛋白血症所致的血钠虚假性降低也可导致渗透性间隙的出现。

案例 27-1

问题 1：J. F.，男性，31 岁，因甲醇中毒入院治疗。常规实验室检查结果如下：

钠（Na）：145mmol/L

钾（K）：3.4mmol/L

尿素氮（BUN）：10mg/dl

肌酐：1.1mg/dl

葡萄糖：90mg/dl

患者血液甲醇浓度为 108mg/dl，血浆渗透压的测量值为 333mOsm/kg。请问 J. F. 的血浆渗透压计算值为多少？是否有其他未知的具有渗透活性的微粒存在？

使用公式 27-1，患者 J. F. 的总渗透压计算值为

$$P_{osm} = 2(145mmol/L) + \frac{90mg/dl}{18} + \frac{10mg/dl}{2.8}$$

$$= 290 + 5 + 3.6$$

$$= 299mOsm/kg$$

（公式 27-3）

渗透性间隙 = 333mOsm/kg - 299mOsm

$$= 34mOsm/kg$$

（公式 27-4）

甲醇的存在可以解释 J. F. 全部的渗透性间隙（因为 108mg/dl 的甲醇可产生 108/3.2 = 33.7mOsm/kg 的渗透压），因此可以判断应该没有其他未测定的渗透性物质存在（如乙二醇、异丙醇或乙醇）。实验室渗透压检查测定的是具有渗透活性粒子的总数量，而不是其穿过细胞膜的渗透能力。因为甲醇是可以透过细胞膜的，故甲醇增加了血浆渗透压但未增加血管内液体张力，细胞内和细胞外水不会发生净移动。相反的，存在于细胞外的甘露醇对血浆渗透

压和张力均有影响。

肾小管的功能

肾脏可调节水和各种电解质的排泄，因而对维持细胞外环境的持久稳定发挥重要作用。当体液穿过肾单位小管时，由于肾小球的滤过作用，容量和成分都会发生改变。

肾小管由一系列结构和功能各异的节段组成：近曲小管、髓质和皮质 Henle 环升支粗段、远曲小管以及皮质和髓质集合管（图 27-1）[2]。每一节段重吸收钠的机制不同，但都是由载体蛋白或位于肾小管管腔细胞膜上的钠通道介导的[2]。Na^+/K^+ ATP 酶以 3∶2 的比例向主动肾小管细胞外泵出钠离子并向细胞内泵入钾离子，故细胞内钠离子的浓度可保持较低水平。泵入细胞内的钾离子可通过细胞膜上的钾离子通道排出细胞，以保持细胞内的负电位。细胞内低钠离子浓度和负电位有利于钠离子被动进入细胞内[3]。Na^+/K^+ ATP 酶同时间接为钠离子主动转运及其他离子跨过肾小管管腔膜的重吸收和分泌提供能量。远曲小管部分主要参与钠离子、氯离子的重吸收和氢离子、钾离子的分泌[2]。

经肾小球滤过的各种等渗性物质在近曲小管重吸收，例如，经肾小球滤过的 2/3 的钠离子和水，以及 90% 的碳酸氢根离子在此段被重吸收。管腔膜上的 Na^+/H^+ 反向转运体（交换体）有助于氯化钠、碳酸氢钠和水的重吸收。大部分非解离性溶质如葡萄糖、氨基酸或磷酸盐的重吸收是与钠离子转运相耦合而进行的[2,5]。

由于髓袢升支粗段和远曲小管管壁对水的不可渗透性，所以此段作为肾单位中的稀释段。在此部位，氯化钠可被吸收而水不能被重吸收。钠离子在髓袢升支粗段和远曲小管的转运具有流量依赖性，随钠离子在肾单位近段转运数量的变化而不同。如果肾小管液中钠离子减少会限制钠在髓袢升支粗段和远曲小管的转运[2,6]。

髓袢升支粗段部分的钠重吸收量约占钠重吸收总量的 25%。钠、氯和钾在髓质和皮质的升支部分重吸收，经重吸收后钾离子可通过钾离子通道流回管腔，使管腔内保持正电性。这种电梯度可促进钠、钙和镁等阳离子在远曲小管的被动重吸收。髓袢升支粗段对水不通透，有助于维持髓质的间质渗透压。这种高渗透压对抗利尿激素（ADH）作用下的髓质部分集合管水分的重吸收起关键作用，因此髓袢升支粗段在尿的浓缩和稀释中非常重要[6]。

如前所述，远曲小管对水也不能通透，因此随着钠离子的重吸收，滤液的渗透压会继续降低。在远曲小管和集合管，钠离子通过与氢离子和钾离子交换而进行重吸收。当钠离子被重吸收时，管腔液变为负电性，从而促进钾离子通过钾离子通道分泌入管腔。醛固酮通过增加开放的钠通道的数量而增强集合管中钠的重吸收[2,7]。

集合管通常对水不通透。然而，在抗利尿激素的影响下，随着管腔膜水通道数量的增加，水的通透性也会相应增强。水重吸收的量取决于髓质间质的有效渗透压，而后者则取决于在髓袢升支粗段的重吸收的钠和尿素[2,7,8]。

渗透压调节

细胞内容积的减少常会使有效血浆渗透压增加；相反，

Na⁺ H⁺
K⁺
远曲小管
近曲小管
氨基酸
葡萄糖
NaHCO₃
醛固酮敏感
Na⁺
有机酸
皮质升支粗段
近端小管直行部分
ADH敏感
H₂O
ADH敏感
2Cl⁻ Na⁺ K⁺
尿素
皮质部
髓质部
H⁺
2Cl⁻ Na⁺ K⁺
降支
ADH敏感
H₂O
ADH敏感
髓质升支粗段
H₂O
H₂O
H₂O
尿素
尿素
NaCl
Henle环

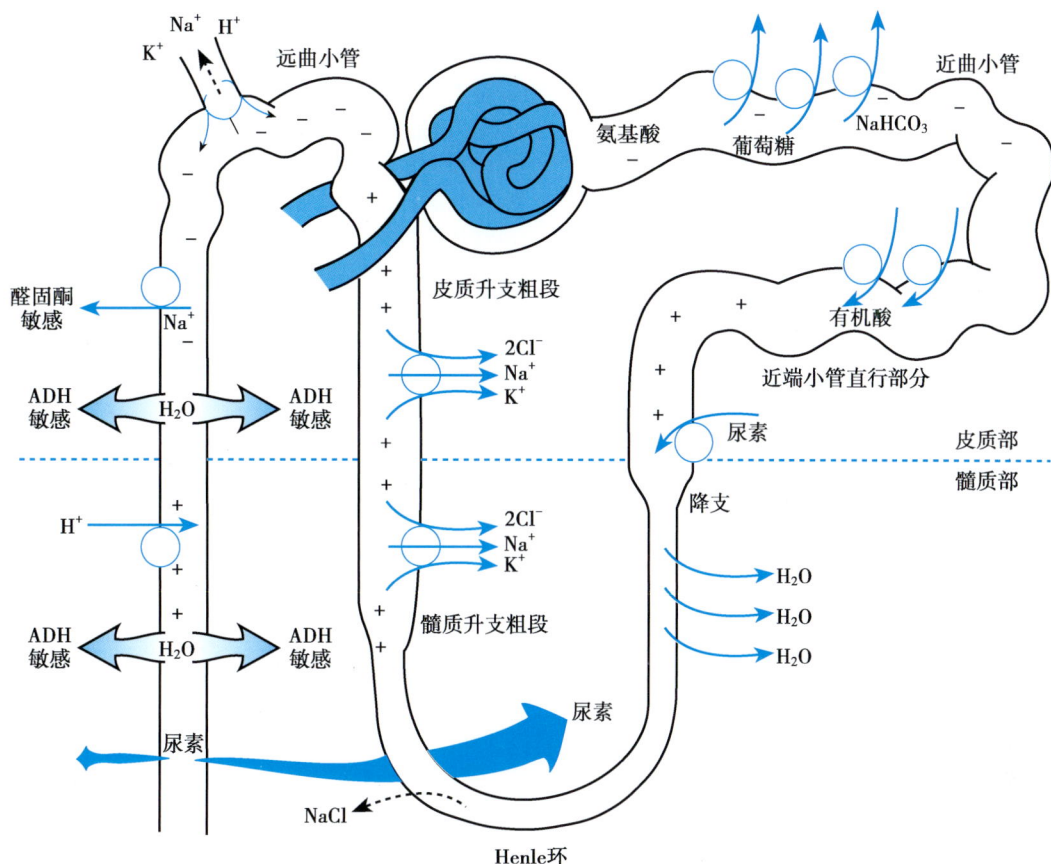

图 27-1　盐和水在肾小管重吸收的部位。钠离子于近曲小管在管内负电位的电势下,随无机阴离子、氨基酸和葡萄糖被重吸收。在近曲小管的远端部分(直行部分),少量钠离子和水被重吸收,有机酸(马尿酸、尿酸)和尿素分泌到尿液中。近曲小管直行部分的管腔内为正电位,水(而不是盐)从髓袢降支细段被吸收,而盐(无水)在升支部分被重吸收,造成了肾小管液相对于间质液的低渗透性。钠离子、钾离子和氯离子在升支的髓质和皮质部分被重吸收,此处管腔为正电位。在远端小管和集合管中,钠被重吸收,钾和氢离子被分泌入管腔液。上述部位的水分重吸收由 ADH 调节。皮质部分的管内电位为负电位而髓质部分为正电位。尿素在髓质的间质被浓缩,并协助产生最大浓缩度的尿液

有效血浆渗透压的降低往往与细胞的水化相关。水的动态平衡对血浆渗透压的调节有重要作用,血浆通过水的摄取和排出的精细平衡使有效渗透压维持在正常的范围。

水的日常摄取包括饮水(显性水摄入)、食物中含的水和代谢产生的水(非显性摄取)[2]。为了维持平衡,这些摄入的水量应该等于从肾脏和消化道排泄的水量(显性失水)加上从皮肤和呼吸道损失的水量(非显性失水)[2,3]。

下丘脑的渗透压感受器能感知血浆有效渗透压的变化,同时下丘脑也是口渴中枢和 ADH 合成的场所[9,10]。当水摄入过多使血浆有效渗透压降低到 280mOsm/kg 以下时,ADH 的释放受到抑制[2],水在集合管不再被重吸收,大量的稀释尿液被排出。相反的,当位于下丘脑的渗透压感受器检测到血浆渗透压的升高时,ADH 将加速释放以增加水的重吸收,仅有少量的浓缩尿液被排出。开始释放 ADH 的有效渗透压阈值为 280mOsm/kg,当血浆渗透压为 295mOsm/kg 时[9],ADH 的分泌达到最大值。因此,尿渗透压为 50mOsm/kg(无 ADH 分泌)~ 1 200mOsm/kg(ADH 分泌最多时)。尿量和尿渗透压取决于需要被排泄掉的溶质负荷[2,3,9,10]。

$$尿体积(L) = \frac{溶质(mOsm)}{尿渗透压(mOsm/kg)} \times \frac{1}{水密度(kg/L)}$$
（公式 27-5）

因此,当日常的溶质负荷为 600mOsm 时:尿体积为

$$= \left(\frac{600mOsm}{50mOsm/kg}\right)\left(\frac{1}{1kg/L}\right)$$
$$= 12L(无 ADH)$$
（公式 27-6）

$$= \left(\frac{600mOsm}{1\ 200mOsm/kg}\right)\left(\frac{1}{1kg/L}\right)$$
$$= 0.5L(ADH 最大值时)$$
（公式 27-7）

虽然肾脏有强大的排泄自由水能力,但保水能力有限。ADH 可使水的流失最小化,但不能纠正水缺乏。因此,理想的渗透压调节需要通过口渴刺激增加水的摄入。ADH 和口渴均可由非渗透性途径来刺激。例如,血容量不足是强烈的导致 ADH 释放的非渗透性刺激,以至于可抵消血浆渗透压改变对 ADH 释放的作用。恶心、疼痛和缺氧都是对 ADH 分泌的有效刺激[11]。

容量调节

钠离子几乎都存在于细胞外液中,因此体内总钠量决定了细胞外液的容量[2,11]。人每日摄入的钠量为100~250mmol,因此人体必须依靠尿液调节钠的排泄来维持细胞外液的容量和组织灌注[2,11]。肾脏保存钠的能力非常惊人,以至于人每日摄入钠量低至20~30mmol时仍可生存。

监测有效循环容量的传入感受器包括胸腔内容积感受器和位于颈动脉窦、主动脉弓、肾小球入球小动脉的压力感受器[11]。

当有效循环容量降低时,肾素-血管紧张素-醛固酮系统和交感神经系统均被激活[2,11]。血管紧张素Ⅱ(angiotensin type 2,AT$_2$)和去甲肾上腺素将增强近曲小管钠的重吸收;醛固酮会促进钠在集合管的重吸收;同时,动脉内有效容量的降低促进ADH的释放,进而增加水在集合管中的重吸收。相反的,当体内钠量过多时,升高的动脉压和肾灌流压将抑制肾素的产生,进而抑制AT$_2$和醛固酮的产生。心房充盈压和肾内尿道扩张因子的增加使心房利钠肽释放增多,促进多余的钠通过尿液排泄[12,13]。

尽管肾脏可以在4小时内排泄20ml/kg的水负荷,但是第1日只能排泄掉50%的过量钠[3]。钠排泄量将持续增加,直到第3~4日后摄入和排出平衡时才能达到稳定状态[3,12]。渗透压调节和容量调节彼此是独立的[2,3],这两种平衡系统分别调节不同的参数,并有不同的感受器和效应器,但可同时被激活。

容量调节紊乱

钠缺乏

案例 27-2

问题1:A.B.,女,17岁,因诉食欲缺乏,恶心,呕吐和全身乏力3日,入急诊科治疗。否认有其他疾病史和接受过任何药物。经检查,患者卧姿血压(blood presure,BP)为105/70mmHg,心率为80次/min。站姿BP为85/60mmHg,心率为100次/min,诉站姿头晕。患者黏膜干燥,皮肤弹性正常。颈静脉无充盈,外周或骶部无水肿。实验室血液检查如下:

血清钠:134mmol/L

钾:3.5mmol/L

氯:95mmol/L

总CO$_2$含量:35mmol/L

BUN:18mg/dl

肌酐:0.8mg/dl

葡萄糖:70mg/dl

随机尿中钠浓度为40mmol/L,钾浓度为40mmol/L,氯浓度小于15mmol/L。血红蛋白浓度为14g/dl,白细胞和血小板计数正常。基于临床和实验室的数据,如何解释A.B.的症状表现?

A.B.的症状和体征与血容量不足的表现相一致。因呕吐和厌食症所致食物摄入减少,导致了中到重度血容量不足。患者直立位血压(收缩压降低20mmHg)和心率(增加20次/min)均有改变。干燥的黏膜、颈静脉塌陷和无水肿症状也支持了血容量不足,站立位眩晕提示有细胞外液容量不足[14]。呕吐所致胃酸丢失造成低氯性代谢性碱中毒。血容量不足使肾脏碳酸氢盐重吸收增加,加重了代谢性碱中毒的状况。血容量不足而导致肾灌注量降低,增强近曲小管对尿素的重吸收,导致尿素氮/肌酐增大(肾前性氮质血症)。当肾灌注不足且肾素-血管紧张素-醛固酮系统被激活时,近曲小管对钠离子和氯离子的重吸收增加,因此,A.B.的尿钠浓度低于10mmol/L[15]。但为了保持管腔内电中性,渗透性差的碳酸氢根离子的排泄使钠离子强制性经尿排出,因此A.B.尿钠浓度增加(40mmol/L)。在这种状态下,尿中氯浓度维持低水平,这是表示血容量不足更好的指标[15]。但是,在应用利尿剂、进行渗透性利尿、有肾脏疾病或醛固酮减少症的患者中,即使发生血容量不足,尿钠和尿氯浓度均升高。因此,查体必须作为血容量状态评估的一部分。A.B.的血容量不足使红细胞浓度相对升高,使血红蛋白浓度略增加至14g/dl。

案例 27-2,问题2:如何治疗A.B.的血容量不足?

需要找到并祛除A.B.呕吐的原因。患者既无高钠血症也无低钠血症,故可静脉给予生理盐水以补充细胞外液并改善组织灌注[2,14]。如果患者有高钠血症(失水多于失钠),应给患者使用包含更多水的低渗盐水或葡萄糖溶液。相反,低血容量性低钠血症表明失钠多于失水,应给予等渗或高渗生理盐水治疗。血容量缺乏的量常难以确定。由于A.B.已有严重的体位性低血压,故可在2~4小时内给患者补充1~2L液体。后续的补液量和速度取决于A.B.对治疗措施的临床症状改善情况。应监测患者的体重、皮肤充盈度、卧位和直立位的血压、颈静脉充盈情况、尿量、尿氯浓度,以评估是否达到正常血容量状态。由于治疗是为达到正向的体液平衡,所以补液速率应该比排尿、非显性液体丢失和其他液体丢失速率(如呕吐和腹泻)的总和大50~100ml/h[2]。

钠过量

案例 27-3

问题1:L.J.,男,45岁,因主诉腿部和眼部肿胀到诊所就诊,同时患者注意到近期尿液呈泡沫状。通过检查,患者血压为180/100mmHg,脉搏为80次/min。双侧眼眶周围浮肿,下肢2+指压性水肿。听诊显示其心跳正常,双侧肺部湿罗音。颈静脉压升高到10cmH$_2$O。实验室检查显示结果如下:

血清钠:132mmol/L

钾:3.8mmol/L

氯：100mmol/L

碳酸氢根离子：26mmol/L

BUN：40mg/dl

肌酐：2.5mg/dl

葡萄糖：120mg/dl

白蛋白：2g/dl

血清胆固醇：280mg/dl

甘油三酯：300mg/dl

血清转氨酶、碱性磷酸酶和胆红素均在正常范围内。尿液检验结果如下：

尿比重：1.015

pH：7.0

尿蛋白：>300mg/dl

24小时尿蛋白排泄量：6g

肌酐清除率（CrCl）：40ml/min

尿检查显示含卵圆形脂肪体和脂肪管型。L.J.没有使用其他药物，否认使用非法药物。血清乙型肝炎病毒和人类免疫缺陷病毒（human immunodeficiency virus，HIV）抗体阴性。初步诊断为肾病综合征继发全身性水肿。何为肾病综合征？导致L.J.钠潴留的原因是什么？

肾病综合征的特征为低蛋白血症、尿蛋白排泄量大于3.5g/d、高血脂、脂肪尿和水肿。重度蛋白尿由肾小球的选择性屏障破坏引起[16,17]。引起肾病综合征的病因是复杂而多样的[16]，可能是先天性疾病（原发性肾小球疾病），也可能继发于慢性系统性疾病（如糖尿病、淀粉样变、镰状细胞血症[18]和红斑狼疮等）、癌症（如多发性骨髓瘤、霍奇金病等）、各种感染（如HIV感染[19]，乙肝病毒感染，梅毒感染和疟疾感染等）、静脉注射毒品和某些药物的使用（如金化合物、青霉胺、卡托普利和非甾体抗炎药等）[20]。

大量蛋白尿可导致多种肾外并发症[16,17]。低蛋白血症降低血浆渗透压，从而促使肝脏合成白蛋白和脂蛋白量增加，脂蛋白分解代谢减少，导致了L.J.的高脂血症[16,21]。凝血抑制物通过尿流失使这些患者易患血栓栓塞性疾病[16]。

肾病综合征的具体治疗方式包括祛除病因和治疗合并症，对特定肾小球疾病的患者还应使用免疫抑制剂治疗。

L.J.的全身性水肿是由毛细血管血流动力学特征改变和肾钠水潴留引起的[22]。低蛋白血症（2g/dl）和蛋白尿（>300mg/dl）严重破坏了毛细血管壁两侧Starling力（即毛细血管和组织间隙的静水压和胶体渗透压）的平衡。毛细血管胶体渗透压的降低促使液体由血管内向组织间隙移动[23]。这导致了动脉有效血容量的减少，而动脉有效血容量的减少继而激活体液、神经和血流动力学的机制，导致肾脏钠和水潴留[24,25]。然而，有数据显示，低蛋白血症对肾病性水肿影响微弱[26,27]，还有学者观察到同样患有肾病综合征的患者可能分别会有增加的、正常的和减少的血容量，这些使上面提到的"充盈不足假说"受到挑战[23]。

肾钠处理机制的缺陷导致钠潴留异常也是肾病性水肿

产生的原因之一[23,26]。根据"过度灌注"假说，伴蛋白尿的肾病使钠在远端肾单位的重吸收增加。其机制尚未完全清楚，可能与细胞对心房钠利尿肽的抵抗有关[23]。因此而导致钠过量和水肿。有可能是"充盈不足"和"过度灌注"两种机制的相互作用而导致肾性水肿的产生[28]。血浆胶体渗透压严重降低的重度低蛋白血症患者（即血清白蛋白水平<1.5g/dl）最有可能出现充盈不足现象[22]。

案例27-3，问题2：应该如何治疗L.J.钠过量的状态？

应找到L.J.肾病综合征的病因，并对病因进行治疗。尽管L.J.的血清钠浓度偏低为132mmol/L，但它反映的是继发于液体潴留而引起的钠稀释。因此限制食盐摄入是控制L.J.全身性水肿的重要措施[23]。对于大部分肾病患者来说，将饮食中的钠限制在大约50mmol/d即可维持中性钠平衡[22,23]。对有严重钠缺失的肾病患者（尿钠浓度<10mmol/L），难以达成理想的钠摄入限制，因此，对于这些患者来说治疗目的应为减慢水肿形成进程，而非快速消除水肿[23]。临床休息可减轻对肾素-血管紧张素-醛固酮系统和交感神经系统的直立性刺激，有利于液体从组织间隙向血管腔内的转移[23]。中心血量因此增多，容易实现尿钠排泄和尿量增加。然而，长期卧床休息可能使高凝血倾向的患者易患血栓栓塞性疾病[16]。同样的道理，穿护腿长袜可使血液重新分配至中心循环而减少对钠潴留的刺激[23,29]。

利尿剂

通常，袢利尿药是治疗肾病性水肿的基石[2,23]。对于大多数此类患者来说，水肿可通过快速利尿安全消除，而不影响系统循环，这可能是由于血浆容量被组织间隙液迅速填充的缘故[23]。随着水肿的缓解，利尿的速度也应减慢，以避免影响有效循环血量。治疗时应监测患者以防发生直立性低血压。

白蛋白注射液可以增加血浆容量，但价格昂贵，且只能暂时缓解，故仅用于缓解顽固性水肿[30]。对以上治疗无效的患者，需进行超滤（体外液体清除）治疗[23,31]。

L.J.的初始治疗为静脉注射呋塞米60mg每日2次，低钠（50mmol）、低脂肪、高复合碳水化合物饮食（包含高生物学效价的蛋白质0.8g/kg，以及与尿蛋白损失等量的额外蛋白质）。液体应限制在1 000ml/d[32]。治疗后，在2日中排尿达5L，呼吸系统症状缓解，全身性水肿消退。在住院后第5日停止注射呋塞米，开始口服呋塞米120mg，每日2次。总体重降低12kg后，患者出院，医生嘱其保持上述饮食并继续口服呋塞米。

渗透压调节紊乱

低钠血症

血钠浓度反映的是人体总钠量和总水量的比例，而不是精确指示人体总钠量。人体总钠量偏低、正常和偏高时均可出现低钠血症和高钠血症[33,34]。

肾脏每日排泄自由水的量可大于 12~16L,因此低钠血症一般不会发生,除非每日摄取水量大于肾排泄自由水的能力(如心理性烦渴)[35,36],或自由水排泄能力受损[2,37]。

自由水形成所需要的生理过程有:正常的肾小球过滤率(glomerular filtration rate,GFR),在髓袢升支粗段和远曲小管的氯化钠重吸收而不伴有水的重吸收,以及在 ADH 缺乏状态下稀释尿液的排泄(见图 27-1)[37]。因此当由于容量不足、非渗透性刺激引起 ADH 释放、或不恰当的刺激 ADH 生成,导致肾脏稀释能力被超过或受损时,低钠血症才会发生[2,37]。

尽管血浆钠离子是血浆渗透压的主要决定因素,然而低钠血症并不总是代表低渗透压[2,37]。在重度高脂血症或高蛋白血症(如多发性骨髓瘤)的患者中可出现假性低钠血症,这是由于增多的脂肪和蛋白质占用了血浆水(钠的溶质)的空间,而导致每单位体积血浆的钠离子浓度降低[34,37,38]。正常情况下,水占血浆体积的 93%,剩余的为脂肪和蛋白质[37]。增加的脂肪和蛋白质扩张了血浆容量,置换了水,并增加了血浆中固态物质的百分比[34,37]。钠只在水相中分布,因此每升脂质和蛋白质增多的血浆中钠含量减少,从而导致血浆钠浓度降低[34,37,38],而钠在血浆水中的浓度并未改变。因为渗透压取决于血浆水中溶质的浓度,所以血浆渗透压保持不变[34],测量的渗透压正常。另一个等渗低钠血症的例子是前列腺手术中的大剂量等渗甘露醇冲洗,冲洗溶液的吸收可导致严重的低钠血症,而渗透压却可保持正常。在泌尿科手术时[34,37],使用大剂量等渗山梨醇和等渗或略低渗的甘氨酸溶液可导致低渗透压这一迟发并发症[34,37]。与甘露醇类似的是,山梨醇和等渗甘氨酸开始只分布在细胞外空间,因此并不影响渗透压[37]。不同的是,山梨醇和甘氨酸后来可被代谢,剩下的水导致了低渗透压。重度低渗透压性低钠血症加上由甘氨酸及其代谢产物产生的神经毒性,可使患者出现严重神经系统症状(表 27-1)[37,39]。

表 27-1

低钠血症的临床表现和治疗

Na⁺和水的状态	临床表现/病因	治疗
水肿,液体过多(高血容量,低渗)		
体内钠总量↑ 体内水总量↑↑↑	肝硬化/心力衰竭/肾病综合征:肾灌注下降可活化肾素血管紧张素系统;醛固酮分泌增多导致钠重吸收增加;ADH 分泌增多导致自由水潴留。尿钠低(0~20mmol/L)、尿渗透压降低。利尿剂可以影响尿钠及渗透压。这种情况也可见于肾衰患者大量饮水后。患者出现容量过多的症状(腹水、颈静脉充盈、水肿)	限钠及限制液体入量。纠正基础疾病(如腹水时腹膜穿刺放液);谨慎使用利尿剂;避免细胞外液及组织灌注的减少。BUN 升高可以提示利尿过量和过快 考尼伐坦:20mg IV 的负荷剂量治疗 30 分钟,随后的 1~3 日继续每 24 小时给予 20mg IV;可使用的最大剂量 40mg/d;最大持续至给予负荷剂量后 4 日。应使用专用的静脉通道,静脉通道的外周穿刺位点应每 24 小时更换一次。与液体限制联用时应谨慎 托伐普坦:15mg 开始,PO,每日 1 次。间隔至少 24 小时后可将剂量增加至 30mg,PO,每日 1 次,如有需要时可继续增至 60mg,PO,每日 1 次。与液体限制联用时应谨慎。起始治疗应在医疗机构开展
无水肿性低容量(低渗伴细胞外液减少)		
体内钠总量↓↓ 体内水总量↓	见于:胃肠道液体丢失(如腹泻)而补低张液;过度利尿;艾迪生病;肾小管酸中毒;渗透性利尿。在这些患者中进行无溶质补液易致低钠血症。肾脏为保水而致尿液浓缩(尿钠<10mmol/L) 症状:无水肿;细胞外液减少(颈静脉塌陷、脱水、体位性低血压)。神经症状:见本章低钠血症	间断利尿;补充丢失的液体及电解质(尤其是钾);如果钠的缺失不严重ᵃ,推荐用 0.9% 的生理盐水,然后用 3%~5% 的盐水

表 27-1

低钠血症的临床表现和治疗（续）

Na⁺和水的状态	临床表现/病因	治疗
无水肿，血容量正常（正常血容量，低渗）		
体内钠总量↓ 体内水总量↑	SIADH[b]：低钠血症，低渗透压，肾脏失钠（>40mmol/L），无液体丢失。尿渗透压大于血浆渗透压，肾脏及肾上腺功能正常。自由水潴留而钠丢失。病因：ADH分泌过多（感染性疾病、血管疾病、中枢神经系统肿瘤、肺癌、胰腺癌、十二指肠癌）；外源性给予ADH；药物；心因性烦渴	见上文中 VRA（考尼伐坦和托伐普坦）的用药慢性治疗：限制水摄入。去甲金霉素（300~600mg bid）可引起可逆性尿崩症。急性期治疗包括使用呋塞米利尿以促使负水平衡，同时注意用高张盐水补充钠、钾等[c]

^{a} 静注呋塞米（1mg/kg）以去除估算的多余水，如有需要，可重复使用。由于呋塞米利尿的尿液性质类似0.5%的氯化钠，应注意估算伴随尿液丢失的钠钾并用高渗盐水补充。纠正速率：有症状患者 1~2mmol/h；无症状患者 0.5mmol/h。

^{b} 估计钠的丢失量：（mmol）= TBW（需求钠量−测得钠量）。钠和体液的补充速率取决于失钠的严重程度。轻度：补充生理盐水，在开始的 6~12 小时内补入液体总量的 1/3，每小时速度<0.5mmol/L，剩余的 2/3 液量在 24~48 小时补完。重度：用 3%~5% 的盐水，补液速度根据患者可耐受钠和容量负荷的程度调整。治疗时需检测中枢神经系统功能，皮肤弹性、血压、尿钠等，对于患有心血管疾病、肾脏及呼吸系统疾病的患者更要加强监测。

^{c} 体内总水量（TBW）= 0.6L/kg×体重 kg（男性）或 0.5L/kg×体重 kg（女性）。

多余 TBW = TBW−［TBW（血钠实测值）/（血钠需求值）］。

ADH，抗利尿激素；bid，每日 2 次；IV，静脉注射；PO，口服；SIADH，抗利尿激素分泌异常综合征；TBW，体内总水量

案例 27-4

问题 1：T.T.，男，63 岁，因糖尿病肾病导致的肾衰终末期，正接受长期腹膜透析。患者因未遵从饮食控制，诉气短（shortness of breath，SOB），其透析方案调整为 2.5%腹膜透析的 6 个循环。其今日实验室检查指标如下：

　　血钠：128mmol/L

　　钾：4mmol/L

　　氯：98mmol/L

　　总 CO_2：24mM

　　BUN：50mg/dl

　　肌酐：6mg/dl

　　葡萄糖：600mg/dl

估算 T.T. 的血浆渗透压。T.T. 低钠血症的发病机制是什么？

经计算，T.T. 的有效血浆渗透压为 289mOsm/L，其中 33mOsm/L 是因高血糖症产生的。因缺乏胰岛素，葡萄糖的利用速度减慢，增加的渗透压导致水从细胞内向血管腔移动，因此降低了血浆钠浓度[34,37]。尽管血浆钠浓度降低，但血浆渗透压因高血糖症保持正常。因此没有观察到低渗透压导致的症状。事实上，当血糖水平因胰岛素和水化而正常化时，血清钠水平将增加到约 136mmol/L，因为血糖每增加 100mg/dl，血钠将减少 1.3~1.6mmol/L[34,37]。当脑水肿患者应用高渗甘露醇或甘氨酸溶液时，也会导致高渗性低钠血症[34]。

细胞外液减少的低渗性低钠血症

案例 27-5

问题 1：Q.B.，男，30 岁，运动员，近几日患多发性腹泻，饮用某种运动饮料以防止脱水。查体：仰卧位血压，145/80mmHg，脉搏，70 次/min；直立位血压，128/68mmHg，脉搏，90 次/min；呼吸频率（respiratory rate，RR）为 12 次/min；无发热症状；皮肤弹性轻度下降。实验室检查数据如下：

　　血钠：128mmol/L

　　钾：3.0mmol/L

　　氯：100mmol/L

　　碳酸氢盐：17mmol/L

　　BUN：27mg/dl

　　肌酐：1.2mg/dl

尿钠和尿氯均小于 10mmol/L。评价 Q.B. 的电解质和体液状态。Q.B. 低钠血症的发病机制是什么？

Q.B. 患有伴细胞外液减少的真性低渗性低钠血症，说明其身体总钠量的缺乏大于身体总水量的缺乏[34]。患者较差的皮肤弹性、立卧位血压心率的变化、肾前性氮质血症和低尿钠浓度符合容量不足的特征。尿钠浓度有助于鉴别水和钠缺乏的原因是肾性损失还是非肾性损失[15,34,40]。当血浆容量不足，尿钠浓度小于 10mmol/L，提示其肾脏储钠功能正常[15]。此类情况多见于像 Q.B. 一样因呕吐、腹泻引起的消化液丢失或大量出汗的患者[34,37,40]。

Q. B. 基本排除其他诱发低渗性低钠血症的原因,包括成分不明的泻药滥用或急性胰腺炎、肠梗阻、或假膜性结肠炎时伴发的腹腔积液[37,40]。如果容量不足时尿钠浓度低于 20mmol/L,则应考虑到有无肾脏盐的损耗[15,37,40],后者的可能原因包括使用利尿剂[41-44]、肾上腺功能不全[44]和盐消耗性肾病[35](例如,慢性间质性肾炎、肾髓质囊性病、多囊性肾病、尿路梗阻性疾病和顺铂中毒[44,45])。在肾功能不全患者中尿钠浓度或尿氯浓度都不是反映容量状态的可靠指标[15]。

容量不足导致钠和水在近端小管重吸收增多,转运到稀释段的钠量减少,从而影响自由水的生成[34,37,40]。减少的动脉有效循环血量对 ADH 的释放也是一个非渗透性刺激[9,10]。尽管血清钠浓度很低,上述因素共同减弱了肾脏产生稀释尿液的能力,从而导致了尿液的高渗透压[34,37,40]。因腹泻而损失的水分是低渗透性的,但更低渗透性的液体代替了丢失的体液,如运动饮料或自来水,这导致了患者的低钠血症(如 Q. B.)[37,40]。

Q. B. 的腹泻可能导致了钾离子和碳酸氢根离子在胃肠道的损失,从而引起了低钾高氯代谢性酸中毒。钾缺乏增强了 ADH 分泌对血容量减少的敏感性,低钾血症也可导致低钠血症[37]。细胞钾外流使其对钠的摄取增多,进一步降低了血清钠的浓度。

案例 27-5,问题 2:应如何治疗 Q. B. 的低钠血症?

低血容量性低钠血症的治疗包括补充钠以纠正缺乏。钠的缺乏量可用以下公式来估计:

$$\begin{aligned}钠缺乏量 &= TBW×(正常血钠浓度-实测血钠浓度)\\&= 0.6L/kg×70kg×(140-125mmol/L)\\&= 630mmol\end{aligned}$$

(公式 27-8)

(说明:TBW 在男性中为 0.6L/kg×体重千克数,在女性中为 0.5L/kg×体重千克数)

大约三分之一的钠缺乏量可在初始 12 小时内,以小于 0.5mmol/L/小时的速率补充。剩下的钠缺乏量可在接下来的几日内继续补充。

等渗氯化钠溶液是治疗低血容量性低钠血症的理想药物。随着肾脏灌注的恢复,自由水排出同时适当地保留钠[40]。因为 Q. B. 只有轻微的血容量不足,可以给予口服补充液治疗。包含电解质和葡萄糖的口服补液盐[46],或谷类补液盐[47]是持续体液丢失的患者理想治疗方式。葡萄糖不仅可以提供热量,还可促进肠道对已摄入钠的吸收[48]。谷类补液盐能提供更多的葡萄糖和氨基酸,而后两者都可以促进肠道钠的吸收,因此这种方案比单用葡萄糖更为有效[2,48]。

盐消耗性肾脏患者,估计补液盐的量时,应将每日持续损失的钠量考虑在内。对低钾的患者应给予钾,也有助于改善低钠血症。治疗过程中血清钠浓度的升高可能比预想中更快,这是因为随着组织灌注的改善,往远端小管传递的钠量增多,ADH 的分泌也会受到适当抑制[34,37,40]。ADH 缺乏的情况下,自由水排泄的增多将使血清钠浓度增加得比

先前估计的更快。

高血容低渗透性低钠血症

案例 27-6

问题 1:T. W.,男性,55 岁,有长期酒精性肝硬化病史,因渐进性气短而入院治疗。患有门静脉高压和食管静脉曲张,对饮食控制和治疗措施依从性不佳。他的血压为 120/60mmHg;心率,100 次/min;呼吸,20 次/min。无发热、呼吸窘迫、黄疸。颈静脉无充盈,双侧肺底湿啰音。腹部检查显示腹水、肌紧张、伴有肝肿大和蜘蛛痣。双下肢 1+度凹陷性水肿。实验室检查数据如下:

Na:127mmol/L

K:3.4mmol/L

Cl:95mmol/L

CO_2 结合力:24mmol/L

BUN:10mg/dl

血清肌酐(serum creatinine,SCr):1.2mg/dl

白蛋白:2.5g/dl

尿 Na:<10mmol/L

渗透压:380mOsm/L

分析 T. W. 低钠血症可能的原因,讨论其病理生理学。应如何治疗?

T. W. 没有呕吐或腹泻的病史,且入院前停止使用利尿剂。腹水和双下肢水肿与容量不足不相符合,但提示存在钠过量。水和钠均有潴留,但水潴留更多,导致了低钠血症的发生[34,37,40]。

肝硬化患者易发生低钠血症,有效动脉血容量减少[24,37,46,47]。尿钠浓度降低提示有效动脉血容量减少[15]。而在低渗性低钠血症患者出现高尿渗透压提示 ADH 的释放增多,自由水排出受到抑制。尽管心输出量正常或偏高,外周血管舒张都将导致全身动脉血压降低,加之内脏静脉淤血和低白蛋白血症导致的血浆渗透压降低,以上因素共同降低了像 T. W. 这样的肝硬化患者的肾脏灌注压[22,28,46]。肾灌注压降低可激活肾素-血管紧张素-醛固酮系统、交感神经系统并促进 ADH 的释放。钠和水在近曲小管的重吸收增强,而转运到肾单位远端部分的量减少,肾的稀释能力因此而降低。ADH 分泌的增加促进自由水在集合管的重吸收,导致尿高渗透压和低钠血症。高血容性低钠血症也可见于心衰和肾病综合征患者[24~28]和过量饮水的慢性肾病患者(见第 19 章)[37,40]。随着 GFR 的降低,钠的远端转运减少,产生自由水的能力也降低。此外,这些患者保钠的能力也下降[15]。

大多数的水肿和低钠血症病人是无症状的,但低钠血症的程度可大致反映基础疾病的严重程度[46,47,49]。除非血清钠急性降低,否则不需要进行快速纠正治疗[37,40,46,47,50]。限制饮水为主要治疗措施,但需依据低钠血症和症状的严重程度来确定。限制钠摄入和谨慎使用利尿剂可能会有助于缓解水肿状态,但应密切监测患者,以避免过度利尿导致肾前性氮质血症。值得注意的是,利尿剂可通过抑制肾的

稀释功能诱发或加重低钠血症[43~47]。

T. W. 行腹部穿刺抽液术以缓解其呼吸系统的不适,无后遗症。随后处方含 1 000mg 钠的饮食,限制饮水 500ml/d,恢复利尿治疗。

血容量正常的低渗性低钠血症

案例 27-7

问题 1：C. C. ,男性,50 岁,近期诊断小细胞肺癌。因进行性嗜睡和木僵 1 周被家人送往急诊科治疗。实验室检查数据如下:

血清 Na:110mmol/L

K:3. 6mmol/L

Cl:78mmol/L

碳酸氢盐:22mmol/L

BUN:10mg/dl

SCr:0. 9mg/dl

葡萄糖:90mg/dl

血浆渗透压:230mOsm/kg

尿渗透压:616mOsm/kg

尿 Na:60mmol/L

在室内空气下动脉血气分析(Arterial blood gas,ABG)显示 pH,7. 38;PCO_2,38mm Hg;PO_2,80mm Hg。身体检查显示 C. C. 血压正常,血容量似乎正常,未发现水肿。患者医疗记录显示其肾上腺和甲状腺功能正常。目前未服用任何药物。入院以来,体重 60kg,给予 1L 正常生理盐水后其血浆钠浓度为 108mmol/L。分析 C. C. 低钠血症的原因,并描述其病理生理学机制。

对血容量正常、低渗性低钠血症的患者,常需与以下疾病鉴别诊断[40]:甲状腺机能减退症[51]、皮质醇缺乏症[52]、渗透调定点重设[53]、心因性烦渴[36,38]、ADH 分泌异常综合征(syndrome of inappropriate antidiuretic hormone secretion,SIADH),后者是一种排除诊断[54~56]。C. C. 的甲状腺和肾上腺功能检查排除了甲状腺功能减退症和皮质醇缺乏症作为低钠血症诱因的可能。尿渗透压异常增高(>100mOsm/kg)与心因性烦渴和渗透调定点重设不相符,因为在此类紊乱中,自由水的排泄通常不受抑制。以上情况,加上尿钠浓度大于 40mmol/L、正常的酸碱平衡与钾平衡,都与 SIADH 符合[37,55,56]。

在 SIADH 患者中,在缺乏适当的渗透压和血流动力学刺激时 ADH 仍持续分泌,因此被视为不适当分泌。水的摄入对 SIADH 患者发生低钠血症是关键因素,因为持续激活的 ADH 抑制了水的排泄,导致体液容积的扩张和低渗性低钠血症。此类患者很少发生明显水肿,因为仅有 1/3 的潴留水分存在于细胞外间隙,且钠的稳态平衡机制并未受损[34,40]。细胞外液扩张刺激容量感受器,导致尿钠增多。在稳定的状态下,尿钠排泄反映了钠的摄入,通常大于 40mmol/L,如 C. C. 案例。但是,如果钠的摄入严重减少,尿钠浓度可能会小于 40mmol/L[37]。

造成 SIADH 的原因是多种多样的,见表 27-1。现已发现 4 种不同的 ADH 释放异常模式[37]。然而,这些 ADH 释放异常模式与 SIADH 的潜在病因并无相关性。药物诱导 SIADH 的机制包括对集合管的 ADH 样作用、中枢刺激引起 ADH 释放,以及增强 ADH 的效应[37,57]。小细胞肺癌是 C. C. SIADH 最可能的发病原因。

案例 27-7,问题 2：为何输注盐水后 C. C. 的血浆钠浓度反而降低?

输入等渗氯化钠溶液(钠离子和氯离子各 154mmol/L,或共 308mOsm/L)最初会增加血浆钠浓度,因为其渗透压大于 C. C. 的血浆渗透压[58]。然而,由于 ADH 的持续作用,C. C. 有一个相对固定的 616mOsm/kg 的尿渗透压,因此,在稳定状态下,其 1 000ml 尿液将排泄 616mOsm 的渗透压负荷。因为输注 1L 液体的渗透压为 308mOsm,其中所有溶质随 500ml 尿液排出体外,剩下的 500ml 自由水导致了进一步的钠稀释和血浆钠浓度的降低[37,58]。

神经系统表现

案例 27-7,问题 3：C. C. 为何会出现神经系统症状,低钠血症的神经系统表现有哪些?

随着血浆渗透压的降低,产生的跨血脑屏障渗透压梯度有利于水向脑组织及其他细胞运动[37,40]。水从脑脊液进入脑间质组织导致了脑水肿。脑的肿胀受到脑膜和头骨的限制,使颅内压升高并引起神经系统症状。脑水肿的程度和其进展速度与症状的严重程度呈现相关性[37,40]。

当低钠血症在 2~3 日内发生或血清钠的降低速度大于每小时 0.5mmol/L 时,可认为是急性的[37,59,60]。患者常常在血清钠浓度降低到 125mmol/L 时出现症状,早期主诉包括恶心、呕吐和精神萎靡[37,61]。当血清钠浓度降低到不足 120mmol/L,且降低速率大于 0.5mmol/L/h 时常常会出现严重症状:头痛、震颤、运动失调、谵妄、嗜睡和反应迟钝。随着血钠浓度降低到小于 110~115mmol/L,可引起惊厥和昏迷[37,61]。有时,严重脑水肿可致小脑幕疝,最终死亡。与男性相比,女性,尤其是绝经前女性,更易出现严重神经系统症状和不可逆神经系统损伤[62,63]。

与急性低钠血症相比,慢性低钠血症患者通常无症状[37,59]。即使出现症状,也一般是轻微和非特异性的,且发生时的血钠浓度通常比急性低钠血症患者出现症状时更低[37,59,61]。患者可能会出现厌食、恶心、呕吐、肌无力和痉挛,也可能会出现易怒、敌意、精神混乱及性格改变。在极低钠水平时可出现木僵,少见的惊厥也曾被报道过。

脑对低钠血症的适应

急性和慢性低钠血症出现的症状轻重与脑对低渗状态的适应程度相关。两个适应机制对减轻脑水肿有重要作用[37,40,64,65],首先,脑组织水分过多将增加脑间质的静水压,使水从脑间质间隙向脑脊液流动;第二,细胞内溶质被挤出细胞,将降低细胞内渗透压,转而增强水向细胞外的运动。最先被挤出细胞的溶质为钠离子和钾离子，随后的几个小时或几日流出的溶质为渗透性物质如肌醇、谷氨酰胺、谷氨酸盐和牛磺酸[64]。因此，当血钠浓度的降低速度比大脑渗透压调节程序的启动更快时，可发生严重而持久的神经系统损伤[37,40,64,65]。另外，当低钠血症发展进程超过2~3日时，除非血钠浓度显著降低，一般不会出现临床症状。

通常很难判断低钠血症是急性还是慢性。除非有明显的急性低钠血症的发病原因，一般假定患者的状况属于慢性[37,59,60,65]。快速的血钠浓度降低常常提示对肾排水功能超负荷或受损的患者使用了低渗性液体，包括：心因性烦渴[35,36]、术后低钠血症[62,63,66,67]、前列腺摘除术后综合征[39]和使用噻嗪类利尿药[41,42]、环磷酰胺注射剂[68]、催产素[69]和精氨酸加压素或其类似药物[57]。C.C.的症状发展进程超过了7日，符合慢性低钠血症。

低钠血症的纠正速率

案例27-7,问题4：C.C.的低钠血症应如何治疗？

应计算C.C.的水潴留程度以便估计达到目标钠浓度所需移除的水量

$$水潴留量 = TBW - TBW \left(\frac{钠的实测值}{钠的期望值} \right)$$

$$= 36L - 36L \left(\frac{110mmol/L}{120mmol/L} \right)$$

$$= 3.0L \qquad (公式 27-9)$$

其中 $TBW = 0.6L/kg \times 60kg = 36L$ （公式 27-10）

低钠血症的治疗目前尚有争议。重度低钠血症与高病残率和病死率相关，而治疗措施也可能导致并发症增加。纠正的速率被认为是并发症的主要原因[59~61,65,70~72]。

低钠血症状态下，大脑组织通过失去渗透性溶质以降低脑肿胀是需要时间的；相反，这些渗透性溶质的再积累速率也要与血钠浓度的提高同步，以避免脑脱水和脑损伤。低钠血症的快速纠正可导致一系列被称为渗透性脱髓鞘综合征（osmotic demyelination syndrome, ODS）的神经系统问题[71,72]。临床症状常为迟发性，在治疗开始后1日到数日出现。神经症状包括：轻者出现短暂行为改变、惊厥、无动性缄默症，重者可出现桥脑功能失调（假性延髓麻痹，四肢麻痹和昏迷）。对某些病人来说，损伤是不可逆的，致死病例中可发现脑桥中央髓鞘溶解。严重低钠血症持续两日以上的患者和低钠血症纠正速率在任意24小时内超过12mmol/L的患者发生ODS的风险最高[65,71,72]。与快速纠正低钠血症相关ODS患者90%有低钾血症，怀疑是发生ODS的易患因素[72]。由于ODS的病因学并不明确，因此在纠正严重低钠血症之前先纠正低钾血症可能会使患者受益[72]。

回顾性分析显示，在治疗急性低钠血症开始阶段以1mmol/L/小时的纠正速率是安全的，直到血清钠浓度达到120mmol/L。而后，纠正速率应被降低到小于或等于每小时0.5mmol/L，这样在首个24小时内钠浓度的增加才不会超过12mmol/L[59,73]。重度慢性低钠血症宜采用缓慢纠正治疗。对严重低钠血症患者，平均血钠纠正速率低于每小时0.55mmol/L，或24小时内血钠增加量低于12mmol/L，或48小时内低于18mmol/L时，不会出现神经系统并发症[73]。

对C.C.，血钠浓度纠正应使用高渗盐水补钠和呋塞米利尿，以约每小时0.5mmol/L的纠正速率增加到约120mmol/L。由于计算水潴留的公式没有考虑到非显性损失，而非显性损失可增加钠的纠正速率，故应严密监测血钠浓度。

对C.C.来说，因为其盐排泄正常（尿钠，60mmol/L），故使用正常生理盐水是没有效果的。C.C.的钠缺乏量计算如下：

$$(0.6L/kg)(60kg)(120-110mmol/L) = 360mmol$$

$$（公式 27-11）$$

1L的3%氯化钠溶液包含513mmol钠，所以大约700ml 3%盐溶液（含约360mmol钠）可纠正钠缺乏。由于推荐的血钠浓度纠正速率是每小时0.5mmol/L，所以欲使血钠浓度升高10mmol/L（从110到120mmol/L），最少需要20个小时。为达到安全补充血钠浓度的目的，钠补充量应由补充速率（每小时0.5mmol/L）乘以TBW（36L，公式27-10）来计算，即18mmol/h。每毫升3%生理盐水包含了0.513mmol钠，其最大输注速率为35ml/h（18mmol/h）/（0.513mmol/ml）。因此，30ml/h为安全纠正C.C.钠缺乏的输注速率。

因为水潴留和钠缺乏的计算值仅仅是近似值，所以必须严密监测患者的血浆渗透压、血清钠浓度和临床反应。尿液损失可用3%氯化钠和适当数量的钾来补充。

抗利尿激素异常分泌综合征的长期管理

案例27-7,问题5：如何长期治疗C.C.的SIADH？

如果能够控制基础疾病，SIADH常常可在短时期内消除。然而，像C.C.一样的慢性SIADH患者，严格限制水的摄入以形成一个负向水平衡是治疗SIADH的基础，并应首先尝试[37,40]。总的来说，不仅仅是水，所有液体都应该被列入限制摄入范围内，而盐的摄入不应降低，否则会发生溶质缺乏。液体限制的程度取决于尿量、非显性水损失量和尿渗透压。由于溶质排泄量是一定的，高尿渗透压的患者（更多的水被保留）所产生的尿量比低尿渗透压患者（更少的水被保留）更少。因此，对高尿渗透压的患者来说，应更加严格地限制水摄入。通常需要限制液体摄入数日时间，才能观察到血浆渗透压的显著升高。

当液体限制不能逆转低渗状态及患者不能或不愿意依从严格的液体限制时，可以使用对抗ADH作用的药物[37,40]，包括袢利尿药[74,75]、地美环素[76]和锂剂[77]。呋塞米（20~40mg/d）可通过抑制肾浓缩功能而降低尿渗透压[74]。地美环素和锂剂直接削弱集合管对ADH的应答，诱导肾性尿崩症[76,77]。一般地美环素（300~600mg，每日2次）比锂更易耐受，其对水排泄的作用会延迟数日，停药后也需经相近的时间才会停止作用。有报告称地美环素对肝硬化患者有肾毒性[78]。有限的数据显示，苯妥英钠可能抑制ADH的分泌，但其效果存疑[79]。尿素可通过增加无溶质水的排泄并降低尿钠排泄而纠正低渗透压[80]，短期和长期使用30~60g/d的剂量均有疗效，可降低对患者液体限制的要求[81]。临床上可获得尿素的静脉注射剂型，而口服时，可用30g尿素结晶溶解于10ml铝镁抗酸剂和100ml水中，亦可添加橘子汁或其他气味浓郁的液体以改善口感。

血管加压素受体拮抗剂

非肽类血管加压素受体拮抗剂（nonpeptide vasopressin receptor antagonists, VRAs），被称为"vaptans"或"促水排泄药"，包括一系列治疗低钠血症药物。精氨酸加压素（arginine vasopressin, AVP），是一种神经肽激素，对维持血浆渗透压、循环系统和钠平衡发挥着重要作用[82,83]。AVP通过活化V1A、V1B和V2受体而分别产生血管收缩[84,85]、促肾上腺皮质激素释放[86]和抑制水排泄的作用[87]。V2受体位于肾集合管上，介导AVP的抗利尿效应。拮抗V2受体可促排水，此过程是肾脏的一种独特的无溶质的、无电解质（钠和钾）的水排泄过程。SIADH、肝硬化和心衰患者的血液中AVP水平升高，因此VRA有益于患有以上疾病的低钠血症患者。

考尼伐坦是一个混合型V1A和V2受体拮抗剂，它是首个被美国食品药品管理局（US Food and Drug Administration, FDA）批准用于治疗临床上正常血容量和高血容量性低钠血症的VRA类药品[88]。随机、双盲、安慰剂对照临床试验证实了它在由SIADH、心衰引起的正常血容量或高血容量低钠血症患者中升高血钠浓度的有效性[88,89]。给药途径为静脉注射，且仅限短期（4日）用于住院病人。治疗时，必须严密监测血钠浓度，以防止过快纠正低钠血症而引起的桥脑中央髓鞘溶解。因为考尼伐坦是细胞色素P-4503A4（CYP3A4）酶的抑制剂，所以可能会与通过CYP3A4代谢的药物发生相互作用[82]。另外，由于有机溶剂聚丙二醇，患者在使用考尼伐坦时可能会出现注射部位不良反应。

托伐普坦，为选择性VRA口服制剂，于2009年被FDA批准用于心力衰竭、肝硬化和SIADH引起的高血容量或正常血容量性低钠血症。由于其选择性作用于V2受体，托伐普坦增加尿自由水的排泄，血压降低作用更少，因此更适合用于血压较低或正常的患者，如心衰或肝硬化患者。托伐普坦可明显升高SIADH患者、慢性心力衰竭患者和肝硬化患者的血钠浓度、纠正低钠血症[90]。另外，在慢性心衰患者中的广泛研究已证实托伐普坦可改善症状和体征，如减轻水肿、降低体重及纠正血钠浓度[91,92]。然而，托伐普坦在心衰领域的应用未能降低长期心血管死亡率和心衰住院率[93]。最新研究显示，托伐普坦对于常染色体显性的多囊肾病患者有潜在的益处[94,95]。然而，一些患者被发现有肝脏损害，故FDA发布了安全警告，限制托伐普坦的应用不得超过30日，且删除了对肝硬化病人的适应症[96]。该药也不能用于有潜在肝脏疾病的患者。

利希普坦和沙他伐坦是正在研发中的另外两个V2受体选择性VRAs。与托伐普坦类似，也是口服制剂，用于需要长期治疗或倾向于口服治疗的患者。利希普坦在伴低钠血症的心衰，肝硬化和SIADH患者的研究结果显示，其对于门诊和住院病人都有显著的增加排水和升高血钠浓度的

作用[97~101]。但该药尚未获得FDA批准。

VRAs的常见不良反应包括口渴、口干、多尿和血压下降。促排水药通过升高血浆渗透压和增加尿量而产生口渴感，也有直立性低血压的报道[83,102]，因此这些制剂禁用于低血容量性低钠血症患者。使用VRAs，尤其是与液体限制联合治疗时，存在过度纠正低钠血症引起渗透性脱髓鞘导致神经系统并发症的风险。因此这些药物应该在住院患者使用，起始剂量尽可能低，严密监测血钠浓度和血容量状态，缓慢滴定至目标剂量。另外，VRAs是CYP3A4酶的底物和抑制剂，因此，当与中度或强CYP3A4诱导剂或抑制剂联用时，可能会出现明显的药物相互作用。

VRAs应用于伴有轻度到中度神经系统症状的低钠血症患者。其不仅可以使患者短期或长期维持正常的血钠浓度，还可以降低或消除患者对液体限制的需求[90,103]。已有研究显示了VRA纠正正常血容量或高血容量性低钠血症的疗效，然而，它们长期应用的安全性和对降低致病率和致死率的潜在获益还有待评估。此外，这类制剂的高额费用也是限制临床常规应用的主要障碍。

高钠血症

可能会出现高钠血症的情况有：①体内总钠量正常而有单纯的水丢失；②体内总钠量偏低而伴有低渗性液体丢失；③单纯盐摄取导致体内总钠量高[104]。因此评估高钠血症时应如同低钠血症一样，首先评估细胞外液的容量状态。

单纯水丢失可能来自肾脏保水能力丧失（如尿崩症）和经呼吸道或皮肤的肾外水丢失[105]。通常，单纯水丢失不会导致高钠血症，除非口渴中枢受损或自由水的获取受限[104]。

导致肾性低渗液体丢失的原因有：渗透性利尿、使用袢利尿药、梗阻后利尿或内源性肾病。肾外性的低渗液体丢失多见于腹泻、呕吐、烧伤和过量出汗。

单纯的钠摄取可由以下因素引发：流产时使用高渗盐水、心肺复苏时使用碳酸氢钠、婴儿的高渗喂养，以及较罕见的盐皮质激素过量。

高钠血症的治疗包括纠正引起高渗透压状态的的原发疾病、水缺乏的补充和给予足量水以平衡正在发生的水丢失。单纯水缺乏可用以下方法估计：

$$水缺乏 = TBW\left(\frac{血钠观测值}{血钠期望值}\right) - TBW$$
$$= TBW\left(\frac{血钠观测值}{血钠期望值} - 1\right) \quad （公式27-12）$$

其中血钠浓度期望值通常为140mmol/L。

高钠血症的纠正速率取决于症状的严重程度和高渗透压的程度。纠正太快会导致突发性的脑水肿、惊厥和不可逆的神经系统损伤，并可危及生命。对于无症状的患者，纠正速率不应使血钠浓度的变化超过约0.5mmol/L/小时。经验法则是，使用低渗溶液在12~24小时内补充计算得到的水缺乏量的一半。任何正在发生的水丢失，包括非显性丢失，也应在密切监测神经系统状态的前提下予以补充。剩下的水缺乏量可以在接下来的24~48小时内补充完全。伴随的溶质缺乏和持续发生的溶质丢失也应适当补充。如

果高钠血症仅由单纯水丢失造成,可用5%的葡萄糖溶液补充。如果伴有钠缺乏,可用1/2或1/4张力的生理盐水来补充。对于伴有低血压或休克的患者,应在完成血浆渗透压纠正前,用生理盐水或胶体液补充动脉有效循环血量。

利尿药的临床应用

利尿剂可降低钠离子和氯离子在肾小管的重吸收,从而增加排尿量。通过渗透性利尿或抑制肾小管转运可增加溶质和水的排泄。利尿剂可根据其抑制肾小管钠重吸收的部位来分类(参见第9章和第28章)。

袢利尿药

袢利尿药(如呋塞米、布美他尼、托拉塞米和依他尼酸)是最强效的利尿剂。因其可抑制高达20%~25%的滤过钠负荷量的重吸收,它们也被称为强效利尿剂。袢利尿药作用于髓质和皮质部的髓袢升支粗段,抑制管腔膜上$Na^+/K^+/2Cl^-$载体介导的钠离子和氯离子的转运。钙离子和镁离子的重吸收因氯化钠转运量的降低而减少。袢利尿药还具有血管舒张作用,这也有利于其利尿效果。

噻嗪类利尿药

噻嗪类利尿药是一系列结构相似、作用机制相同的化合物。一些其他的磺胺类利尿剂,如氯噻酮、吲达帕胺和美托拉宗,虽然化学结构不同,但利尿效果与噻嗪类药物类似。这些利尿剂的主要作用靶点位于远曲小管的近端部位,通过竞争转运蛋白上的氯离子位点,阻断Na^+/Cl^-协同转运蛋白介导的钠离子重吸收。其中的一些药物,如氯噻嗪,也可以减少近曲小管钠离子的转运,但由于在近曲小管未被重吸收的钠离子将在髓袢部位被继续重吸收,所以这一效应的净利尿作用可以忽略不计。噻嗪类利尿药可通过直接作用于远端小管的近端部位而增加钙离子的重吸收,因此这些药物可用于降低肾结石患者的尿钙浓度。相反的,噻嗪类药物可增加镁离子的排泄量,可能会导致低镁血症。

保钾利尿剂

螺内酯、氨苯蝶啶和阿米洛利

螺内酯、氨苯蝶啶和阿米洛利是保钾利尿药,它们可以在皮质的集合管通过不同机制抑制钠重吸收。螺内酯是位于肾小管远端部分的醛固酮受体位点竞争性拮抗剂,尤其对继发于肾灌注量降低的高醛固酮血症特别适合。高醛固酮血症患者可通过尿电解质筛查鉴别,表现为高尿钾、低尿钠或尿钠缺失。作为醛固酮受体拮抗剂,螺内酯可抑制钠的重吸收,降低钾离子和氢离子的排泄。高醛固酮血症的患者用它诱导尿钠排泄时,剂量可能需要高达200~400mg/d。

与螺内酯不同,氨苯蝶啶和阿米洛利不受醛固酮活性的影响,可直接作用于远端肾小管细胞的钠离子和钾离子转运过程,减少钠离子穿越管腔膜。氨苯蝶啶和阿米洛利比螺内酯起效更快。

螺内酯起效时间往往会在服药后延迟2~3日,并于数日后才达到最大利尿效果。疗效延迟的一部分原因是药物需在体内产生活性代谢产物坎利酮,后者贡献了约70%的螺内酯抗盐皮质激素活性。坎利酮在正常受试者中的消除半衰期为13.5~24小时,慢性肝病(59小时,范围:32~105小时)或心衰患者(37小时,范围:19~48小时)[106]半衰期会延长。尽管坎利酮在这些患者中的消除半衰期延长,但是他们血浆坎利酮的浓度与正常受试者无显著性差异,这是因为坎利酮的检测方法是非特异性的,同时检测有活性和无活性的代谢产物[107,108]。

氨苯蝶啶在胃肠道中不完全吸收,药物的半衰期仅有1.5~2.5小时,因快速且大量的肝内代谢而导致体内总清除率很高。原形药物和代谢产物均可通过胆汁和肾排泄。与螺内酯一样,氨苯蝶啶在肝硬化患者中的肝脏代谢会被改变[109]。氨苯蝶啶在用药后2~3小时开始出现利尿效果,维持时间可长达12~16小时。

阿米洛利不经肝脏代谢,近50%的阿米洛利从尿中以原形排泄,剩下的未吸收的药物经胆汁或粪便排泄。血清阿米洛利浓度在口服3小时后达到峰值,半衰期为6小时。尽管一般的治疗剂量范围是2.5~10mg,但其排尿的增加范围要大得多。阿米洛利的起效时间为2小时,最大效应时间为4~6小时。药效的持续时间呈剂量依赖性,可维持10~24小时。阿米洛利不经肝脏代谢,肾功能不全的患者会出现药物蓄积。

通过保钾利尿药的作用最多能够排泄出肾小球滤过钠量的1%~2%。因此,与噻嗪类和袢利尿药相比,它们排泄钠的作用相对有限。这些制剂常与噻嗪类及袢利尿药合用以减少钾丢失。肝硬化和肝腹水患者可能会有更高的醛固酮水平,因此使用螺内酯更为适宜。

乙酰唑胺

乙酰唑胺可抑制碳酸酐酶,后者可调节近曲小管钠离子、碳酸氢根离子和氯离子分泌。此药可增加碳酸氢根离子的分泌从而升高尿液的pH。与保钾利尿药类似,乙酰唑胺的净利尿和促尿钠排泄的效果有限,这是因为药物作用位点在近端,没有被重吸收的钠离子将在接下来于髓袢和远曲小管被重吸收。另外,使用乙酰唑胺可能会出现代谢性酸中毒,可减弱其利尿作用。

渗透性利尿药

渗透性利尿药是不能在肾小管重吸收的溶质。它们主要作用于近曲小管,其在近曲小管产生的渗透压可阻止水和溶质的重吸收。与其他利尿剂不同,它们导致水的丢失量大于钠离子和钾离子。甘露醇用于缺血性急性肾衰竭少尿期的早期治疗,以增加排尿量。尿素是另一种渗透性利尿剂,与甘露醇一样可致细胞内脱水而用于降低颅内压。

利尿治疗的并发症

体液、电解质和酸碱平衡的紊乱是利尿剂治疗时的常见副作用。这些副作用,包括低钾血症,将在第14章、第19章和第45章中详细介绍。另外两个并发症,低钠血症和代谢性碱中毒和酸中毒,因为与液体平衡的关系密切,将在本章接下来的部分进行讨论。

低钠血症

噻嗪类药物因抑制钠和水在肾小管中的重吸收而诱导利尿。因为钠和水均流失，故过度利尿本身不会导致低钠血症。容量不足诱导的 ADH 活性升高使自由水重吸收过多，稀释血浆钠，进而导致低钠血症。大剂量利尿剂的使用、过量饮水和重度钠限制摄入都会加重低钠血症。老年患者对利尿剂诱导的这一并发症尤其敏感，这是由年龄相关的肾单位损害及钠钾交换功能障碍引起。

代谢性碱中毒和酸中毒

代谢性碱中毒经常与使用利尿剂所导致的低血钾症伴随发生。利尿剂诱导的细胞外液容量减小将刺激醛固酮的分泌，后者促进肾小管对钠的吸收并加速氢离子的排出。氢离子排入尿液而造成的净流失引起代谢性碱中毒。总的来讲，降低利尿药的剂量可以恢复酸碱平衡。

乙酰唑胺抑制碳酸酐酶的作用，促进碳酸氢钠的尿排泄，因此导致代谢性酸中毒。螺内酯、阿米洛利和氨苯蝶啶通过减少钾离子和氢离子在肾小管的分泌可导致高氯性代谢性酸中毒。肾功能不全患者、服用钾补充剂或血管紧张素转化酶抑制剂（可减少醛固酮分泌）的患者，发生高钾血症和代谢性酸中毒的风险较高。

钾

体内平衡

人体内储存的总钾量大约为 $45\sim55$ mmol/kg，并因年龄、性别和肌肉量不同而不同。体内钾量低的情况见于老年人、妇女和肌肉脂肪比较低的个体。钾不均匀地分散在细胞内和细胞外空间，98%的钾存在于细胞内，以肌肉为主，只有2%位于细胞外[34,110,]。钾不成比例地分布于细胞内的状态由 Na^+/K^+ ATP 酶泵维持，后者将钠离子转运出细胞而使钾离子进入细胞[110~113]。细胞内外的钾离子浓度比值决定了细胞膜的静息电位，当此比值增大时，细胞膜会发生超极化，比值减小时，细胞去极化，两种情况均将损害动作电位的发生。

血钾浓度维持在 $3.5\sim5.0$ mmol/L 的狭窄范围。尽管血钾浓度会受到体内总钾量的影响，然而体内总钾量的过量或缺乏不能仅以血浆钾浓度来准确估计。事实上，血浆钾浓度正常不能表示体内总钾量正常，因为有很多因素可影响血浆钾浓度而与机体总体钾量无关[111]。

钾通过肾内和肾外两种途径保持体内动态平衡。肾内途径使肾排泄钾与食物摄取的钾相匹配，从而调节体内总钾量（外部平衡）[114]，而肾外途径则调节钾的跨膜分布（内部平衡）[111,112]。

正常每日摄取钾量的范围为 $50\sim100$ mmol。摄取的钾中，约90%通过肾脏排泄，10%通过胃肠道排泄[114]。钾可自由地经肾小球滤过然后被重吸收。当滤过液到达远曲小管时，90%以上的滤出钾都已被重吸收。钾的排泄量取决于在皮质集合管主细胞上的远曲小管钾分泌量，这一过程

受到醛固酮的影响。高钾血症、钾负荷量增加和 AT_2 都可以刺激醛固酮的分泌[111]。

影响肾钾分泌的因素包括肾小管液体流量、肾单位远端部分的钠转运量、难吸收的增加管腔负电性的阴离子的存在、酸碱状态和醛固酮活性[114]。高钾血时钾的排泄增多，低血钾时排泄减少。急性钾负荷的排泄是一个缓慢的过程，在 $4\sim6$ 小时内只有负荷量的一半被排泄。如果没有调节细胞内外钾分布的肾外过程，就会发生致命性高钾血症[111]。

可从细胞内泵出钠而泵入钾的 Na^+/K^+ ATP 酶泵，是维持内部钾平衡的关键[114]。多种激素可调节 Na^+/K^+ ATP 酶泵的活性：胰岛素、儿茶酚胺和醛固酮。胰岛素是最重要的调节激素，它通过刺激 Na^+/K^+ ATP 酶增强肌肉、肝脏和脂肪组织对钾的摄取[115]。事实上，基础的胰岛素分泌对钾的体内平衡是必不可少的[111]。β_2-肾上腺素受体激动剂通过环磷酸腺苷活化 Na^+/K^+ ATP 酶泵，导致低钾血症，而 α-肾上腺素受体激活剂可增加肝脏的钾释放导致高钾血症[116]。肾上腺素同时具有 α 激动剂和 β 激动剂的活性，可导致短暂的血钾升高（α-激动作用），继之伴随持久的血钾降低（β-激动作用）[116,117]。醛固酮不仅可以促进尿钾排泄和增加结肠分泌钾的作用，还可刺激 Na^+/K^+ ATP 酶。

其他可影响钾跨细胞膜分布的因素包括全身 pH、血浆渗透压和锻炼[111,113]。酸碱平衡对钾分布的影响不易准确预测，它取决于基础疾病的性质和影响。酸碱平衡紊乱对肾钾排泄的影响使血钾浓度和 pH 的关系更加复杂[111,118]。在急性无机酸中毒时，pH 每降低 0.1 单位，血钾浓度增加 $0.2\sim1.7$ mmol/L。然而，慢性无机酸代谢性酸中毒却常与低血钾症同时发生，这是因为近端（1 型）和远端（2 型）的肾小管酸中毒都会导致尿钾流失[111,118]。相反，有机酸中毒通常对钾分布没有影响[119]。

但是，有机酸中毒的其他相关因素可能会影响细胞钾分布[118]。例如，糖尿病酮症酸中毒的高血糖症可增加血钾浓度，这是由于葡萄糖的高渗透性作用而引起的[120]。高渗透压导致细胞缩水，增加细胞内、外液的钾离子梯度，更利于钾的外流。急性代谢性酸中毒仅仅轻度降低血钾浓度：pH 每增加 0.1 单位，血钾将降低 0.3mmol/L[111,118]。像慢性代谢性酸中毒一样，慢性代谢性碱中毒导致显著的肾钾消耗，出现低血钾症。呼吸性的酸碱平衡紊乱引起的血钾浓度变化常不如代谢性酸碱平衡紊乱显著[118]。锻炼常可使血钾浓度升高，升高的程度因锻炼的强度不同而异[121]。

低血钾症

病因学

案例 27-8

问题 1：J. P.，女性，60 岁，因诉萎靡不振、全身乏力、恶心和呕吐 3 日入急诊科治疗。病史显示其有高血压20 年。正在进行的治疗有氢氯噻嗪 25mg/d，硝苯地平控释片 30mg/d。但过去几日 J. P. 因呕吐未能服药。患者否认近期有腹泻或服用过泻剂。坐位血压为 130/70mm Hg，

脉搏 80 次/min,而站立位血压 120/70mmHg,脉搏 95 次/min。体格检查示老年女性,消瘦,皮肤弹性差,黏膜干燥、颈静脉平坦。心电图(ECG)显示 T 波平坦。实验室检查结果如下:

血清 Na:138mmol/L

K:2.1mmol/L

Cl:100mmol/L

碳酸氢盐:32mmol/L

BUN,30mg/dl

SCr:1.2mg/dl

葡萄糖:100mg/dl

ABG 显示室内空气中:pH,7.5;PCO_2,45mmHg;PO_2,70mmHg。尿电解质:钠,30mmol/L;钾,60mmol/L;氯,不足 15mmol/L。患者的临床表现与肠胃炎相似。J.P. 的低钾血症是由什么导致的?

在评价低钾血症时,应确定低钾血症的原因是钾的摄入过少、细胞内摄取过多还是经肾、胃肠道、皮肤的过量钾流失[34,122]。钾缺乏相关的病史和体格检查、服药史(包括非处方药)、血压、血容量和酸碱状态有助于提供低钾血症可能病因的线索[34,122]。

因为 J.P. 几日未能进食,故进食减少可能是其低钾血症的原因之一。然而,因为大多数食物中富含钾,所以除非有持续的肾内和肾外钾丢失,或钾摄入被严格限制到低于 10~15mmol/d[122],否则食物摄取不足很少成为低血钾症的唯一诱因。碱中毒[122]、胰岛素治疗[111]、高渗溶液治疗、周期性麻痹[123]、$β_2$ 受体激动剂[124]、钡中毒[125]以及用维生素 B_{12} 治疗巨红细胞贫血症[126]时都可引起细胞对钾摄取增多(表 27-2)。尽管低血钾的程度与血 pH 升高之间的关系变化很大[118],J.P. 的代谢性碱中毒可能增强细胞的钾摄取。然而,钾的跨细胞转移不会导致体内总钾量的流失。

表 27-2

常见的诱发低钾血症的药物

药物	机制	易患因素
乙酰唑胺	经肾失钾显著增加	短期应用作用最明显
两性霉素	经肾失钾(肾小管酸中毒)	同时应用哌拉西林、替卡西林
$β_2$ 受体激动剂	钾向细胞内转移	—
顺铂	肾小管损伤继发的肾钾丢失	可能与剂量相关,但单次 $50mg/m^2$ 的剂量即可引发
皮质类固醇	经肾失钾。在远曲小管和集合管增加钠的重吸收而排出钾和氢离子	超过生理剂量的合并中到高度盐皮质激素活性的药物(如泼尼松和氢化可的松)
胰岛素和葡萄糖	细胞内钾的转移	使用胰岛素治疗糖尿病酮症酸中毒时一个可预知的效应。可联合使用以治疗高钾血症
青霉素类(哌拉西林、替卡西林)	高钠负荷和不可吸收的阴离子增加钾的丢失	应用羧苄西林时更常见,新型青霉素类目前应用剂量较低,较少导致低钾血症
噻嗪类利尿剂和襻利尿剂	经肾失钾。远端肾小管钠浓度增加,导致钠钾交换增多	具有高醛固酮血症的患者(如肝硬化、心力衰竭)易发生;可能与药物剂量相关

胃肠道是钾丢失的一个重要部位,尤其是通过呕吐和腹泻。因为胃液中钾含量(5~10mmol/L)比肠液(高达 90mmol/L)少得多[122],所以需要损失很大体积的胃液才能造成钾的显著缺乏。尽管呕吐可以导致钾缺乏,但相比于肾钾流失常是次要的,尤其是最初的 24~48 小时内[127]。胃液中氢离子的丢失导致血中碳酸氢根离子浓度升高。作为不可吸收的阴离子,碳酸氢根离子数量的增加将导致转运到远端肾单位的水增加,并增强钠的重吸收和钾的分泌,引起低钾血症。但这种钾丢失是暂时的,因为近端肾单位增多的钠离子和碳酸氢根离子重吸收将减少碳酸氢根离子向远端部位的转运,所以通常在 48~72 小时之内,钾的分泌就会降低。随后的钾丢失则主要由胃液丢失所致。

因为 J.P. 无腹泻症状,故可排除源于肠道的钾丢失。

汗液中的钾浓度不足 10mmol/L,因此通过皮肤造成的钾丢失也是不太可能的。因此,导致实质性的钾丢失需要极大量出汗(如在炎热、潮湿的环境中进行高强度锻炼)或重度烧伤。

J.P. 尿钾浓度的异常增高说明肾脏流失是钾丢失的主要因素[34,122]。尿钾浓度是区分不同低血钾综合征的理想指标。尿钾排泄不足 20mmol/d 时提示存在钾流失的肾外途径。但肾钾排泄也不应被排除,除非低尿钾排泄与至少 100mmol/d 的钠摄取同时发生,这是因为低钠饮食可降低肾的钾排泄[34]。对 J.P. 来说,代谢性碱中毒和血容量不足将促进肾的钾消耗[34,122]。大量碳酸氢钠的远端转运和醛固酮活性增高(由血容量不足引起),可增强钾排泄并严重削弱肾保留钾的能力。而 J.P. 直到入院前 3 日才停用的氢氯噻嗪,也可通过降低血容量、低氯代谢性碱中毒和肾钾消耗诱发低钾血症。但利尿可能不是 J.P. 低钾血症产生的原因,因为她已经停止了相关药物治疗,低尿氯浓度印证了这一点[15]。以正常血压、低血钾、低氯代谢性碱中毒和肾钾丢失为表现的巴特综合征(Bartter syndrome),主要特征是钠离子和氯离子重吸收作用减弱。J.P. 的低尿氯浓度排除了巴特综合征的可能。可造成低钾血症的其他原因见表 27-2。

无症状低钾血症患者,如果未找到明显的钾缺乏或跨细胞膜重分布原因,则应在继续精确评估前排除假性低钾血症[102]。白细胞计数在 100 000~250 000 个/μl 的白血病患者可出现假性低钾血症[128],这是因为血样品在室温下放置时,血浆中大量的白细胞可摄取钾离子。

临床表现

案例 27-8,问题 2: 对于 J.P.,低钾血症明显的临床症状是什么?

低钾血症的临床表现取决于钾缺乏的严重程度,是细胞膜极化作用变化的结果[122]。当血钾浓度为 3.0~3.5mmol/L 时患者通常是无症状的,但可能会出现精神萎靡、乏力、疲劳和肌肉疼痛。J.P. 的肌肉无力和 ECG 变化分别反映了低钾血症的肌肉和心脏表现[129,130]。

钾缺乏可导致心肌细胞超极化和不应期延长。当血清钾浓度降低到 3mmol/L 以下时,ECG 可见 T 波平坦、ST 段降低和突出的 U 波[130]。

轻度的低钾血症(钾浓度在 3.0~3.5mmol/L)对有冠状动脉基础疾病的患者可能是致心律失常性的。室性心律失常的发生率随低钾血症的严重程度而增加。没有基础心脏疾病的患者,在做运动时,尤其是运动前钾离子浓度小于 3.5mmol/L 时也有可能出现这些心脏方面的问题,因为运动时 β_2 肾上腺素受体介导的细胞对钾的摄取增加,可使血钾浓度降低到不足 3.0mmol/L[122]。钾缺乏也可升高血压[123],但可随着钾的补充而降低[131]。

当血钾浓度不足 2.5~3.0mmol/L 时,会出现肌肉无

力、痉挛、全身乏力、疲劳、不宁腿综合征和感觉异常,这可能是因为钾离子是骨骼肌血管舒张所必需的。此外,严重的钾缺乏(<2.5mmol/L)可导致血肌酸磷酸激酶、醛缩酶和天冬氨酸氨基转移酶的水平升高。当血钾浓度降低到 2.0mmol/L 以下时,可出现横纹肌溶解[122,129]。

慢性钾缺乏可改变肾的功能和结构,表现为肾小球滤过率和肾灌注降低、肾小管钠处理紊乱、伴多饮症的尿浓缩能力受损及 ADH 抵抗性肾性尿崩症[106,115]。慢性缺钾可导致可逆性生理学变化包括肾肥大和近曲小管上皮细胞囊泡。有报道称长期钾缺乏会伴有间质性瘢痕和肾小管萎缩[122]。

低钾血症和钾缺乏的其他影响包括胰岛素分泌减少造成的碳水化合物不耐受[132]、代谢性碱中毒和肾的生氨作用增强,后者可参与对肝性脑病的发展[133]。

治疗

案例 27-8,问题 3: 应如何治疗 J.P. 的低钾血症?

应纠正 J.P. 持续的呕吐,补充液体和电解质(钠离子、钾离子和氯离子)以纠正容量不足、低钾血症和低氯性代谢性碱中毒。继续停用氢氯噻嗪。

应确定钾缺乏的量和持续的钾丢失速率以指导治疗。据估计,血钾浓度从 4mmol/L 到 3mmol/L,降低 1mmol/L 时代表身体总钾量约缺乏 200mmol。当血钾降低至不足 3mmol/L 时,血浆浓度每降低 1mmol/L,体内总缺乏量增加 200~400mmol。另有数据提出了更高的钾流失程度即血钾浓度每降低 0.27mmol/L 代表 100mmol 钾的缺乏[110]。钾的跨细胞膜重分布可能会显著改变其血清浓度和体内总缺乏量的关系[122]。因此,钾的补充应密切监测血清浓度作为指导,并应分析 J.P. 尿中的钾量以评估继续补充治疗的需求量。

钾剂治疗的方案取决于低钾血症的急性程度和严重程度[134],但通常倾向于口服途径的补充。非口服治疗通常用于无法耐受高剂量口服钾补充剂的患者及重度或症状性低钾血症患者。J.P. 的钾缺乏量估计为 300~500mmol,但是由于她仅有中等程度症状,不具有过于积极治疗的指征。可在她的静脉注射液中加入浓度为 40mmol/L 的氯化钾,并以不超过 10mmol/小时的速度滴注。对于危及生命的患者、低钾血症导致心律失常的患者或血钾浓度低于 2.0mmol/L 的患者,可应用浓度更高的钾离子溶液(60mmol/L),以不超过 40mmol/小时的速率滴注治疗。浓度太高或滴注太快,可导致外周静脉的静脉炎和心律失常,尤其是通过中心静脉给药时。钾离子浓度应每 4 小时监测一次,如果有严重钾缺乏或滴注速度较快时,应实施更高的监测频率[135]。必须监测 ECG,以及时发现因过度纠正导致危及生命的高钾血症。

胃肠外钾剂可以氯化盐、醋酸盐或磷酸盐的形式给药。对于合并低氯代谢性碱中毒的 J.P. 而言,使用氯化盐更为合适。醋酸盐制剂可用于合并代谢性酸中毒的患者。磷酸钾在患者伴有低磷酸血症时使用。在后者的治疗中应监测

血清钙浓度,因为可能会继发低钙血症。应避免使用葡萄糖作为载液,因为葡萄糖诱导的胰岛素分泌可增加细胞内的钾摄取[136]。

一旦 J.P. 的血钾水平恢复正常并能口服药物时,可开始给予口服氯化钾(见第 9 章和第 14 章)。

高钾血症

病因学

案例 27-9

问题 1：A.B.,25 岁,女性,因 1 型糖尿病和高血压返院随访。她的血压为 170/90mmHg,心率 80 次/min,体格检查显示足部水肿 2+。实验室检查数据如下：

血清 Na:135mmol/L

K:5.8mmol/L

Cl:108mmol/L

总 CO_2:20mmol/L

BUN:28mg/dl

肌酐:2mg/dl

葡萄糖:200mg/dl

正在进行的治疗措施包括口服卡托普利 25mg,每日 3 次;氢氯噻嗪 25mg/氨苯蝶啶 37.5mg 胶囊,每日 1 粒;人低精蛋白锌胰岛素 30 单位,每日清晨皮下注射;布洛芬 200mg,痛经时按需使用,偶尔会使用盐替代品。她高钾血症的发病原因是什么?

在进行检查以明确高钾血症病因之前,应复查血钾浓度以确认高钾血症的存在。同时应排除假性高钾血症的各种原因,包括重度白细胞增多症($>500\,000/\mu l$)[136]、血小板增多症($>750\,000/\mu l$)[137]或在血液采集时的溶血[138]。假性高钾血症是一种试管现象,当血液凝固时,钾从白细胞、血小板或红细胞释放而导致其发生。通过比较同一血样血清(凝固的)和血浆(未凝固的)的钾离子浓度,可以很容易判断这些异常:这两个值的差异不应超过 0.2~0.3mmol/L。采血时止血带捆扎不当,使患者手臂捆扎过紧,也可导致假性高钾血症[139]。

通过系统地评价可能的肾内和肾外钾平衡紊乱可明确高钾血症的病因。肾内钾平衡紊乱主要涉及钾离子从细胞内向细胞外空间的跨细胞膜外流,而肾外钾平衡紊乱涉及摄取增加,包括内源性钾负荷增加(如横纹肌溶解症[140]、肿瘤溶解综合征[141])、或清除减少。完整详细的病史对鉴别高钾血症是否由药物引起有重要作用[142~144](对高钾血症的更多信息也可见第 28 章)。

饮食方面,应确定 A.B. 是否增加了富钾食物、盐替代品或钾补充剂的摄入量。除非有肾的排泄功能受损,单是饮食摄入不会造成高钾血症。通常,肾小球滤过率应低于 10 到 15mmol/min,除非合并醛固酮减少症或远曲小管钾分泌缺乏[1]。A.B. 的肾功能不全为轻度,肌酐清除率估计为

40ml/min。

肾素和醛固酮水平较低的疾病可减少肾的钾分泌,常常表现为高钾血症和高氯性代谢性酸中毒。这些疾病包括糖尿病[145]、梗阻性尿路疾病、镰状细胞贫血病、狼疮性肾病和各种肾小管间质性疾病(如痛风性肾病和镇痛药物性肾病)。肾上腺机能不全患者由于盐皮质激素缺乏通常表现为高钾血症[146]。A.B. 因糖尿病控制不佳而导致高血糖症,可因渗透压升高,使富钾液体从细胞内间隙向细胞外间隙转移。血浆渗透压每升高 15~20mOsm/kg 可导致血钾浓度升高 0.8mmol/L[147]。糖尿病患者、盐皮质激素缺乏患者或晚期肾衰竭患者可引起低肾素型低醛固酮血症,对上述作用尤为敏感。

A.B. 也服用了几项可能会损伤肾排钾功能的药物。卡托普利通过降低 AT_2 而间接降低了醛固酮的分泌[148]。布洛芬抑制前列腺素生成的同时抑制了肾素和醛固酮的分泌[149]。其他可通过抑制肾素和醛固酮生成而导致高钾血症的药物有 AT_2 受体拮抗剂[150]、β 肾上腺素阻滞剂[151]、锂剂[152]、肝素[153,154]和喷他脒[155]。她所服用的利尿剂氨苯蝶啶可抑制肾小管钾分泌,具有相似作用的还有阿米洛利、螺内酯、大剂量甲氧苄啶[156,157]、环孢素[158]、他克莫司[159]和洋地黄制剂[160]。洋地黄通过抑制 Na^+/K^+ ATP 酶而减少肾小管的钾分泌并降低细胞的钾摄取。精氨酸[161]、琥珀酰胆碱[162]、β 受体阻滞剂、α 受体激动剂和高渗溶液也可通过抑制钾离子跨膜进入细胞内而引起高钾血症。

临床表现

案例 27-10

问题 1：V.C.,44 岁,女性,患有慢性肾衰竭,在门诊部进行常规血液透析时诉严重的肌肉无力。其主要指标有:血压,120/80mmHg;脉搏,90 次/min;呼吸频率,20 次/min;体温,36.7℃。实验室检查数据如下：

血清钾:8.9mmol/L

总 CO_2:15mmol/L

BUN:60mg/dl

肌酐:9mg/dl

葡萄糖:100mg/dl

心电图显示 PR 间期延长和 QRS 波群增宽。V.C. 主要的高钾血症临床表现有哪些?

高钾血症时,细胞内、外钾的比值减小。细胞膜静息膜电位负值减少,更接近于兴奋阈电位。当静息膜电位接近阈电位时,可使兴奋细胞无法产生动作电位,导致肌肉无力和弛缓性瘫痪。

高钾血症的心脏毒性是其病残率和死亡率的主要原因,其 ECG 的表现与血钾水平相平行。血钾超过 5.5~6mmol/L 时,ECG 可见高尖 T 波和 QT 间期缩短。当血钾浓度进一步升高时,QRS 波增宽,P 波波幅降低。当血钾达到

8mmol/L 时，P 波消失，QRS 波增宽并与 T 波融合，形成正弦波形。如果没有识别心电图的这种改变，也没有采取治疗措施，接下来就会发生室颤和心脏停搏。低钠、低钙、低镁均可降低阈电位，从而增加高钾血症的心脏毒性[140]。V.C. 的肌肉无力、疲乏、ECG 的表现、慢性肾衰的病史及血钾浓度都符合重度高钾血症。

治疗

> **案例 27-10，问题 2**：如何治疗 V.C. 的高钾血症？

伴有心电图改变的高钾血症需进行紧急治疗，可有 3 种治疗方法：①拮抗高血钾所致心脏毒性的药物；②促进钾由细胞外向细胞内转移的药物；③增加钾排出的药物。根据 V.C. 的重度心电图改变，应在 1~3 分钟内静脉给予 10% 的葡萄糖酸钙 10~20ml，钙可以提高心肌细胞的阈电位，使其负值减少并远离静息电位，从而对抗高钾血症所致的去极化效应。静脉注射后数分钟内起效，但持续时间较短，仅能维持 15~60 分钟。ECG 改变未消失以及消失后又重新出现者可于 5 分钟后重复上述剂量。然而，若第二次静脉注射后仍无效，再次注射是无益的。洋地黄中毒的高钾患者应用钙剂时需谨慎，因钙剂可增强地高辛的心脏毒性作用[140,163]。

由于血清钾的浓度不受钙的影响，应采取措施使钾由血浆转移至细胞内。有三种药物可供选用：胰岛素和葡萄糖、β₂ 受体激动剂以及碳酸氢钠。

胰岛素可以剂量依赖性方式将钾迅速转移至细胞内，当其浓度为基础水平的 20~40 倍以上时可达到最大效应。因此，输注葡萄糖后反应性的内源性胰岛素分泌是不够的，必须给予外源性胰岛素[111]。尽管高糖可加重高钾血症（尤其对糖尿病患者而言，细胞内的钾由于血浆渗透压增高可被转移至细胞外[164]），然而，葡萄糖仍常与胰岛素联用以防止低血糖的发生。可用 50ml 50% 的葡萄糖内加普通胰岛素 5~10U 静脉推注，之后用 10% 的葡萄糖以每小时 50ml 的速度持续静滴以防迟发低血糖的出现[111]。透析患者容易发生空腹高钾血症，可在 1 000ml 10% 的葡萄糖液中加 20U 胰岛素，以每小时 50ml 的速度静滴以防高钾血症的出现[165]。胰岛素与葡萄糖联用可通过直接刺激细胞对钾的摄取和增强 β 肾上腺素降钾作用来发挥降低血钾浓度效果。治疗后一般 15~30 分钟起效，并可维持 4~6 小时[165]。对既有高血钾又有高血糖的糖尿病患者，单纯胰岛素治疗是不够的。如果患者患有终末期肾病，胰岛素-葡萄糖溶液比碳酸氢钠在降低血钾浓度方面更有效[110,163,165]。

β₂ 受体激动剂，通过与 β₂ 肾上腺素能受体结合可活化腺苷酸环化酶，与胰岛素-葡萄糖联合疗法在降血钾方面有协同效应。单独应用沙丁胺醇雾化吸入时，降血钾的作用可能是不一致的[166]。虽然沙丁胺醇雾化吸入副作用较小，但可致心动过速，故冠心病患者需慎用[167]。尽管沙丁胺醇的静脉注射剂市面上较为少见，但其起效更快（30 分

钟相对 90 分钟）[168]。相比之下，雾化吸入比较易于使用且发生心动过速的几率较低，但常需多次给药才能达到足够的效果。如有必要，沙丁胺醇（20mg 溶于 4ml 盐水）可与胰岛素-葡萄糖溶液联用，以雾化形式给予，吸入时间为 10 分钟，以进一步降低血钾[169]。

尽管，碳酸氢钠长期被推荐用于高钾血症的急性治疗，但其真正的疗效尚值得怀疑[110,163]。常用剂量为 44~50mmol，在 5 分钟内缓慢注入，必要时可在 30 分钟后重复使用。此外，它也可以加入糖盐溶液中，配制为等渗碳酸氢钠注射液[170]。碳酸氢钠的降血钾作用变异性很大，且可延迟到 4 小时后才出现，曾有报道对维持性血透的患者无效。尽管碳酸氢盐在治疗急性高钾血症时并非一个可靠的选择，但其对于存在严重代谢性酸中毒（pH<7.20）[110]的患者可能是有益的。碳酸氢钠治疗潜在的并发症为容量负荷过重和代谢性碱中毒。

高钾血症的特效治疗是去除体内多余的钾。山梨醇-聚苯乙烯磺酸钠（SPS）是一种离子交换树脂，可以结合肠道的钾并促进其在肠道的排泄[171]。每克 SPS 可用 0.5~1.0mmol 的钠置换等量的钾，可口服给药或直肠给药，症状明显的高钾患者中更推荐使用后一途径，因为肠道钾交换主要发生在回肠和结肠。50g SPS-山梨醇可作为灌肠剂，保留至少 30~60 分钟，每 4~6 小时应用一次。对于非急性的钾移除，亦可将 50~60g SPS-山梨醇混悬液口服，必要时可重复给药。一般于用药后约 1~2 小时起效。此法主要的副作用是胃肠道不耐受，表现为腹泻、钠超载。虽然少见，但有致死性小肠坏死的报道[172]。尚不清楚小肠损伤是由 SPS 还是山梨醇引起，但 FDA 已经发布了针对肠功能受损患者使用 SPS 的安全警告[173]。

血液透析是去除高钾最有效的方法，疗效优于腹膜透析[174]。其降血钾的效应即刻起效，且可维持整个血液透析过程[163]，但排出的钾的量不尽相同[175]。用无糖透析液比用含 200mg/dl 葡萄糖的透析液可多清除 30% 的钾[176]。表 27-3 总结了高钾血症可选择的治疗方法。虽然 V.C. 正在接受长期维持性血液透析，然而高钾血症所导致的严重心脏副作用要求在准备透析期间迅速采取前述治疗措施。祥利尿剂虽然可增加尿钾的排泄，但在严重高钾血症时作用不大，尤其是对肾功能不全的患者。

目前，两种新型口服制剂，patiromer 和环硅酸锆钠正在研发过程中，它们均显示出显著的降低轻中度高钾血症病人血钾浓度的作用[177,178]。到目前为止的研究都是短期试验，且排除了重度高钾血症病人，故这些药物的长期获益及不良反应仍有待进一步评估。

在 V.C. 情况稳定后，她承认在过去的几日摄入了大量的水果。因为透析患者出现急、慢性高钾血症的常见原因就是对限钾饮食依从性不好，故 V.C. 应适当控制进食富含钾的食物。V.C. 应避免服用损害肾外排钾的药物。如 V.C. 仍存在慢性高钾血症，可使用 SPS 治疗，每周 3~4 次。如高钾同时伴代谢性酸中毒，需加用碱性制剂将血中的碳酸氢盐维持在 24mmol/L 左右。

表 27-3

高钾血症的治疗

药物	机制	剂量	注释
葡萄糖酸钙	逆转钾离子所致心脏毒性	10% 葡萄糖酸钙 10~20ml 静脉推注,时间 1~3 分钟。可重复一次	起效时间:1~3 分钟 持续:30~60 分钟
胰岛素和葡萄糖	细胞内钾的重分布	5~10U 常规胰岛素加入 50ml 50% 葡萄糖,然后每小时 50ml 输注	起效时间:15~30 分钟 持续:数小时 注意防止低血糖和低钾,该方法并不降低机体总钾量
β₂ 受体激动剂(如沙丁胺醇)	钾向细胞内重分布	口服剂:2mg 或 4mg tid 或 qid 吸入:20mg 加入 4ml 盐水雾化	起效时间:30~60 分钟 持续:2 小时
聚苯乙烯磺酸钠(SPS)	阳离子结合树脂,1gm 树脂结合钾 0.5~1mmol(钠钾交换)	口服:15~20g 加入 20~100ml 70% 山梨醇中 间隔 4~6 小时,推荐必要时按需使用 保留灌肠:50g 加入 50ml(70% 山梨醇和 150ml 水的溶液),保留 30 分钟后无盐溶液灌洗	起效时间:50g SPS 在 4~6 小时内可降低血钾 0.5~1mmol/L,注意防止钠超载(1g SPS 含 100mg 钠)
碳酸氢钠	细胞内钾的重分布	50mmol 静脉注射,时间 5 分钟;如有必要可重复	起效时间:不定,约 30 分钟,在合并酸中毒时更为有效,注意防止钠超载和高渗状态。对机体总钾量无影响
透析	清除体内的钾	—	该法可作为最后的治疗手段

高血糖患者无需用葡萄糖

钙

体内平衡

健康成年人体内大约有 1 400g 钙,99% 以上储存在骨骼中。血浆和细胞外液中钙量仅占体内总钙量的 0.1%,却在很多生理和代谢过程中起到关键作用。钙在维持神经组织的兴奋性和肌肉组织的收缩性方面极为重要。它可以调节内、外分泌腺的分泌活动,可作为酶系统和凝血级联反应的辅因子。它也是骨代谢中一个必不可少的组成部分。

血浆钙离子通常维持相对狭窄的浓度范围:8.5~10.5mg/dl。要维持此种平衡,需通过以下因素之间复杂的相互作用来完成:甲状旁腺素(PTH)、维生素 D、降钙素以及这些激素对骨骼、胃肠道和肾脏中钙代谢的影响。

一般情况下,血浆中 40% 的钙与蛋白质结合,主要是白蛋白,且不可解离[121]。剩下 60% 可解离的钙中大约 13% 与各种小配位体结合:磷酸、枸橼酸或硫酸。剩余的 47% 为离子化钙,具有生理活性。血浆蛋白浓度的改变可使蛋白结合钙及体内总钙量都发生改变。因此,需要监测血浆白蛋白的浓度,才能很好地解释体内总血钙的浓度。血白蛋白浓度每增加 1g/dl,大约可使蛋白结合钙升高 0.8mg/dl,总的血清钙浓度亦相应增加相等的量。因此总血清钙的校正值可经以下公式计算:

血钙校正值=钙实测值+0.8(正常白蛋白值–白蛋白实测值)

（公式 27-13）

其中正常白蛋白=4g/dl。

钙也可与血浆球蛋白结合,每克球蛋白可结合 0.16mg 钙。当总球蛋白浓度超过 6g/dl 时,可出现中度高钙血症。PH 的改变会影响钙与蛋白的结合,酸中毒可减少结合钙,导致游离钙比例增多;相反,PH 的升高会减少血浆游离钙量。血清磷酸盐和硫酸盐浓度的改变可使游离钙比例发生变化,因为钙可与这些阴离子形成复合物。多发性骨髓瘤患者血中存在大量高亲和力的异常血浆蛋白,同样影响前述公式中血浆钙浓度校正值的计算[179]。

以下因素共同参与调节血清钙浓度:胃肠道的吸收和分泌、肾脏重吸收以及骨骼钙储存的周转。一些激素,如 PTH、1,25-二羟基维生素 D₃ 和降钙素对上述过程发挥重要作用。虽然机体日需求钙量最少是 400~500mg,均衡的膳食一般可含 600~1 000mg。钙主要通过饱和及非饱和途径在十二指肠与空肠吸收[180]。非饱和途径吸收是弥散性的,而且随着消化道内钙离子的浓度而变化。载体介导的饱和途径受 1,25-二羟维生素 D₃ 刺激。当钙的摄入量减少及机体需求增加时，如妊娠、体内总钙量不足，可使钙的吸收增加。相反蛋白质缺乏可减少小肠中钙的吸收，这可能是由于结合钙的特异性蛋白减少所致[181]。钙也可分泌进入肠腔，这可以解释当没有钙摄入时机体负钙平衡的出现[182]。

血浆中不与蛋白结合的钙可被肾小球滤过。滤过的钙中有大约 97%~99.5% 被重吸收：60% 在近曲小管，20% 在髓袢升支，10% 在远曲小管，另 3%~10% 在集合管。肾小管中大约 20% 的钙是离子化的，其余的则与一些阴离子如枸橼酸盐、硫酸盐、磷酸盐及葡萄糖酸盐结合在一起。钙重吸收的程度取决于一些特定阴离子的存在和尿液 pH，其中尿液 pH 影响阴离子与钙的结合率。近曲小管被动重吸收与钠离子转运紧密关联，且当细胞外液容量不足时增加，容量负荷过重时减少。在近曲小管直行部分，转运过程是主动的且独立于水钠转运。不依赖于钠的重吸收，PTH 可增加远曲小管、集合管对钙的重吸收。酸中毒可通过抑制肾小管重吸收，以及减少钙与血浆蛋白结合使超滤钙增加，来增加钙的肾排泄。相反，碱中毒可促进钙离子与蛋白的结合，因此将减少超滤钙量。这也导致非 PTH 依赖的低尿钙症。摄入磷可减少肾钙排泄，反之磷耗竭则增加尿钙排出。正常情况下，肾脏每日排泄 50~300mg 钙，亦可高达 600mg[183]。

骨的代谢是调节血浆钙浓度的另一个重要因素。骨的代谢更新程度和钙的重吸收程度受 PTH、1,25-二羟维生素 D₃ 和降钙素的影响。

高钙血症

病因学

案例 27-11

问题 1：A. C. ，女，62 岁，因最近几日愈加嗜睡和反应迟钝，入院治疗。患者约 4 年前因乳腺癌行根治性乳腺切除术和淋巴结清扫术，并随后进行了放疗和化疗。尽管如此，几次化疗后依然出现骨转移。大概在入院前 1 周，曾主诉疲乏、肌无力和厌食。之后 A. C. 大部分时间卧床，进食很少。入院前服用药品包括氢氯噻嗪，口服硫酸吗啡和他莫昔芬。体格检查发现患者处于脱水、消瘦状态，仅对疼痛刺激有反应。生命体征数据包括血压 100/60mmHg，呼吸 16 次/min，实验室检查数据如下：

Na：138mmol/L

K：4.5mmol/L

氯：99mmol/L

CO₂：33mmol/L

BUN：40mg/dl

肌酐：1.2mg/dl

钙：19mg/dl

磷：4.5mg/dl

白蛋白：3.0g/dl

心电图提示：Q-T 间期缩短。高钙血症常见的原因是什么，其中哪种是 A. C. 发生高钙血症的病因？

恶性肿瘤

恶性肿瘤和原发性甲状旁腺功能亢进是高钙血症的最常见原因。血液系统肿瘤，如多发性骨髓瘤比实体瘤更易导致高钙血症。常见的与高钙血症相关的实体瘤包括乳腺癌、肺癌、头颈癌、肾细胞癌。恶性肿瘤经骨转移后继发副肿瘤性高钙血症，结果导致骨吸收增加。另外，没有发生骨转移的患者由于肿瘤细胞可产生溶骨性体液因子亦可发生高钙血症。这些分泌的介质可能有 PTH、PTH 类似物、前列腺素、细胞因子、转化生长因子-α 和肿瘤坏死因子等[184]。

甲状旁腺功能亢进

甲状旁腺功能亢进是高钙血症的另一常见原因。尽管原发性甲状旁腺功能亢进的发病机制不明，但已知女性更易患病，尤其是 40~60 岁妇女。约 75% 的患者有单一腺瘤，极少部分患者有多发性内分泌腺病、增生甚至癌[184]。其余的导致高钙血症的情况包括肾移植术后、内固定术后、维生素 A 过量、甲状腺功能亢进、艾迪生病和嗜铬细胞瘤。维生素 D 中毒、结节病及其他肉芽肿样疾病造成的肠道钙吸收增多，亦可继发高钙血症。使用噻嗪类利尿剂、锂剂、雌激素和他莫昔芬，以及碱相关的钙吸收过多（乳-碱综合征），都可导致高钙血症。

A. C. 的乳腺癌骨转移、血容量不足、服用氢氯噻嗪和他莫昔芬，这些因素均与高钙血症有关。

临床表现

案例 27-11，问题 2：A. C. 高钙血症的临床表现是什么？

高钙血症临床表现因人而异，但症状的严重程度与血中游离钙的浓度是相关的[185]。特定的症状取决于血钙浓度上升的速度、是否存在恶性肿瘤、PTH 的浓度和患者的年龄。合并电解质和酸碱平衡代谢紊乱及基础疾病也对其有影响。钙是很多细胞功能的重要调节物，因此高钙血症可以使神经系统、心血管系统、肺、肾脏、胃肠道和肌肉骨骼系统产生异常。正如 A. C. 所表现的一些非特异性症状和体征：疲乏、肌肉无力、厌食、烦渴、多尿、脱水及 ECG 上 Q-T 间期缩短。

高钙血症对中枢神经系统的影响包括：嗜睡、昏睡、神经错乱、头痛、惊厥、小脑共济失调、性格改变、急性精神障碍、抑郁和记忆减退。神经肌肉方面的表现包括无力、肌痛、反射减退或消失以及关节疼痛。

肾功能受损的症状包括多尿、夜尿和烦渴。这些症状表明肾脏浓缩功能受损，这可能是由对 ADH 作用的拮抗所致[186]。由于入球小动脉血管收缩，GFR 可能会降低，如果高钙血症持续，可能会出现肾结石病、肾钙质沉着症、慢性间质性肾炎、肾小管酸中毒。也有可能会出现高镁血症和代谢性碱中毒[183]。

钙具有与强心苷类似的正性肌力和降低心率作用。ECG 改变示传导减慢，PR 间期延长，QRS 增宽，Q-T 间期缩短。重度高钙血症时,Q-T 间期延长,T 波增宽,可出现心律失常[183,187]。

高钙血症的胃肠道症状主要与钙对平滑肌及神经传导的抑制作用有关。胃肠运动减弱和胃排空延迟可导致便秘、厌食、恶心和呕吐。胃酸和胃泌素分泌增多可导致十二指肠球部溃疡。管内钙沉积使胰管阻塞所致的急性高钙血症可出现胰腺炎。钙也可激活蛋白水解酶,从而引起组织损伤[183]。与原发性甲状旁腺功能亢进有关的高钙血症更易出现溃疡病和胰腺炎,在恶性肿瘤引起的高钙血症中则较为少见[179]。

治疗

案例 27-11,问题 3:经过静脉注射盐水纠正容量不足后,A.C. 开始进行生理盐水和呋塞米利尿的联合治疗。她的血钙浓度下降非常缓慢,故使用降钙素。尽管开始时有效,但血钙浓度在 24 小时内又恢复至治疗前的水平。这种情况虽然可尝试将降钙素加大剂量使用,但选择改用普卡霉素,治疗数日后 A.C. 的血钙浓度最后稳定于 8mg/dl。上述治疗高钙的各种药物的基本原理是什么,还有其他药物适用于本症治疗吗?

降低血钙的几种常用治疗手段如下:增加尿钙排泄、抑制钙从骨骼中释放、减少肠道钙的吸收、促进钙与螯合剂形成复合物。还应对引起高血钙症的基础疾病进行治疗。根据血清游离钙浓度、患者症状、体征、高钙的严重程度和持续时间可采用不同的治疗方法。对 A.C. 而言,已有严重高钙血症的症状,需立即治疗。

在后续段落会详述特殊治疗,但总的来说,水化和呋塞米利尿通常来讲是高钙血症紧急治疗的第一步。若这些手段无法降低血清钙浓度,则需加用其他药物。降钙素降低血钙起效迅速,但效应持续时间相对较短。因此,可以应用双膦酸盐诱导较长时间的降钙效应。硝酸镓可作为备选药品但并不常用,其余药物如无机磷酸、糖皮质激素和前列腺素抑制剂也可应用于高钙血症的治疗(表 27-4)。

表 27-4

高钙血症的治疗

方法	剂量	意见
盐水和呋塞米	1~2L 生理盐水;然后每隔 2~4 小时给予 80~100mg 呋塞米 恢复并维持血容量的正常,根据需要补充其他电解质	生理盐水利尿和容量扩张可以抑制钙离子在肾小管的重吸收;在 24 小时内降低钙离子浓度;适用于无充血性心力衰竭和肾衰的患者
降钙素	每隔 12 小时以 4IU/kg 的剂量皮下注射或肌内注射;24 小时后如无反应可增加剂量或用其他治疗手段。(最大剂量为每 6 小时 8IU/kg)	抑制破骨细胞及肾脏重吸收钙;由于起效快(6 小时)亦无毒性可作为二线用药;可安全用于充血性心力衰竭及肾衰的患者;恶心是主要的副作用。24~72 小时内会出现耐受现象;同时应用普卡霉素可导致低血钙;只有鲑鱼源的降钙素可用
双膦酸酯 (依替膦酸盐、帕米膦酸盐)	依替膦酸盐:7.5mg/kg,连续使用 3 日,静脉滴注时间至少 2 小时 维持剂量:每日口服 20mg/kg 帕米膦酸盐:60~90mg,静脉输注 1 次需要 4 小时,7 日后可再次给药,长期服用	抑制恶性肿瘤状态的破骨细胞重吸收,有效率 75%~100%;48 小时起效,持续数日;必须同时进行水化;肾衰患者禁用;副作用为血磷升高、血清肌酐升高和恶心呕吐(口服)
唑来膦酸	4mg 静脉给药,给药时间至少 15 分钟	强力抑制骨吸收;治疗恶性肿瘤相关高钙血症的首选双膦酸盐;在继发于骨转移的骨骼并发症方面可能有较好疗效
硝酸镓磷酸盐	100~200mg/(m² · d),24 小时持续滴注,连续 5 日(视高钙血症严重程度而定);如果 5 日内血钙回复正常水平,则停止治疗 不推荐磷酸盐静脉给药 逐渐滴定口服剂量至每日 30~60mmol(每日 1~3g 分剂量服用)	抑制骨吸收;治疗期间患者需水化处理;由于肾毒性(10%),需维持每日 2L 排尿量 抑制骨吸收;引起软组织钙化;静脉注射 24 小时起效,但不建议选择;口服制剂用于长期治疗;禁用于肾衰患者
皮质固醇	泼尼松:60~80mg/d 氢化可的松:5mg/(kg · d),静脉注射 2~3 日	影响胃肠道的吸收及骨吸收;数日起效,多发性骨髓瘤、维生素 D 中毒和肉芽肿性疾病患者效果最好;可用于充血性心力衰竭与肾衰患者
吲哚美辛	75~150m/d	有效率报道不一

水化作用和利尿剂

如上所述，高钙血症的一线紧急治疗是进行水化和血容量扩张。大多数高钙血症的患者，由于伴有多尿、恶心、呕吐等造成容量不足。通常输入1~2L的普通生理盐水以治疗体液不足并扩张细胞外液容量，这一措施可通过增加GFR和抑制近曲小管钙的重吸收而促进尿钙排出。由于钠和钙两种离子的重吸收都位于近曲小管的相同部位，生理盐水的水化作用可同时减少这两种阳离子的重吸收。由于A. C. 血压偏低，并处于脱水状态，因此盐水输注是治疗的第一步。但对于肾衰竭或心力衰竭的患者，应避免使用盐水及强力利尿。

充分补充液体后，静注呋塞米可进一步促进钙从尿中排出。呋塞米抑制钠、氯、钙在髓袢升支粗段的重吸收。每隔2~4小时以80~100mg的剂量给药，直到血钙浓度下降至理想程度[188]。使用更小剂量(20~40mg)的呋塞米可避免过度治疗引起显著体液丢失和电解质紊乱。治疗时应给予充足的钠、钾、镁和液体以补充因治疗而引发的电解质异常；必须密切监测体液平衡状态以及这些电解质在尿液和血清中的浓度。必须维持尿流量，必须补充经肾丢失的氯化钠，以保证呋塞米的排钙作用[189]。A. C. 的血钙浓度降得较慢，原因可能是血容量恢复不足和/或肾钠丢失过多。在钠量充足基础上的更积极的水化可保证呋塞米的最佳效果。

降钙素

当水化作用和呋塞米利尿治疗降低血钙浓度不充分，或有治疗禁忌证时可用降钙素治疗。降钙素通过抑制破骨细胞骨吸收来降低血钙浓度。它也可以增加肾脏钙和磷的排泄。目前美国只有鲑鱼降钙素可以使用。

使用降钙素治疗后数小时血钙浓度下降，大约可持续6~8小时。与有机磷酸盐类药物相比，降钙素毒性相对较低，可应用于脱水、心力衰竭或肾衰的患者[189]。常见的副作用为恶心、呕吐、腹泻和面色潮红，亦可出现注射部位疼痛和炎症[184]。由于鲑鱼降钙素可引起超敏反应，制造商推荐在首次使用前取1IU进行皮试。就像在A. C. 的例子上看到的，降钙素降低血钙效应会在治疗后24~72小时出现耐受。这种"逃逸现象"可能继发于激素受体的反应性发生改变，同时应用皮质类固醇可防止此种改变[182]。长期治疗后，机体也有可能产生相应抗体[190]。

鲑鱼降钙素用法为每隔12小时以4IU/kg的剂量皮下注射或肌内注射，最大剂量为每6小时8IU/kg。低血钙反应一般较少，血钙浓度很少降至正常范围以下[191]。

双膦酸盐类

双膦酸盐类是合成的焦磷酸盐类似物，形成的稳定键可抵抗膦酸酶在破骨细胞介导的骨质矿化和重吸收过程中的降解作用。该化合物可吸附骨骼中的羟基磷灰石结晶，抑制骨的生长和溶解。此外，双膦酸酯对破骨细胞有直接的影响。目前存在两类不同药理作用的双膦酸盐类，作用机制不同：不含氮原子的依替膦酸盐，代谢为具有细胞毒性且不能水解的ATP类似物；反之，含氮原子的双膦酸盐如帕米膦酸盐、唑来膦酸等可以抑制蛋白质的异戊烯化，并且对破骨细胞介导的骨质重吸收有较强的抑制作用[192]。另外，它们还可对破骨细胞及一些特定的肿瘤细胞产生诱导凋亡的作用。抗肿瘤活性可能是通过抑制新生血管生成、血中γ-T细胞部分激活、减少肿瘤细胞与骨基质的粘附完成的。目前依替膦酸钠、帕米膦酸钠、唑来膦酸已在美国获批用于治疗恶性肿瘤继发的高钙血症。

依替膦酸钠

依替膦酸钠的给药剂量为7.5mg/kg，连续使用3日，静脉滴注时间2~4小时。一般1~2日后可见效，大多数患者血钙可降至正常，效应持续10日以上[193]。由于给药方案的不便以及其疗效持续时间差异较大，目前多会选择其他类型的双膦酸盐类治疗恶性肿瘤相关的高钙血症。另外，依替膦酸钠可能会抑制骨的矿化，这点是其他双膦酸盐类所没有的。

帕米膦酸钠

在抑制骨质吸收方面较依替膦酸钠作用更强，但对骨质矿化方面作用轻微。对于中度高钙血症(白蛋白校正后血钙浓度为12.0~13.5mg/dl)，一般单次用量为60~90mg，静脉输注3~4小时。对于重度高钙血症(白蛋白校正后血钙浓度大于13.5mg/dl)，剂量为90mg。帕米膦酸钠的优势在于仅需单次用药就能获得优于依替膦酸钠3次用药量的效果[194]。

如果高钙血症复发，依替膦酸钠或帕米膦酸钠可于间隔大于或等于7日后再次使用。依替膦酸钠(每日口服20mg/kg)可用于延长血钙正常的持续时间，但这种口服治疗常会出现恶心、呕吐等副作用。长疗程治疗可能会导致骨质软化症；但是，对大多数生存期有限的肿瘤患者而言，这种副作用是可以忽略不计的。

依替膦酸钠可导致肾衰竭[195]，可能是由于双膦酸盐类与钙在血清中形成复合物而引起的[196]。帕米膦酸钠仅需较低浓度即可达到与依替膦酸钠相同的作用，故对肾功能的损伤作用较小。实际上，小样本患者数据显示，帕米膦酸钠在终末期肾病患者的治疗中并未出现不良反应[196]。

唑来膦酸

治疗恶性肿瘤相关的高钙血症的双膦酸盐类药物中，唑来膦酸对骨吸收有最强的作用。较之帕米膦酸钠，它在完全有效的数量、血钙恢复正常所需的时间、效应的持久等方面具有更大的优势[197]。由于8mg与4mg相比并无优势，故目前常用4mg静脉使用，推注时间15分钟[198]。该药物在4mg剂量耐受良好。唑来膦酸的显著疗效和方便给药使之成为治疗恶性肿瘤相关高钙血症的首选双膦酸盐类药物。最新研究显示，唑来膦酸也可在减少乳腺癌、前列腺癌、非小细胞肺癌和多发性骨髓瘤相关的骨转移继发的骨骼并发症方面发挥较好的疗效[198]。

硝酸镓

镓是自然存在的Ⅲa族重金属。除了以其抗肿瘤作用而作为潜在的化疗药物外,它也可有效治疗恶性肿瘤相关的重度高钙血症。主要通过抑制骨吸收和增加尿钙排泄发挥降钙作用[199]。多个临床研究显示了硝酸镓相较其他药物如降钙素和双膦酸盐类在治疗癌症相关的高钙血症方面的有效性[199~203]。推荐剂量为100~200mg/(m²·d),24小时持续滴注,连续5日。必须进行强效的水化以防止肾毒性。总的来说,由于其给药方法的不便、较大的肾毒性风险以及价格,其临床使用受到限制。

磷酸盐

无机磷酸盐通过抑制骨吸收而降低血钙浓度。它们也可促进钙盐在骨组织和软组织沉积。口服给药时,磷酸盐可在肠腔形成难溶的复合物并通过酶抑制作用减少活性维生素D的形成,从而减少钙在肠道的吸收[204]。

静脉给药时,磷酸盐非常有效,但是需要关注肾衰竭及广泛的骨外组织钙化。因此,在高钙血症的急性治疗中不选择磷酸盐静脉给药。

口服磷酸盐(每日1~3g分剂量服用)可以用于长期维持治疗,按血钙浓度来确定最佳剂量。恶心、呕吐和腹泻是常见的副作用,尤其当剂量超过每日2g时。也需要关注软组织的钙化,剂量不当时亦可致高磷血症和低钙血症。高磷血症或肾衰的患者不适于用磷酸盐治疗,因为它能进一步使肾功能恶化。磷酸盐制剂中钾盐、钠盐的累积也可能会成为某些患者的治疗难题。

皮质类固醇

存在多种机制可解释皮质醇对高钙血症的作用:抑制维生素D₃调节的肠道钙吸收[197];抑制恶性肿瘤时介导骨质吸收作用的破骨细胞活化因子的活性。皮质类固醇对肿瘤细胞有直接的细胞溶解作用,并可抑制前列腺素的合成。泼尼松的起始剂量为每日60~80mg,之后根据血钙反应逐渐减量。另外,也可使用氢化可的松(每日5mg/kg,连用2~3日)。降低血钙效果至少治疗1~2日后才会出现。血液系统肿瘤以及淋巴瘤的患者比实体瘤的患者对上述治疗的反应要好。皮质类固醇也对维生素D中毒[205]、良性淋巴肉芽肿病[206]和其他肉芽肿样疾病相关的高钙血症有效果。由于潜在的严重不良反应,疗程不宜过长。

前列腺素抑制剂

因为前列腺素E族,尤其是PGE₂,与某些肿瘤相关的高钙血症有关联,NASIDs可能对一些特定的高钙血症患者有效[207]。例如吲哚美辛,可以有效降低肾细胞癌患者的血清钙水平,但对其他类型肿瘤引起的高钙血症无效[194]。吲哚美辛,75~150mg/d,可试用于那些对其他治疗无反应的患者,尤其可作为癌痛患者姑息性治疗的一种手段。

磷

体内平衡

磷主要分布在骨骼(85%)和软组织(14%);仅有低于1%的磷分布在细胞外液。所有的"游离"磷或活性磷都以磷酸盐的形式存在于血浆中。大多数临床实验室检测和表达的磷元素浓度是磷酸盐分子中的磷。1mmol磷酸盐含1mmol磷,但1mmol磷酸盐质量上是1mmol磷的三倍。因此,认为1mg磷与1mg磷酸盐质量对等是错误的。血浆中的总磷约70%以有机形式存在,30%为无机形式。有机磷与蛋白结合,主要以磷脂形式存在,少量为酯类。约85%的无机磷或正磷酸盐,是不结合的或称之为"游离"的。两种正磷酸盐化合物$H_2PO_4^-$和HPO_4^{2-}的相对含量因PH不同而改变。在pH 7.40时,二者比例为1:4,使正磷酸盐的复合效价为1.8。临床检测的血清磷酸盐浓度仅反映了血浆总磷酸盐中的无机磷部分。为避免pH对效价的影响引起混淆,磷酸盐的浓度最好以mg/dl或mmol/dl单位计量,而不用mEq/体积。

健康成人的血清磷酸盐正常浓度范围在2.5~4.5mg/dl之间,儿童的数值稍高,这与儿童体内生长激素多、性激素少有关[208]。绝经后妇女的血磷酸盐浓度值轻微升高;老年男性则较低。血清磷酸盐的浓度受饮食的摄入影响,富含磷酸盐食物的摄入会使血清磷酸盐浓度暂时上升。反之,葡萄糖会使血清磷酸盐浓度降低,因为糖和磷酸盐可流入细胞且可发生葡萄糖磷酸化作用。因为胰岛素和肾上腺素对葡萄糖的影响,给予这些药物也同样可降低血磷酸盐浓度。碱中毒时血磷酸盐浓度降低,酸中毒时则增高[209]。

一份均衡膳食每日含800~1 500mg磷。牛奶中的磷大多是有机磷形式,而肉类、蔬菜及非乳制品中的磷是与蛋白、脂质和糖结合在一起的有机形式,通常先水解再吸收[210]。一般来说,食物摄取的60%~65%磷主要在空肠和十二指肠以需能、可饱和的主动转运方式吸收[211]。日摄入量在4~30mg/kg时,磷的吸收与摄入量呈线性相关。磷摄取量可能是决定净吸收的最重要的因素。机体处于需磷期时,如生长活跃和妊娠期[212],也会促进磷的吸收。当摄入的钙、镁增多或服用抗酸药氢氧化铝时,由于形成无法吸收的复合物,可减少磷的吸收[213]。此外,维生素D、PTH和降钙素亦可影响其吸收[208]。

肾磷排泄取决于饮食中磷的摄入量。正常情况下,超过85%的滤过磷被重吸收;而剩余部分的尿磷排泄变化较大,可从0.2%到20%[154]。磷在肾脏的排泄也受体内酸碱状态、细胞外液体量、钙和血糖浓度的影响[208]。此外,PTH、甲状腺素、降钙素、维生素D、胰岛素、糖皮质激素和胰高血糖素也能改变磷的排泄[7]。

低磷酸血症

病因学

案例27-12

问题1:M. R. 女,72岁,最近1周因日渐加重的周身不适、意识模糊和活动减少而入院。既往病史有心衰、高血压、2型糖尿病及消化性溃疡,合并用药有氢氯噻嗪、铝-镁抗酸剂、硫糖铝以及胰岛素。患者发热并有显著呼吸窘迫。ABG 结果:pH,7.5,PO$_2$,42mmHg,PCO$_2$,20mmHg。呼吸功能持续恶化,需气管插管和机械通气。血清电解质检查结果如下:

钠:128mmol/L

钾:3.6mmol/L

氯:96mmol/L

二氧化碳结合力:23mmol/L

血糖:320mg/dl

磷:0.9mg/dl

试问:引起 M. R. 低血磷的原因是什么?

磷缺乏或虽然机体总量不变但磷从血浆间隙净流出时可引起低磷血症。中度低磷血症体内血磷浓度范围为 1.0~2.5mg/dl,像 M. R. 这样血磷浓度小于 1.0mg/dl 的患者则被认为是重度低磷血症[214]。由于血磷浓度日内波动范围较大,故不能仅用血浆磷浓度评估低磷血症的程度[215]。接受大剂量甘露醇治疗的患者也可出现假性低磷血症,这是因为采用比色法检测磷时,钼酸盐可与甘露醇相结合[216]。

肠道吸收磷减少、肾脏磷排泄增加以及细胞外磷进入细胞内是导致低磷血症的常见原因。由于磷在食物中的分布较广,故因食物摄入不足导致低磷血症的情况极为罕见[208]。而且磷摄入减少时,肾脏对磷的排泄量相对减少、肠道吸收量相对增加,以防止低磷血症的发生[217]。另外,因为血浆和肌肉中的磷水平通常是正常的,所以饥饿一般不会导致低磷血症的发生。然而,恢复进食的时候使用低磷的高热量食物可发生低磷血症。因此缺磷的高营养液可能造成严重的低磷血症[218]。

吸收不良、长期鼻饲以及持续呕吐继发的磷吸收障碍亦可导致低磷血症。患者 M. R. 由于长期服用含铝-镁的抗酸剂导致磷吸收减少。无论患者是否存在肾衰竭,抗酸剂均可与存在于肠道的外源性和内源性磷结合而造成低磷血症[219]。另外,M. R. 所服用的硫糖铝也可结合胃肠中的磷[220]。同理,铁剂也能结合磷,使吸收减少[221]。

对于 M. R.,高血糖症所致的渗透性利尿和使用利尿剂也可增加肾脏磷的流失。其他可导致肾脏磷流失的因素包括:肾小管酸中毒、甲状腺功能亢进、低钾血症、低镁血症及细胞外容量扩张等[208]。但 M. R. 并不存在这些因素。葡萄糖或胰岛素引发的磷向细胞内转移和严重的呼吸性碱中毒也可能与 M. R. 的低磷血症有关[222,223]。

案例 27-12,问题 2:与低磷血症相关的其他疾病有哪些?

与低磷血症相关的其他疾病还包括:糖尿病酮症酸中毒、慢性酒精中毒、慢性阻塞性肺疾病和大面积热灼伤等[224,225]。它们可通过多种因素联合导致磷丢失和细胞内磷的消耗。患有糖尿病酮症酸中毒的病人,代谢性酸中毒促进细胞内的磷进入血浆,同时,由于血糖升高导致的继发性渗透性利尿增加了血浆磷的肾脏排泄[226],最终导致体内总磷的缺失。纠正酸中毒以及给予胰岛素可促进组织对磷

的快速摄取,且充足的体液可稀释磷的浓度,这些最终导致严重的低磷血症。因急、慢性酒精中毒引起低磷血症的相关因素有:呕吐、腹泻和抗酸剂的使用导致的肠道磷吸收减少;反复的酸中毒导致尿磷排泄增加;呼吸性碱中毒导致磷向细胞内转运。低镁血症或乙醇的直接作用也可导致肾脏排磷增加[226]。

临床表现

案例 27-12,问题 3:低磷血症的常见指征和症状是什么?

慢性磷缺乏相关的临床症状较为隐匿,呈渐进式发展。但血浆中磷含量的急剧下降会导致严重的突发性脏器损伤。其主要原因为 ATP 和红细胞 2,3-二磷酸甘油酸盐耗竭,导致细胞能量储存受损和组织缺氧[227]。严重的低磷血症可导致全身肌无力、精神混乱、感觉异常、惊厥甚至昏迷,还可见心脏收缩性降低、低血压、呼吸衰竭、甚至是横纹肌溶解[208]。慢性低磷血症则常出现情绪低落、肌无力、骨软化、佝偻病、厌食、吞咽困难、心肌病、呼吸急促、胰岛素抵抗以及红细胞、白细胞、血小板功能降低。肾功能改变,表现为低磷酸盐尿、高钙尿、高镁尿、高碳酸氢盐尿以及糖尿。M. R. 意识下降、浑身无力和呼吸衰竭均与重度低磷血症相符。

治疗

案例 27-12,问题 4:如何诊断磷缺乏?请为 M. R. 制订一个可纠正低磷的安全有效的治疗方案,怎样监测她的治疗状态?

人体内的磷主要存在于细胞内,细胞外磷的含量仅占机体总磷含量的极少部分。由于患者的 pH、血糖水平和胰岛素活性均可对体内磷的分布产生影响,所以仅根据血清磷的浓度很难判断体内磷缺失的程度。如前所述,磷快速转移至细胞内时,可出现低磷血症,而机体总磷水平不变。低磷血症持续的时间通常较短,因为肾脏可发挥保磷的作用,并且可通过摄入含磷的食物进行补充。除了进行血磷浓度的检测,尿磷的检测也有助于进一步评估磷缺乏的程度。通常来讲,重度低磷血症的患者,肾脏磷排泄也显著降低。血磷低于 2mg/dl,但尿磷小于 100mg/L(磷排泄分数<10%)时,说明肾脏保磷能力正常,同时也提示非肾性发病机制的存在(如胃肠道吸收减少)或某种原因所致的磷在体内重分布(如呼吸性碱中毒)[228]。

对预期可引发低磷血症的情况应预防性补充磷制剂,包括接受胃肠外营养、长期大量服用抗酸制剂、酗酒以及糖尿病酮症酸中毒。

特异性治疗方案取决于患者的症状和指征、以及预计的低磷血症持续时间和严重程度。对于无明显磷缺乏证据且无症状的轻度低磷血症患者(1.5~2.5mg/dl),磷的补充不是必需的,因为这种情况往往是自限性的[200]。对于轻中度低磷血症且有磷缺失证据的患者,通过口服途径补充磷

是安全适宜的方法。脱脂或低脂牛奶是较为便利的磷、钙补充剂。但由于全脂牛奶含有大量的脂肪,过多摄入可导致腹泻。不能耐受奶制品的患者可以采用其他的口服磷补充剂。

当存在重度低磷血症时,如 M. R. ,或患者呕吐不能进行口服治疗,则需要进行静脉补磷。数个经验性治疗方案已获得评估。在 4~12 小时内静脉给予 0.08~0.5mmol/kg 磷对恢复血磷酸盐水平是安全有效的[228,229]。更积极的治疗方案,如将给药时间缩短至 30 分钟至 2 小时,可用于危重和和手术病人的治疗[230,231]。当血磷浓度升至 2.0mg/dl 则需停止静脉给药,改为口服治疗。总之,24 小时内补磷量不应超过 32mmol(1g)。由于静脉补磷可诱发进展迅速的高磷血症和低钙血症、低镁血症,所以无论采用何种治疗方案,均需在治疗过程中严密监测血液中磷、钙及镁的浓度。尿磷的监测也有助于患者的治疗。可发生转移性软组织钙化、低血压,且因所用补充剂不同可能出现钾、钠及体液的超负荷。像 M. R. 这类有心衰和高血压病史的患者更为显著。因此,治疗时还需监测肾功能以及容量状态。口服补磷最常见的剂量依赖性副作用是腹泻,将补充剂稀释并缓慢滴定剂量可减少副作用。大剂量的磷补充还可导致代谢性酸中毒[228]。

在使用各种可买到的磷口服制剂(如 Fleets 或 Neutra-Phos)时,剂量为 30~60mmol/d,通常分 2~4 次给药,以降低胃肠道不良反应的发生。Fleets Phospho-Soda(5ml,每日 2 次)可提供磷 40mmol。脱脂牛奶,作为稀释补充剂的理想液体,每杯可含 7mmol 磷,尚可同时补充钙和钾。

M. R. 因有间歇性的腹泻和呕吐,所以不适宜口服补磷。可在 0.45% 250ml 的盐水中加入磷酸钾 15mmol(含钾 22mmol),在 12 小时内静脉输注。上述方案可重复应用一次,直到血磷浓度达到 2.0mg/dl。然后可向其肠内饲管添加一茶匙 leets Phospho-Soda 进行口服补磷,每日 2 次。

高磷血症

参见第 28 章中"矿物质和骨异常"一节。

镁

体内平衡

镁是主要存在于细胞内的阳离子,在体内主要位于骨骼(占 65%)和肌肉(占 20%)。只有机体总镁量(21~28g 或 875~1 200mmol)的 2% 位于细胞外间隙。故血清镁的浓度不能精确反映体内镁的储量。健康成人的血清镁浓度约为 0.75~1.2mmol/L,其中约 20% 与蛋白相结合。

镁在机体各种代谢过程中都起重要作用,尤其是在能量转化、储存及利用方面。镁离子的缺乏可使许多 ATP 介导能量依赖的细胞作用过程受损,并可损害磷酸酶的活性[232]。镁是体内许多酶的必需物质,这些酶涉及碳水化合物、脂肪和蛋白质的代谢过程,以及 RNA 聚集、DNA 转录和降解过程。钠泵、质子泵、钙泵以及钾、钙通道的调节均依赖细胞内的镁[233,234]。此外,足够的镁在维持神经元正常

生理活动、神经肌肉的兴奋传导和心血管的张力方面也是必需的。

在北美洲,日常饮食含镁约 10~15mmol[235]。每日需要量对青年人约为 9~16.5mmol,妇女为 7.5~14mmol[236]。正常情况下,30%~40% 的元素镁可在胃肠道被吸收,吸收的主要部位是空肠和回肠。但机体在缺镁状态下时,吸收率可提高至 80%,而在镁摄入过多时则可降低至 25%。尿毒症的患者胃肠道吸收镁的能力降低,但如给予 1α,25-二羟维生素 D_3 则可使空肠的吸收正常化[237]。此外,PTH 也可调节镁的吸收[238]。

镁主要通过肾脏排泄,仅有 1%~2% 的内源性镁经粪便排出[182]。镁经肾脏的排泄量是由 GFR 和肾小管的重吸收共同决定的。肾小管中镁约 20%~30% 的重吸收位于近曲小管,而总量的 65% 在髓袢,尤其是升支粗段被重吸收[238]。最终,滤过的镁仅有 5%~6% 随尿排出体外。镁重吸收的程度与钠的重吸收平行,后者受到细胞外容量的影响。肾镁的排泄阈值为 0.65~0.85mmol/L,与正常血浆镁的浓度接近。因此,血浆镁浓度的轻微变化即可改变镁的尿排泄量[239]。

尿液中镁的重吸收受许多因素的影响,包括:钠平衡、细胞外液容量、血清镁、钙和磷的浓度、代谢性酸中毒和代谢性碱中毒[240]。合用袢利尿剂和渗透性利尿剂也会影响镁的重吸收[241]。激素类物质,如 PTH、降钙素、胰高血糖素和盐皮质激素也对日常维持镁的机体平衡发挥一定作用[242,243]。

低镁血症

病因学

案例 27-13

问题 1:R. J. ,男,61 岁,因在家摔伤以"前额外伤"收入院。患者既往因酗酒而导致的长期疾病有:肝脏疾病、癫痫、胰腺炎和吸收不良。患者主诉入院前几日开始腹痛、恶心、呕吐和腹泻。入院时患者表现为焦虑、易怒和好斗。有明显身体震颤,亦有精神症状,如幻觉、尖叫、妄想,并有多发性强直阵挛发作。既往病历显示患者近 2 个月一直在服用呋塞米。

相关实验室检查如下:
血钾:2.5mmol/L
血镁:0.4mmol/L
肌酐:0.8mg/dl
给予苯妥英控制患者癫痫发作,并予鼻饲。液体限制并给予呋塞米治疗以控制腹水。请问,导致 R. J. 低镁血症的原因是什么?

体内镁的总量较难估计,因为镁离子主要存在于细胞内,而血清镁的浓度并不能准确反映机体镁的总量。事实上,即使细胞内缺镁,血镁浓度可表现为降低、正常甚至增高[243,244]。反之,在机体没有失镁的情况下亦可出现低镁血症。如饥饿后进食时,由于"反跳性"组织摄镁增多,可出现低镁血症。同样,急性胰腺炎以及甲状旁腺切除术后,机体虽未丢失镁亦会出现低镁血症[245,246]。

在急诊和住院患者中低镁血症的发生率大约 6%～12%[247]。在低钾患者中可达 42%[248]，重症监护病房的患者则更高达 60%～65%[249]。多种危险因素和临床因素可促成危重症患者低镁血症的高发病率。

镁缺乏及低镁血症可由胃肠道、肾脏和内分泌系统疾病引起。饮食中镁摄入严重受限[250]、蛋白质热量营养失调患者[251]易出现镁缺乏；长期静脉营养[252]和长期行鼻胃管吸入的患者[253]发生低镁血症的危险性增加。机体需镁增加时也可导致低镁，如孕妇和幼儿[254]。与脂肪泻相关的疾病，如非热带性口炎性腹泻、短肠综合征可减少镁在胃肠道的吸收，由于难溶性脂肪的存在，在胃肠道也可形成难溶的镁皂[255]。低镁血症也可见于肠切除[256]和严重腹泻患者[257]。有报道称一些少见的遗传疾病亦可导致胃肠道镁吸收障碍[258]。镁的转运系统存在缺陷时，可出现症状性低镁血症，此时需要口服大剂量的镁剂以补充。

经肾失镁可由原发性肾病引起或继发于全身疾病。很少有先天性的肾源性镁缺乏[259]。许多药物促进镁经肾排泄，如顺铂[260]、氨基糖苷类药物[261]、环孢菌素[262]和两性霉素 B[263]。使用袢利尿剂和噻嗪类利尿剂可导致低镁血症，若同时使用阿米洛利或氨苯蝶啶可以防止低镁血症。镁缺乏与磷缺乏[264]、输注钙[265]及酮症酸中毒[266]有关。急、慢性酒精中毒可导致镁经肾排泄量增加[253,267]，多种内分泌系统疾病如 SIADH[268]、甲状腺功能亢进[269]、醛固酮增多症[244]和甲状旁腺切除术后[271]均与低镁血症的发生相关。

R. J. 的低镁有许多原因。他长期饮酒、营养不良、吸收障碍均可引起镁缺乏。入院后呕吐、腹泻可减少镁在胃肠的吸收。住院期间使用呋塞米和鼻胃管吸引可分别通过肾脏和胃肠道途径进一步加重镁丢失。

临床表现

> 案例 27-13，问题 2：R. J. 低镁血症的临床表现是什么？

镁缺乏可能导致神经系统、神经肌肉组织和心血管系统的功能异常。低镁可降低对神经刺激的阈值，导致易激状态。典型症状可有：Chvostek 征、Trousseau 征、肌颤、震颤、强直痉挛、甚至抽搐等。如 R. J. 案例所见，患者可出现虚弱无力、厌食、恶心和呕吐。亦可出现低钾血症、低钙血症和碱中毒。中度缺镁时可见 ECG 改变：包括 QRS 波群增宽、T 波变尖变高[272]。重度低镁时，PR 间期延长、T 波消失。某些患者可出现室性心律失常[273]。

治疗

> 案例 27-13，问题 3：为患者 R. J. 制定一个补充镁的治疗方案，以及评估治疗有效性和潜在副作用的监测方案。

具体补镁的方法应取决于患者的临床表现。有症状的患者需予静脉补镁，无症状的口服补镁即可。具有威胁生命如惊厥、心律失常等症状的患者，需立即静脉补镁。因为血清镁浓度并不能反映体内镁的总储备，患者的临床症状

对指导治疗的紧迫性和积极程度尤为重要。

必须缓慢恢复机体的镁储备。血镁浓度可在最初 24 小时内恢复正常，但机体镁的总量恢复至正常则需要数日的时间。经静注补充的镁有大约 50% 的量会随尿液排出体外。尽管镁缺乏患者机体镁含量很低，但由于尿镁排泄的阈值较低，因此突然大剂量静脉补镁会导致尿镁排泄增多[273]。相反，患者有肾功能不全时，镁的排泄减少使患者有发生高镁血症的危险，故对肾功能不全患者应降低补镁速度，并频繁监测血清镁浓度。

无症状的轻度低镁患者可口服补镁。含镁的抗酸剂、含镁的乳制品、氧化镁均为有效补充剂。而缓释制剂如 Slow Mag（含氯化镁）及 Mag-Tab S. R（含乳酸镁）疗效更优。每片含镁 2.5～3.5mmol（或 60～84mg），重度缺镁的患者每日总量为 6～8 片，分次口服，而轻度缺镁或无症状的患者每日 2～4 片即可[274]。高镁饮食（谷类、坚果、肉类、水果、鱼、豆类和蔬菜等）也有助于恢复机体镁储备及预防镁缺乏[275]。

低镁血症如出现症状，如患者 R. J.，则需要静脉补镁。据估计慢性酒精中毒患者体内镁的缺失可达 0.5～1mmol/kg[269]。因为静注的镁有 50% 将随尿排出，要恢复 R. J. 的镁储备约需补镁 1～2mmol/kg[276]。使用 10% 硫酸镁溶液，以 0.5mmol/kg 镁的剂量，在第一个 24 小时内静脉输注。其中前 3 小时输注一半，剩下的则在余下时间补给。为维持血清镁的浓度大于 1.0mg/ml，这个剂量可以重复给予[277]。之后连续 4 日，每日以 0.5mmol/kg 的剂量再连续补给[277,278]。50% 镁溶液可用于肌注，但注射部位会有疼痛，并可能形成硬结，且需多次注射。故静脉注射途径是胃肠外补镁的较好途径。当患者有不稳定性低镁血症症状如惊厥或致命性心律失常，可于 2 分钟内给予 16mmol 的硫酸镁，此后 20 分钟再给予 8mmol 的硫酸镁，接下来 2～4 小时给予 16～24mmol 的硫酸镁[278,279]。

静脉给予镁剂后，患者须保持平卧位，以免低血压的发生，并需监测深腱反射抑制情况（血镁浓度 2～3.5mmol/L 时可出现）、ECG、血压、呼吸改变和高血镁水平。补镁速度过快时可出现面部潮红、周身温暖、出汗等血管舒张症状[277]。肾功能不全的患者补镁应缓慢且高度谨慎，并需严密监测以防高镁血症引起的毒性。对严重房室传导阻滞或双束支传导阻滞的患者静脉补镁时亦须谨慎，因镁与钙通道阻滞剂具有相似的药理学特性[277,279]。

对于继发于使用噻嗪类或袢利尿剂的低镁血症，可加用阿米洛利以增加肾皮质集合管对镁的重吸收，减少镁从肾脏流失[274]。

> 案例 27-13，问题 4：住院的最初两日，R. J. 接受的治疗是 1.5mmol/kg 硫酸镁静注，但他的血镁浓度仍小于 0.75mmol/L。请问镁治疗缺乏良好反应的原因是什么？

R. J. 最初两日的补镁量已远大于常规 4～5 日的推荐补充量，导致大量镁经肾脏排泄[273]。在补充治疗阶段的鼻胃管吸入和呋塞米同样增加了镁的丢失[280]。同时，低钾血症可能降低了补镁的有效性。在常规补镁的情况下如果患

者血镁未增加,需收集 24 小时尿液以评价肾脏排镁功能。低尿镁浓度符合镁缺乏,而若低镁症患者出现高尿镁则表明存在肾脏失镁增多。

高镁血症

病因学

> **案例 27-14**
>
> 问题 1:J. O. ,男,63 岁,既往肾功能不全,因最近日出现渐进性无力入院。2 周前因胃部不适开始服用镁铝氢氧化物抗酸剂,每日数次。查体发现存在低血压,深腱反射减弱。ECG 示 PR 间期延长、QRS 周期延长。血镁浓度为 3. 25mmol/L。J. O. 高镁血症最可能的原因是什么?

　　因为肾脏是镁排泄的主要途径,故肾功能受损是出现高镁血症的必需条件(参见第 28 章)。肾功能不全及老年患者使用含镁的药物如抗酸剂和导泻药是导致高镁的常见原因。在肾衰的患者(如 J. O.)中使用这些含镁药物,血镁浓度会快速上升,产生毒性。肌酐清除率小于 30ml/min 会出现血镁增高,血清镁水平和肌酐清除率二者呈反比[281]。急性肾衰竭的少尿期也可出现高镁血症,多尿期则不会出现[282]。其他导致高镁血症的潜在原因包括:肾上腺皮质功能不全[232]、甲状腺功能减退[283]、使用锂剂[283]、过量使用导泻药枸橼酸镁[284]和静脉用镁治疗先兆子痫[285]。

临床表现

> **案例 27-14,问题 2:** 试描述高镁血症时常见的临床表现。

　　血镁升高可致神经系统、神经肌肉组织和心血管系统功能发生改变。当浓度大于 2mmol/L 时,深腱反射抑制;浓度超过 3mmol/L 时深腱反射消失。血镁浓度达到 4～5mmol/L 时会出现四肢软瘫,还可出现呼吸肌麻痹、低血压、说话和吞咽困难。ECG 改变包括 PR 间期延长、QRS 波增宽。浓度为 7. 5mmol/L 左右时会出现完全性传导阻滞。轻度高镁血症时患者可出现恶心、呕吐。

　　血镁浓度更高时会出现困倦、嗜睡、出汗和意识改变。J. O. 渐进性无力、低血压、深腱反射抑制和 ECG 改变等症状与高镁血症相符合。

治疗

> **案例 27-14,问题 3:** 如何治疗 J. O. 的高镁血症?

　　高镁血症患者停止使用含镁药物,血镁浓度会随着肾脏清除而逐渐恢复至正常。当如 J. O. 那样存在威胁生命的并发症时,需静注 5～10mmol 钙剂以拮抗镁对呼吸系统和心脏的毒性作用[285,286]。因药效持续较短,钙剂可按需要重复给予。肾功能正常且无威胁生命的并发症时,静注呋塞米,并使用 0.45%的氯化钠补充丢失的尿量,既可增加尿镁排泄又可防止容量不足。血液透析或腹膜透析可用于

肾功能不全和重度高镁血症的患者。

(吴行伟 译,汪林 校,徐斑 审)

参考文献

1. Fanestil DD. Compartmentation of body water. In: Narins RG, ed. *Maxwell & Kleeman's Clinical Disorders of Fluid and Electrolyte Metabolism*. 5th ed. New York, NY: McGraw-Hill; 1994:3.
2. Rose BD. Renal function and disorders of water and sodium balance. In: Rubenstein E, Federman DD, eds. *Scientific American Medicine*. New York, NY: Scientific American Inc., 1994; Section 10:1.
3. Rose BD. Introduction to disorders of osmolality. In: Rose BD et al, eds. *Clinical Physiology of Acid-Base and Electrolyte Disorders*. 5th ed. New York, NY: McGraw-Hill; 2000:682.
4. Oster JR, Singer I. Hyponatremia, hyposmolality, and hypotonicity: tables and fables. *Arch Intern Med*. 1999;159:333.
5. Rose BD, Post T. Proximal tubule. In: Rose BD, Post T. *Clinical Physiology of Acid-Base and Electrolyte Disorders*. 5th ed. New York, NY: McGraw-Hill; 2000:71.
6. Rose BD, Post T. Loop of Henle and the countercurrent mechanism. In: Rose BD, Post T. *Clinical Physiology of Acid-Base and Electrolyte Disorders*. 5th ed. New York, NY: McGraw-Hill; 2000:112.
7. Rose BD, Post T. Functions of the distal nephron. In: Rose BD, Post T. *Clinical Physiology of Acid-Base and Electrolyte Disorders*. 5th ed. New York: McGraw-Hill; 2000:143.
8. Sands JM et al. Vasopressin effects on urea and H_2O transport in inner medullary collecting duct subsegments. *Am J Physiol*. 1987;253(5 Pt 2):F823.
9. Gines P et al. Vasopressin in pathophysiological states. *Semin Nephrol*. 1994;14:384.
10. Zerbe RL et al. Osmotic and nonosmotic regulation of thirst and vasopressin secretion. In: Narins RG, ed. *Maxwell & Kleeman's Clinical Disorders of Fluid and Electrolyte Metabolism*. New York, NY: McGraw-Hill; 1994:81.
11. Rose BD, Post T. Regulation of the effective circulating volume. In: Rose BD, Post T. *Clinical Physiology of Acid-Base and Electrolyte Disorders*. 5th ed. New York, NY: McGraw-Hill; 2000:258.
12. Goetz KL. Renal natriuretic peptide (urodilatin?) and atriopeptin: evolving concepts. *Am J Physiol*. 1991;261:F921.
13. Goetz K et al. Evidence that urodilatin, rather than ANP, regulates renal sodium excretion. *J Am Soc Nephrol*. 1990;1:867.
14. Rose BD, Post T. Hypovolemic states. In: Rose BD, Post T. *Clinical Physiology of Acid-Base and Electrolyte Disorders*. 5th ed. New York, NY: McGraw-Hill; 2000:415.
15. Rose BD, Post T. Meaning and application of urine chemistries. In: Rose BD, Post T, eds. *Clinical Physiology of Acid-Base and Electrolyte Disorders*. 5th ed. New York, NY: McGraw-Hill; 2000:405.
16. Kaysen GA. Proteinuria and the nephrotic syndrome. In: Schrier RW, ed. *Renal and Electrolyte Disorders*. 6th ed. Philadelphia, PA: Lippincott Williams & Wilkins; 2003:580.
17. Harris RC, Ismail N. Extrarenal complications of the nephrotic syndrome. *Am J Kidney Dis*. 1994;23:477.
18. Saborio P, Scheinman JI. Sickle cell nephropathy. *J Am Soc Nephrol*. 1999;10:187.
19. Klotman PE. HIV-associated nephropathy. *Kidney Int*. 1999;56:1161.
20. Feinfeld DA et al. Nephrotic syndrome associated with the use of the non-steroidal anti-inflammatory drugs. Case report and review of the literature. *Nephron*. 1984;37:174.
21. Kaysen GA, de Sain-van der Velden MG. New insights into lipid metabolism in the nephrotic syndrome. *Kidney Int*. 1999;56(Suppl 71):S18.
22. Chonko AM et al. Treatment of edema states. In: Narins RG, ed. *Maxwell & Kleeman's Clinical Disorders of Fluid and Electrolyte Metabolism*. 5th ed. New York, NY: McGraw-Hill; 1994:545.
23. Glassock RJ. Management of intractable edema in nephrotic syndrome. *Kidney Int*. 1997;51(Suppl 58):S75.
24. Schrier RW. Body fluid volume regulation in health and disease: a unifying hypothesis. *Ann Intern Med*. 1990;113:155.
25. Schrier RW. An odyssey into the milieu interieur: pondering the enigmas. *J Am Soc Nephrol*. 1992;2:1549.
26. Brown EA et al. Sodium retention in nephrotic syndrome is due to an intra-renal defect: evidence from steroid-induced remission. *Nephron*. 1985;39:290.
27. Koomans HA et al. Renal function during recovery from minimal lesions nephrotic syndrome. *Nephron*. 1987;47:173.
28. Schrier RW, Fassett RG. A critique of the overfill hypothesis of sodium and water retention in the nephrotic syndrome. *Kidney Int*. 1998;53:1111.
29. Bank N. External compression for treatment of resistant edema. *N Engl*

J Med. 1980;302:969.

30. Davidson AM et al. Salt-poor human albumin in the management of nephrotic syndrome. Br Med J. 1974;1:481.

31. Fancheld P et al. An evaluation of ultrafiltration as treatment of diuretic-resistant oedema in nephrotic syndrome. Acta Med Scand. 1985;17:127.

32. Yeun JY et al. Nephrotic syndrome: nutritional consequences and dietary management. In: Mitch WE, Klahr S, eds. Handbook of Nutrition and the Kidney. 4th ed. Philadelphia, PA: Lippincott Williams & Wilkins; 2002:132.

33. Soupart A, Decaux G. Therapeutic recommendations for management of severe hyponatremia: current concepts on pathogenesis and prevention of neurologic complications. Clin Nephrol. 1996;46:149.

34. Narins RG et al. Diagnostic strategies in disorders of fluid, electrolyte and acid-base homeostasis. Am J Med. 1982;72:496.

35. Goldman MB et al. Mechanisms of altered water metabolism in psychotic patients with polydipsia and hyponatremia. N Engl J Med. 1988;318:397.

36. Illowsky B, Kirch DG. Polydipsia and hyponatremia in psychiatric patients. Am J Psychiatry. 1988;145:6.

37. Sterns RH et al. Hyponatremia: pathophysiology, diagnosis, and therapy. In: Narins RG, ed. Maxwell & Kleeman's Clinical Disorders of Fluid and Electrolyte Metabolism. New York, NY: McGraw-Hill; 1994:583.

38. Weisberg LS. Pseudohyponatremia: a reappraisal. Am J Med. 1989;86:315.

39. Rothenberg DM et al. Isotonic hyponatremia following transurethral prostate resection. J Clin Anesth. 1990;2:48.

40. Faber MD et al. Common fluid-electrolyte and acid-base problems in the intensive care unit: selected issues. Semin Nephrol. 1994;14:8.

41. Ashraf N et al. Thiazide-induced hyponatremia associated with death or neurologic damage in outpatients. Am J Med. 1981;70:1163.

42. Ashouri OS. Severe diuretic-induced hyponatremia in the elderly. A series of eight patients. Arch Intern Med. 1986;146:1355.

43. Shah PJ, Greenburg WM. Water intoxication precipitated by thiazide diuretics in polydipsic psychiatric patients. Am J Psychiatry. 1991;48:1424.

44. Vassal G et al. Hyponatremia and renal sodium wasting in patients receiving cisplatinum. Pediatr Hematol Oncol. 1987;4:337.

45. Hutchison FN et al. Renal salt wasting in patients treated with cisplatin. Ann Intern Med. 1988;108:21.

46. Vaamonde CA. Renal water handling in liver disease. In: Epstein M, ed. The Kidney in Liver Disease. 3rd ed. Baltimore, MD: Williams & Wilkins; 1988:67.

47. Papadakis MA et al. Hyponatraemia inpatients with cirrhosis. Q J Med. 1990;76:675.

48. Carpenter CCJ et al. Oral rehydration therapy—the role of polymeric substrates. N Engl J Med. 1988;319:1346.

49. Leier CV et al. Clinical relevance and management of the major electrolyte abnormalities in congestive heart failure: hyponatremia, hypokalemia, and hypomagnesemia. Am Heart J. 1994;128:564.

50. Gore SM et al. Impact of rice based oral rehydration solution on stool output and duration of diarrhoea: meta-analysis of 13 clinical trials. BMJ. 1992;304:287.

51. Allon M et al. Renal sodium and water handling in hypothyroid patients: the role of renal insufficiency. J Am Soc Nephrol. 1990;1:205.

52. Linas SL et al. Role of vasopressin in the impaired water excretion of glucocorticoid deficiency. Kidney Int. 1980;18:58.

53. DeFronzo RA et al. Normal diluting capacity in hyponatremic patients: reset osmostat or variant of the syndrome of inappropriate antidiuretic hormone secretion. Ann Intern Med. 1976;84;538.

54. Schwartz WB et al. A syndrome of renal sodium loss and hyponatremia probably resulting from inappropriate secretion of antidiuretic hormone. Am J Med. 1957;23:529.

55. Bartter FC, Schwartz WB. The syndrome of inappropriate secretion of antidiuretic hormone. Am J Med. 1967;42:790.

56. Cooke RC et al. The syndrome of inappropriate antidiuretic hormone secretion (SIADH): pathophysiologic mechanisms in solute and volume regulation. Medicine (Baltimore). 1979;58:240.

57. Marchioli CC, Graziano SL. Paraneoplastic syndromes associated with small cell lung cancer. Chest Surg Clin N Am. 1997;7:65.

58. Rose BD. New approach to disturbances in the plasma sodium concentration. Am J Med. 1986;81:1033.

59. Cluitmans FH, Meinders AE. Management of severe hyponatremia: rapid or slow correction? Am J Med. 1990;88:161.

60. Sterns RH. The treatment of hyponatremia: first, do no harm. Am J Med. 1990;88:557.

61. Gross P. Treatment of severe hyponatremia. Kidney Int. 2001;60:2417.

62. Arieff AI. Hyponatremia, convulsions, respiratory arrest, and permanent brain damage after elective surgery in healthy women. N Engl J Med. 1986;314:1529.

63. Ayus JC et al. Postoperative hyponatremic encephalopathy in menstruant women. Ann Intern Med. 1992;117:891.

64. Lien Y et al. Study of brain electrolytes and organic osmolytes during

65. correction of chronic hyponatremia: implications for the pathogenesis of central pontine myelinolysis. J Clin Invest. 1991;88:303.

65. Berl T. Treating hyponatremia: damned if we do and damned if we don't. Kidney Int. 1990;37:1006.

66. Chung HM et al. Post-operative hyponatremia. Arch Intern Med. 1986;146:333.

67. Cochrane JP et al. Arginine vasopressin release following surgical operations. Br J Surg. 1981;68:209.

68. DeFronzo RA et al. Water intoxication in man after cyclophosphamide therapy. Time course and relation to drug activation. Ann Intern Med. 1973;78:861.

69. Morgan DB et al. Water intoxication and oxytocin infusion. Br J Obstet Gynaecol. 1977;84:6.

70. Cheng JC et al. Long-term neurologic outcome in psychogenic water drinkers with severe symptomatic hyponatremia: the effect of rapid correction. Am J Med. 1990;88:561.

71. Laureno R, Karp BI. Pontine and extrapontine myelinolysis following rapid correction of hyponatraemia. Lancet. 1988;1:1439.

72. Lohr JW. Osmotic demyelination syndrome following correction of hyponatremia: association with hypokalemia. Am J Med. 1994;96:408.

73. Sterns RH et al. Neurologic sequelae after treatment of severe hyponatremia: a multicenter perspective. J Am Soc Nephrol. 1994;4:1522.

74. Decaux G. Treatment of the syndrome of inappropriate secretion of antidiuretic hormone by long-loop diuretics. Nephron. 1983;35:82.

75. Decaux G et al. Treatment of the syndrome of inappropriate secretion of antidiuretic hormone with furosemide. N Engl J Med. 1981;304:329.

76. Cherill DA et al. Demeclocycline treatment in the syndrome of inappropriate antidiuretic hormone secretion. Ann Intern Med. 1975;83:654.

77. White MG, Fetner CD. Treatment of the syndrome of inappropriate secretion of antidiuretic hormone with lithium carbonate. N Engl J Med. 1975;292:390.

78. Miller PD et al. Plasma demeclocycline levels and nephrotoxicity. Correlation in hyponatremic cirrhotic patients. JAMA. 1980;243:2513.

79. Decaux G et al. Lack of efficacy of phenytoin in the syndrome of inappropriate antidiuretic hormone secretion of neurological origin. Postgrad Med J. 1989;65:456.

80. Decaux G et al. 5-year treatment of the chronic syndrome of inappropriate secretion of ADH with oral urea. Nephron. 1993;63:468.

81. Decaux G et al. Hyponatremia in the syndrome of inappropriate secretion of antidiuretic hormone. Rapid correction with urea, sodium chloride, and water restriction. JAMA. 1982;247:471.

82. Ali F et al. Therapeutic potential of vasopressin receptor antagonists. Drugs. 2007;67:847.

83. Lehrich RW et al. Role of vaptans in the management of hyponatremia. Am J Kidney Dis. 2013;62:364–376.

84. Verbalis JG. Vasopressin V2 receptor antagonists. J Mol Endocrinol. 2002;29:1.

85. Thibonnier M et al. The basic and clinical pharmacology of nonpeptide vasopressin receptor antagonists. Annu Rev Pharmacol Toxicol. 2001;41:175.

86. Knepper MA. Molecular physiology of urinary concentrating mechanism: regulation of aquaporin water channels by vasopressin. Am J Physiol. 1997;272:F3.

87. Burrell LM et al. Vasopressin receptor antagonism—a therapeutic option in heart failure and hypertension. Exp Physiol. 2000;85:259S.

88. Verbalis JG et al. Novel vasopressin V-1A and V2 antagonist (conivaptan) increases serum sodium concentration and effective water clearance inpatients with hyponatremia. Circulation. 2004;110:723.

89. Ghali J. Efficacy and safety of oral conivaptan: a V1A/V2 vasopressin receptor antagonist, assessed in a randomized, placebo-controlled trial in patients with euvolemic or hypervolemic hyponatremia. J Clin Endocrinol Metab. 2006;91:21.

90. Schrier RW et al. Tolvaptan, a selective oral vasopressin V2-receptor antagonist, for hyponatremia. N Engl J Med. 2006;355:2099.

91. Gheorghiade M et al. Vasopressin V2-receptor blockade with tolvaptan in patients with chronic heart failure: results from a double-blind, randomized trial. Circulation. 2003;107:2690.

92. Konstam MA et al. Effects of oral tolvaptan inpatients hospitalized for worsening heart failure: the EVEREST Outcome trial. JAMA. 2007;297:1319.

93. Gheorghiade M et al. Short term clinical effects of tolvaptan, an oral vasopressin antagonist, in patients hospitalized for heart failure: The EVEREST Clinical Status Trials. JAMA. 2007;297:1332.

94. Torres VE et al. Tolvaptan in patients with autosomal dominant polycystic kidney disease. NEJM. 2012;367:2407–2418.

95. Boertien WE et al. Short-term effects of tolvaptan in individuals with autosomal dominant polycystic kidney disease at various levels of kidney function. Am J Kidney Dis. 2015;65(6):833–841.

96. US Food and Drug Administration. Samsca (tolvaptan): drug safety communication: FDA limits duration and usage due to possible liver injury leading to organ transplant or death. **http://www.fda.gov/Drugs/DrugSafety/ucm350062.htm**. Accessed June 16, 2015.

97. Abraham WT et al. Aquaretic effect of lixivaptan, an oral, non-peptide,

selective V2 receptor vasopressin antagonist, in New York Heart Association functional class II and III chronic heart failure patients. *J Am Coll Cardiol.* 2006;47:1615.

98. Wong F et al. A vasopressin receptor antagonist (VPA-985) improves serum sodium concentration in patients with hyponatremia: a multicenter, randomized, placebo-controlled trial. *Hepatology.* 2003;37:182.

99. Gerbes AL et al. Therapy of hyponatremia in cirrhosis with a vasopressin receptor antagonist: a randomized double-blind multicenter trial. *Gastroenterology.* 2003;124:933.

100. Abraham WT et al. Oral lixivaptan effectively increases serum sodium concentrations in outpatients with euvolemia hyponatremia. *Kidney Int.* 2012;82(11):1215–1222.

101. Abraham WT et al. Lixivaptan safely and effectively corrects serum sodium concentrations in hospitalized patients with euvolemia hyponatremia. *Kidney Int.* 2012;82(11):1223–1230.

102. Decaux G et al. Non-peptide arginine-vasopressin antagonists: the vaptans. *Lancet.* 2008;371:1624.

103. Verbalis JG et al. Conivaptan, a novel arginine vasopressin antagonist, produced aquaresis and increased serum sodium concentration in patients with heart failure and euvolemic or hypervolemic hyponatremia. *Crit Care Med.* 2005;33(Suppl):A170.

104. Morrison G et al. Hyperosmolal states. In: Narins RG, ed. *Maxwell & Kleeman's Clinical Disorders of Fluid and Electrolyte Metabolism.* 5th ed. New York, NY: McGraw-Hill; 1994:617.

105. Snyder NA et al. Hypernatremia in elderly patients. A heterogeneous, morbid, and iatrogenic entity. *Ann Intern Med.* 1987;107:309.

106. Beermann B, Groschinsky-Grind M. Clinical pharmacokinetics of diuretics. *Clin Pharmacokinet.* 1980;5:221.

107. Merkus F. Is canrenone the major metabolite of spironolactone? *Clin Pharm.* 1983;2:209.

108. Skluth H, Gums JG. Spironolactone: a re-examination. *DICP.* 1990;24:52.

109. Pruitt AW et al. Variations in the fate of triamterene. *Clin Pharmacol Ther.* 1977;21:610.

110. Allon M. Treatment and prevention of hyperkalemia in end-stage renal disease. *Kidney Int.* 1993;43:1197.

111. Sterns RH et al. Internal potassium balance and the control of the plasma potassium concentration. *Medicine (Baltimore).* 1981;60:339.

112. Perrone RD et al. Regulation of extrarenal potassium metabolism. In: Narins RG, ed. *Maxwell & Kleeman's Clinical Disorders of Fluid and Electrolyte Metabolism.* 5th ed. New York, NY: McGraw-Hill; 1994:129.

113. Salem MM et al. Extrarenal potassium tolerance in chronic renal failure: implications for the treatment of acute hyperkalemia. *Am J Kidney Dis.* 1991;18:421.

114. Field MJ et al. Regulation of renal potassium metabolism. In: Narins RG, ed. *Maxwell & Kleeman's Clinical Disorders of Fluid and Electrolyte Metabolism.* 5th ed. New York, NY: McGraw-Hill; 1994:147.

115. Sterns RH et al. The disposition of intravenous potassium in normal man: the role of insulin. *Clin Sci (Lond).* 1987;73:557.

116. Williams ME et al. Impairment of extrarenal potassium 3 disposal by alpha-adrenergic stimulation. *N Engl J Med.* 1984;311:345.

117. Rosa RM et al. Adrenergic modulation of extrarenal potassium disposal. *N Engl J Med.* 1980;302:431.

118. Androgue HJ, Madias NE. Changes in plasma potassium concentration during acute acid-base disturbances. *Am J Med.* 1981;71:456.

119. Oster JR et al. Plasma potassium response to metabolic acidosis induced by mineral and nonmineral acids. *Miner Electrolyte Metab.* 1980;4:28.

120. Androgue HJ et al. Determinants of plasma potassium levels in diabetic ketoacidosis. *Medicine (Baltimore).* 1986;65:163.

121. Hazeyama Y, Sparks HV. A model of potassium ion efflux during exercise of skeletal muscle. *Am J Physiol.* 1979;236:R83.

122. Krishna GG et al. Hypokalemic states. In: Narins RG, ed. *Maxwell & Kleeman's Clinical Disorders of Fluid and Electrolyte Metabolism.* 5th ed. New York, NY: McGraw-Hill; 1994:659.

123. Johnsen T. Familial periodic paralysis with hypokalemia. *Dan Med Bull.* 1981;28:1.

124. Moravec MD, Hurlbert BJ. Hypokalemia associated with terbutaline administration in obstetrical patients. *Anesth Analg.* 1980;59:917.

125. Ketchersid TL, Van Stone JC. Dialysate potassium. *Semin Dial.* 1991;4:46.

126. Moore EW. Ionized calcium in normal serum, ultrafiltrates and whole blood determined by ion-exchange electrode. *J Clin Invest.* 1970;49:318.

127. Kassirer JP, Schwartz WB. The response of normal man to selective depletion of hydrochloric acid: factors in the genesis of persistent gastric alkalosis. *Am J Med.* 1966;40:10.

128. Adams PC et al. Exaggerated hypokalaemia in acute myeloid leukaemia. *Br Med J (Clin Res Ed).* 1981;282:1034.

129. Knochel JP. Neuromuscular manifestations of electrolyte disorders. *Am J Med.* 1982;75:521.

130. Surawicz B. Relationship between electrocardiogram and electrolytes. *Am Heart J.* 1967;73:814.

131. Smith SR et al. Potassium chloride lowers blood pressure and causes natriuresis in older patients with hypertension. *J Am Soc Nephrol.* 1992;2:1302.

132. Helderman JH et al. Prevention of the glucose intolerance of thiazide diuretics by maintenance of body potassium. *Diabetes.* 1983;32:106.

133. Tizianello A et al. Renal ammoniagenesis in humans with chronic potassium depletion. *Kidney Int.* 1991;40:772.

134. Stanaszek WF, Romankiewicz JA. Current approaches to management of potassium deficiency. *Drug Intell Clin Pharm.* 1985;19:176.

135. Kruse JA, Carlson RW. Rapid correction of hypokalemia using concentrated intravenous potassium chloride infusions. *Arch Intern Med.* 1990;150:613.

136. Bronson WR et al. Pseudohyperkalemia due to release of potassium from white blood cells during clotting. *N Engl J Med.* 1966;274:369.

137. Ingram RH Jr, Seki M. Pseudohyperkalemia with thrombocytosis. *N Engl J Med.* 1962;267:895.

138. Mather A, Mackie NR. Effects of hemolysis on serum electrolyte values. *Clin Chem.* 1960;6:223.

139. Romano AT et al. Mild forearm exercise during venipuncture, and its effect on potassium determinations. *Clin Chem.* 1977;23(2 Pt 1):303.

140. DeFronzo RA et al. Clinical disorders of hyperkalemia. In: Narins RG, ed. *Maxwell & Kleeman's Clinical Disorders of Fluid and Electrolyte Metabolism.* 5th ed. New York, NY: McGraw-Hill; 1994:697.

141. Cohen LF et al. Acute tumor lysis syndrome. A review of 37 patients with Burkitt's lymphoma. *Am J Med.* 1980;68:486.

142. Perazella MA. Drug-induced hyperkalemia: old culprits and new offenders. *Am J Med.* 2000;109:307.

143. Preston RA et al. University of Miami Division of Clinical Pharmacology therapeutic rounds: drug-induced hyperkalemia. *Am J Ther.* 1998;5:125.

144. Rimmer et al. Hyperkalemia as a complication of drug therapy. *Arch Intern Med.* 1987;147:867.

145. DeFronzo RA. Hyperkalemia and hyporeninemic hypoaldosteronism. *Kidney Int.* 1980;17:118.

146. Fraser R. Disorders of the adrenal cortex: their effects on electrolyte metabolism. *Clin Endocrinol Metab.* 1984;13:413.

147. Kurtzman NA et al. A patient with hyperkalemia and metabolic acidosis. *Am J Kidney Dis.* 1990;15:333.

148. Reardon LC, Macpherson DS. Hyperkalemia in outpatients using angiotensin-converting enzyme inhibitors. How much should we worry? *Arch Intern Med.* 1998;158:26.

149. Schlondorff D. Renal complications of nonsteroidal anti-inflammatory drugs. *Kidney Int.* 1993;44:643.

150. Bakris GL et al. ACE inhibition or angiotensin receptor blockade: impact onpotassium in renal failure. VAL-KStudy Group. *Kidney Int.* 2000;58:2084.

151. Lundborg P. The effect of adrenergic blockade on potassium concentrations in different conditions. *Acta Med Scand.* 1983;672(Suppl):121.

152. Goggans FC. Acute hyperkalemia during lithium treatment of manic illness. *Am J Psychiatry.* 1980;137:860.

153. Abdel-Raheem M et al. Effect of low-molecular-weight heparin on potassium homeostasis. *Pathophysiol Haemost Thromb.* 2002;32:107.

154. Oster JR et al. Heparin-induced aldosterone suppression and hyperkalemia. *Am J Med.* 1995;98:575.

155. Briceland LL, Bailie GR. Pentamidine-associated nephrotoxicity and hyperkalemia in patients with AIDS. *DICP.* 1991;25:1171.

156. Velazquez H et al. Renal mechanism of trimethoprim-induced hyperkalemia. *Ann Intern Med.* 1993;119:296.

157. Alappan R et al. Trimethoprim-sulfamethoxazole therapy in outpatients: is hyperkalemia a significant problem? *Am J Nephrol.* 1999;19:389.

158. Caliskan Y et al. Cyclosporine-associated hyperkalemia: report of four allogeneic blood stem-cell transplant cases. *Transplantation.* 2003;75:1069.

159. Woo M et al. Toxicities of tacrolimus and cyclosporin A after allogeneic blood stem cell transplantation. *Bone Marrow Transplant.* 1997;20;1095.

160. Bismuth C et al. Hyperkalemia in acute digitalis poisoning: prognostic significance and therapeutic implications. *Clin Toxicol.* 1973;6:153.

161. Bushinsky DA, Gennari FJ. Life-threatening hyperkalemia induced by arginine. *Ann Intern Med.* 1978;89:632.

162. Cooperman LH. Succinylcholine-induced hyperkalemia in neuromuscular disease. *JAMA.* 1970;213:1867.

163. Blumberg A et al. Effect of various therapeutic approaches on plasma potassium and major regulating factors in terminal renal failure. *Am J Med.* 1988;85:507.

164. Nicolis GL et al. Glucose-induced hyperkalemia in diabetic subjects. *Arch Intern Med.* 1981;141:49.

165. Allon M et al. Effect of insulin-plus-glucose infusion with or without epinephrine on fasting hyperkalemia. *Kidney Int.* 1993;43:212.

166. Wong SL, Maltz HC. Albuterol for the treatment of hyperkalemia. *Ann Pharmacother.* 1999;33:103.

167. Allon M. Hyperkalemia in end stage renal disease: mechanism and management. *J Am Soc Nephrol.* 1995;6:1134.

168. Liou HH et al. Hypokalemic effects of intravenous infusion or nebulization of salbutamol in patients with chronic renal failure: comparative study. *Am J Kidney Dis.* 1994;23:266.

169. Allon M, Copkney C. Albuterol and insulin for treatment of hyperkalemia in hemodialysis patients. *Kidney Int.* 1990;38:869.

170. Gutierrez R et al. Effect of hypertonic versus isotonic sodium bicarbonate on plasma potassium concentration in patients with end-stage renal disease. *Miner Electrolyte Metab.* 1991;17:291.

171. Scherr L et al. Management of hyperkalemia with a cation-exchange resin. *N Engl J Med.* 1961;264:115.

172. Sterns RH et al. Ion-exchange resins for the treatment of hyperkalemia: are they safe and effective? *J Am Soc Nephrol.* 2010;21:733–735.

173. US Food and Drug Administration. Kayexelate (sodium polystyrene sulfonate) powder. http://www.fda.gov/Safety/MedWatch/default.htm. Accessed June 17, 2015.

174. Brown ST et al. Potassium removal with peritoneal dialysis. *Kidney Int.* 1973;4:67.

175. Sherman RA et al. Variability in potassium removal by hemodialysis. *Am J Nephrol.* 1986;6:284.

176. Ward RA et al. Hemodialysate composition and intradialytic metabolic acid-base and potassium changes. *Kidney Int.* 1987;32:129.

177. Weir MR et al. Patiromer in patients with kidney disease and hyperkalemia receiving RAAS inhibitors. *N Engl J Med.* 2015;372:211–221.

178. Packham DK et al. Sodium zirconium cyclosilicate in hyperkalemia. *N Engl J Med.* 2015;372:222–231.

179. Lindgarde F, Zettervall O. Hypercalcemia and normal ionized serum calcium in a case of myelomatosis. *Ann Intern Med.* 1973;78:396.

180. Favus MJ. Transport of calcium by intestinal mucosa. *Semin Nephrol.* 1981;1:306.

181. LeRoith D, Pimstone BL. Bone metabolism and composition in the protein-deprived rat. *Clin Sci.* 1973;44:305.

182. Bourdeau JE et al. Calcium metabolism In: Narins RG, ed. *Maxwell & Kleeman's Clinical Disorders of Fluid and Electrolyte Metabolism.* 5th ed. New York, NY: McGraw-Hill; 1994:243.

183. Benabe JE et al. Disorders of calcium metabolism. In: Narins RG, ed. *Maxwell & Kleeman's Clinical Disorders of Fluid and Electrolyte Metabolism.* 5th ed. New York, NY: McGraw-Hill; 1994:1009.

184. Mundy GR. Pathophysiology of cancer-associated hypercalcemia. *Semin Oncol.* 1990;17(2 Suppl 5):10.

185. Ladenson JH et al. Relationship of free and total calcium in hypercalcemic conditions. *J Clin Endocrinol Metab.* 1979;48:393.

186. Beck N et al. Pathogenic role of cyclic AMP in the impairment of urinary concentrating ability in acute hypercalcemia. *J Clin Invest.* 1974;54:1049.

187. Bajorunas DR. Clinical manifestations of cancer-related hypercalcemia. *Semin Oncol.* 1990;17(Suppl 5):16.

188. Suki WN et al. Acute treatment of hypercalcemia with furosemide. *N Engl J Med.* 1970;283:836.

189. Davidson TG. Conventional treatment of hypercalcemia of malignancy. *Am J Health Syst Pharm.* 2001;58(Suppl 3):S8.

190. Minstock ML et al. Effect of calcitonin and glucocorticoids in combination on the hypercalcemia of malignancy. *Ann Intern Med.* 1980;93:269.

191. Ritch PS. Treatment of cancer-related hypercalcemia. *Semin Oncol.* 1990;17(Suppl 5):26.

192. Major P. The use of zoledronic acid, a novel, highly potent bisphosphonate, for the treatment of hypercalcemia of malignancy. *Oncologist.* 2002;7:481.

193. Ryzen E et al. Intravenous etidronate in the management of malignant hypercalcemia. *Arch Intern Med.* 1985;145:449.

194. Gucalp R et al. Comparative study of pamidronate disodium and etidronate disodium in the treatment of cancer-related hypercalcemia. *J Clin Oncol.* 1992;10:134.

195. Bounameaux HM et al. Renal failure associated with intravenous diphosphonates. *Lancet.* 1983;1:471.

196. Francis MD, Slough CL. Acute intravenous infusion of disodium dihydrogen (1-hydroxyethylidene)diphosphonate: mechanism of toxicity. *J Pharm Sci.* 1984;73:1097.

197. Major P et al. Zoledronic acid is superior to pamidronate in the treatment of hypercalcemia of malignancy: a pooled analysis of two randomized, controlled clinical trials. *J Clin Oncol.* 2001;19:558.

198. Berenson JR. Advances in the biology and treatment of myeloma bone disease. *Am J Health Syst Pharm.* 2001; 58(Suppl 3):S16.

199. Warrell RP Jr et al. Metabolic effects of gallium nitrate administered by prolonged infusion. *Cancer Treat Rep.* 1985;69:653.

200. Warrell RP Jr et al. Gallium nitrate inhibits calcium resorption from bone and is effective treatment for cancer-related hypercalcemia. *J Clin Invest.* 1984;73:1487.

201. Warrell RP Jr et al. Gallium nitrate for treatment of refractory hypercalcemia from parathyroid carcinoma. *Ann Intern Med.* 1987;107:683.

202. Warrell RP Jr et al. Gallium nitrate for acute treatment of cancer-related hypercalcemia. A randomized, double-blind comparison to calcitonin. *Ann Intern Med.* 1988;108:669.

203. Warrell RP Jr et al. A randomized double-blind study of gallium nitrate compared with etidronate for acute control of cancer-related hypercalcemia. *J Clin Oncol.* 1991;9:1467.

204. Haussler MR, McCain TA. Basic and clinical concepts related to vitamin D metabolism and action. *N Engl J Med.* 1977;297:974.

205. Streck WF et al. Glucocorticoid effects in vitamin D intoxication. *Arch Intern Med.* 1979;139:974.

206. Baughman RP et al. Sarcoidosis. *Lancet.* 2003;361:1111.

207. Smith BJ et al. Prostaglandins and cancer. *Ann Clin Lab Sci.* 1983;13:359.

208. Dennis VW Phosphate disorders. In: Kokko JP, Tannen RL, eds. *Fluids and Electrolytes.* 3rd ed. Philadelphia, PA: WB Saunders; 1996:359.

209. Harrison HE, Harrison HC. The effect of acidosis upon renal tubular reabsorption of phosphate. *Am J Physiol.* 1941;134:781.

210. Moog F, Glazier HS. Phosphate absorption and alkaline phosphatase activity in the small intestine of the adult mouse and of the chick embryo and hatched chick. *Comp Biochem Physiol.* 1972;42A:321.

211. Fox J et al. Stimulation of duodenal and ileal absorption of phosphate in the chick by low-calcium and low-phosphate diets. *Calcif Tissue Int.* 1978;26:243.

212. Brommage R et al. Vitamin D-independent intestinal calcium and phosphorus absorption during reproduction. *Am J Physiol.* 1990;259:G631.

213. Sheikh MS et al. Reduction of dietary phosphorus absorption by phosphorus binders. *J Clin Invest.* 1989;83:66.

214. Levine BS et al. Hypophosphatemia and hyperphosphatemia: clinical and pathologic aspects. In: Narins RG, ed. *Maxwell & Kleeman's Clinical Disorders of Fluid and Electrolyte Metabolism.* 5th ed. New York, NY: McGraw-Hill; 1994:1045.

215. Portale AA et al. Dietary intake of phosphorus modulates the circadian rhythm in serum concentration of phosphorus: implications for the renal production of 1,25-dihyroxyvitamin D. *J Clin Invest.* 1987;80:1147.

216. Eisenbrey AB et al. Mannitol interference in an automated serum phosphate assay. *Clin Chem.* 1987;33:2308.

217. Lee DB et al. Effect of phosphorus depletion on intestinal calcium and phosphorus absorption. *Am J Physiol.* 1979;236:E451.

218. Crook MA et al. The importance of the refeeding syndrome. *Nutrition.* 2001;17:632.

219. Lotz M et al. Evidence for phosphorus depletion syndrome 5 in man. *N Engl J Med.* 1968;278:409.

220. Roxe DM et al. Phosphate-binding effects of sucralfate in patients with chronic renal failure. *Am J Kidney Dis.* 1989;13:194.

221. Cox GJ et al. The effects of high doses of aluminum and iron on phosphorus metabolism. *J Biol Chem.* 1931;92:xi.

222. Marwich TH et al. Severe hypophosphatemia induced by glucose-insulin-potassium therapy. A case report and proposal for altered protocol. *Int J Cardiol.* 1998;18:327.

223. Stein JH et al. Hypophosphatemia in acute alcoholism. *Am J Med.* 1996;252:78.

224. Lennquist S et al. Hypophosphatemia in severe burns. A prospective study. *Acta Chir Scand.* 1979;145:1.

225. Kebler R et al. Dynamic changes in serum phosphorus levels in diabetic ketoacidosis. *Am J Med.* 1985;79:571.

226. Massry SG. The clinical syndrome of phosphate depletion. *Adv Exp Med Biol.* 1978,103:301.

227. Lichtman MA et al. Reduced red cell glycolysis, 1,2-diphosphoglycerate and adenosine triphosphate concentration and increased hemoglobin-oxygen affinity caused by hypophosphatemia. *Ann Intern Med.* 1971;74:562.

228. Subramanian R, Khardori R. Severe hypophosphatemia. Pathophysiologic implications, clinical presentations, and treatment. *Medicine (Baltimore).* 2000;79:1.

229. Rubin MF, Narins RG. Hypophosphatemia: pathophysiological and practical aspects of its therapy. *Semin Nephrol.* 1990;10:536.

230. Rosen GH et al. Intravenous phosphate repletion regimen for critically ill patients with moderate hypophatemia. *Crit Care Med.* 1995;23:1204.

231. Charron T et al. Intravenous phosphate in the intensive care unit: more aggressive repletion regimens for moderate and severe hypophosphatemia. *Intensive Care Med.* 2003;29:1273.

232. Wacker WE, Parisi AF. Magnesium metabolism. *N Engl J Med.* 1968;278:658.

233. Kurachi Y et al. Role of intracellular Mg2+ in the activation of muscarinic K+ channel in cardiac atrial cell membrane. *Pflugers Arch*. 1986;407:572.

234. White RE, Hartzell HC. Magnesium ions in cardiac function. Regulator of ion channels and second messengers. *Biochem Pharmacol*. 1989;38:859.

235. Seelig MS. The magnesium requirement by the normal adult: summary and analysis of published data. *Am J Clin Nutr*. 1964;14:212.

236. Jones JE et al. Magnesium requirements in adults. *Am J Clin Nutr*. 1967;20:632.

237. Schmulen AC et al. Effect of 1,25-(OH)2D3 on jejunal absorption of magnesium in patients with chronic renal disease. *Am J Physiol*. 1980;238:G349.

238. Heaton FW. The parathyroid glands and magnesium metabolism in the rat. *Clin Sci*. 1965;28:543.

239. Massry SG et al. Renal handling of magnesium in the dog. *Am J Physiol*. 1969;216:1460.

240. Lennon EJ. Piering WF. A comparison of the effects of glucose ingestion and NH4Cl acidosis on urinary calcium and magnesium excretion in man. *J Clin Invest*. 1970;49:1458.

241. Wong NLM et al. Effects of mannitol on water and electrolyte transport in the dog kidney. *J Lab Clin Med*. 1979;94:683.

242. Massry SG, Coburn JW. The hormonal and non-hormonal control of renal excretion of calcium and magnesium. *Nephron*. 1973;10:66.

243. Lim P, Jacob E. Tissue magnesium levels in chronic diarrhea. *J Lab Clin Med*. 1972;80:313.

244. Horton R, Biglieri EG. Effect of aldosterone on the metabolism of magnesium. *Clin Endocrinol Metab*. 1962;22:1187.

245. Alfrey AC et al. Evaluation of body magnesium stores. *J Lab Clin Med*. 1974;84:153.

246. Thoren L. Magnesium metabolism. *Prog Surg*. 1971;9:131.

247. Jackson CE, Meier DW. Routine serum magnesium analysis: correlation with clinical state in 5100 patients. *Ann Intern Med*. 1968;69:743.

248. Rasmussen HS et al. Intravenous magnesium in acute myocardial infarction. *Lancet*. 1986;327:234.

249. Chernow B et al. Hypomagnesemia in patients in postoperative intensive care [published correction appears in *Chest*. 1989;95:1362]. *Chest*. 1989;95:391.

250. Shils ME. Experimental human magnesium depletion. *Medicine (Baltimore)*. 1969;118:61.

251. Caddell JL et al. Studies in protein-calorie malnutrition. 1: Chemical evidence for magnesium deficiency. *N Engl J Med*. 1967;276:533.

252. Flink EB et al. Magnesium deficiency after prolonged parenteral fluid administration and after chronic alcoholism, complicated by delirium tremens. *J Lab Clin Med*. 1954;43:169.

253. Baron DN. Magnesium deficiency after gastrointestinal surgery and loss of excretions. *Brit J Surg*. 1960;48:344.

254. Coons CM, Blunt K. The retention of nitrogen, calcium, phosphorus and magnesium by pregnant women. *J Biol Chem*. 1930;86:1.

255. Booth CC et al. Incidence of hypomagnesaemia in intestinal malabsorption. *Br Med J*. 1963;2:141.

256. Hallberg D. Magnesium problems in gastroenterology. *Acta Med Scand*. 1981;661:62.

257. Thoren L. Magnesium deficiency in gastrointestinal fluid loss. *Acta Chir Scand*. 1963;306(Suppl):1.

258. Milla PJ et al. Studies in primary hypomagnesemia: evidence for defective carrier-mediated small intestinal transport of magnesium. *Gut*. 1979;20:1028.

259. Evans RA et al. The congenital "magnesium-losingkidney". Report of two patients. *Q J Med*. 1981;197:39.

260. Lam M, Adelstein DJ. Hypomagnesemia and renal magnesium wasting in patients treated with cisplatin. *Am J Kidney Dis*. 1986;8:164.

261. Keating MJ et al. Hypocalcemia with hypoparathyroidism and renal tubular dysfunction associated with aminoglycoside therapy. *Cancer*. 1977;39:1410.

262. Wong NL, Dirks JH. Cyclosporin-induced hypomagnesaemia and renal magnesium wasting in rats. *Clin Sci*. 1988;75:505.

263. Barton CH et al. Renal magnesium wasting associated with amphotericin B therapy. *Am J Med*. 1984;77:471.

264. Coburn JW, Massry SG. Changes in serum and urinary calcium during phosphate depletion. Studies on mechanisms. *J Clin Invest*. 1970;49:1073.

265. Quamme GA, Dirks JH. Magnesium transport in the nephron. *Am J Physiol*. 1980;8:393.

266. Butler AM et al. Metabolic studies in diabetic coma. *Trans Assoc Am Phys*. 1947;60:102.

267. Kalbfleisch JM et al. Effects of ethanol administration on urinary excretion of magnesium and other electrolytes in alcoholic and normal subjects. *J Clin Invest*. 1963;42:1471.

268. Hellman ES et al. Abnormal water and electrolyte metabolism in acute intermittent porphyria. The transient inappropriate secretion of antidiuretic hormone. *Am J Med*. 1962;32:734.

269. Tapley DF. Magnesium balance in myxedematous patients treated with triiodothyronine. *Bull Johns Hopkins Hosp*. 1955;96:274.

270. Potts JT Jr, Roberts B. Clinical significance of magnesium deficiency and its relationship to parathyroid disease. *Am J Med Sci*. 1958;235:205.

271. Heaton FW, Pyrah LN. Magnesium metabolism in patients with parathyroid disorders. *Clin Sci*. 1963;25:475.

272. Seelig MS. Magnesium deficiency and cardiac dysrhythmia. In: Seelig MS, ed. *Magnesium Deficiency in Pathogenesis of Disease*. New York, NY: Springer; 1980:219.

273. Iseri LT. Magnesium and cardiac arrhythmias. *Magnesium*. 1986;5:111.

274. Agus Z. Hypomagnesemia. *J Am Soc Nephrol*. 1999;10:1616.

275. Alfrey AC. Normal and abnormal magnesium metabolism. In: Schrier RW, ed. *Renal and Electrolyte Disorders*. 6th ed. Philadelphia, PA: Lippincott Williams & Wilkins; 2003:278.

276. Flink EB. Magnesium deficiency in alcoholism. Alcoholism: clinical and experimental research. *Alcohol Clin Exp Res*. 1986;10:590.

277. Oster JR, Epstein M. Management of magnesium depletion. *Am J Nephrol*. 1988;8:349.

278. Flink EB. Therapy of magnesium deficiency. *Ann N Y Acad Sci*. 1969;162:901.

279. Sachter JJ. Magnesium in the 1990s: implications for acute care. *Top Emerg Med*. 1992;14:23.

280. Rude RK et al. Renal tubular maximum for magnesium in normal, hyperparathyroid, and hypoparathyroidman. *J Clin Endocrinol Metab*. 1980;51:1425.

281. Coburn JW et al. The physicochemical state and renal handling of divalent ions in chronic renal failure. *Arch Intern Med*. 1967;124:302.

282. Massry SG et al. Divalent ion metabolism in patients with acute renal failure: studies on the mechanism of hypocalcemia. *Kidney Int*. 1974;5:437.

283. Mordes JP, Wacker WE. Excess magnesium. *Pharmacol Rev*. 1978;29:273.

284. Jones J et al. Cathartic-induced magnesium toxicity during overdose management. *Ann Emerg Med*. 1986;15:1214.

285. Pritchard JA. The use of magnesium ion in the management of eclamptogenic toxemias. *Surg Gynecol Obstet*. 1955;100:131.

286. Alfrey AC et al. Hypermagnesemia after renal homotransplantation. *Ann Intern Med*. 1970;73:367.

28 第 28 章 慢性肾脏病

Darius L. Mason

核心原则	章节案例
① 慢性肾脏病(chronic kidney disease,CKD)是进行性不可逆性的肾损伤,以估算肾小球滤过率下降或者有肾损伤3月以上证据为特点的疾病。	案例28-1(问题1)
② 根据改善全球肾脏病预后组织(the Kidney Disease:Improving Global Outcomes,KDIGO)指南的定义,通过肾功能对CKD进行分期。每一期有相应的执行规范。	案例28-1(问题1)
③ 许多公式可用于计算肌酐清除率(creatinine clearance,CrCl)或eGFR。MDRD(Modification of Diet in Renal Disease)公式计算出的GFR值可用来确定CKD、进行CKD分期以及随访其进展。Cockcroft-Gault(CG)公式可用来调整经肾脏排泄的药物剂量。	公式28-3~公式28-5
④ 在美国,糖尿病是导致CKD的首要病因。把血糖控制到理想范围是减缓CKD进展及减少发病率和死亡率的最根本方法。	案例28-1(问题2~4)
⑤ 继发于CKD的水潴留和电解质紊乱,常会使高血压的治疗变得复杂,且可能产生心脏毒性作用。	案例28-1(问题5~9)
⑥ CKD晚期由于氢离子分泌和碳酸氢盐产生减少,会导致代谢性酸中毒出现,可能加重骨病和其他代谢紊乱。	案例28-1(问题8)
⑦ 治疗肾性贫血是减少心血管并发症(cardiovascular disease,CVD)的必要方法。贫血的管理包括铁剂的补充和促红细胞生成素的使用。	案例28-1(问题10~12)
⑧ CVD是CKD患者发病率和死亡率的首位病因。心血管保护措施应贯穿于各期CKD的治疗。	案例28-2(问题1)
⑨ 在美国,高血压是CKD的第二大致病原因。把血压控制到靶目标是减缓CKD进展和减少死亡率的必要措施。	案例28-2(问题2、3)
⑩ 随着CKD进展,以生化指标异常、肾性骨病和血管钙化为特征的矿物质与骨代谢异常(mineral and bone disorders,MBD)日益普遍。生化指标异常导致血管钙化进展并增加心血管疾病死亡风险。	案例28-3(问题1、2)
⑪ 高磷血症的治疗包括限制饮食中磷摄入量和使用磷结合剂。	案例28-3(问题2)
⑫ 活性维生素D制剂(骨化三醇、帕立骨化醇和度骨化醇)或拟钙剂(西那卡塞)的应用对于获得生化指标平衡和改善骨代谢很有必要。	案例28-3(问题2~6)
⑬ 肾小球肾病(glomerulonephropathies,GN)是由各种免疫机制导致的肾小球疾病的总称,也是CKD的第三大病因。GN患者可表现为肾病综合征并需要免疫抑制治疗。	案例28-4(问题1、2) 案例28-5(问题1、2) 案例28-6(问题1)

引言

慢性肾脏病（chronic kidney disease，CKD）泛指肾功能损伤的所有阶段，包括早期肾病一直到终末期肾病，估算肾小球滤过率（estimated glomerular filtration rate，eGFR）范围从早期的 90ml/(min·1.73m^2) 到终末期的 15ml/(min·1.73m^2) 以下。当患者需要进行透析或移植等肾脏替代治疗手段才能维持生命时，CKD 已经发展至晚期阶段，称之为终末期肾病（end-stage renal disease，ESRD）[1]。CKD 相关的许多并发症增加了其临床复杂性，这些并发症包括水电解质紊乱、贫血、心血管疾病（CVD）、矿物质与骨代谢异常（mineral and bone disorders，MBD）、营养不良等。对 CKD 患者的合理治疗需要多学科共同努力，从不同专科角度来解决不同的临床问题。由于不同肾脏损伤程度会导致药物在患者体内分布发生相应的变化，药物剂量调整对这类患者的合理用药至关重要。

临床实践指南的实施旨在提高患者预后和降低治疗差异[2]。因此，许多国家都为肾脏病的治疗制定了以循证医学为基础的临床实践指南。美国国家肾脏基金会（National Kidney Foundation，NKF）建立的肾脏病预后质量组织（Kidney Disease Outcomes Quality Initiative，K/DOQI）提供了所有阶段有关肾脏病和相关病症的循证治疗指南。由于肾脏病是全球公共卫生问题，而且全世界由于肾脏病带来的一系列问题具有普遍性，因此，2003 年成立了改善全球肾脏病预后组织（the Kidney Disease：Improving Global Outcomes，KDIGO）。KDIGO 的宗旨在于推进协调、合作和主动整合资源，提高全球肾脏病患者的治疗和预后。KDIGO 由 NKF 管理。K/DOQI 和 KDIGO 的联系方式及临床实践指南的相应网址可在表 28-1 中找到。

表 28-1

肾脏病临床操作指南索引

美国国家肾脏病基金会肾脏病预后质量组织
（National Kidney Foundation Kidney Disease Outcomes Quality Initiative）
30 东 33 大街
纽约,纽约 10016
电话:1-800-622-9010
网址:http://www.kidney.org/professionals/guidelines
改善全球肾脏病预后组织
（Kidney Disease：Improving Global Outcomes）
30 东 33 大街 900 室
纽约,纽约 10016
电话:212-889-2210 x288
网址:http://www.kdigo.org/home/

慢性肾脏病的定义和分期

慢性肾脏病是肾功能进行性恶化伴健存肾单位不可逆性结构损伤为特征的疾病。2012 年 KDIGO 慢性肾脏病评估与管理临床实践指南中，CKD 的定义是影响健康的肾脏结构异常（例如白蛋白尿）或功能损害（例如 GFR 下降），至少 3 个月（表 28-2）。该指南从肾脏病的病因、GFR 和白蛋白尿三方面对 CKD 进行分期（CGA 分期）（表 28-3 和表 28-4）[1]。尿中出现白蛋白（定义为白蛋白尿）是一个提示肾脏损害的早期及敏感指标（表 28-4）。与 K/DOQI 指南不同，为了更好地对患者进行预后风险分层，KDIGO 指南将 CKD 3 期分为 3a[GFR 45~59ml/(min·1.73m^2)] 和 3b [GFR 30~44ml/(min·1.73m^2)] 两个亚期。肾脏损伤可通过病理学异常或损伤标志物检测来确定，包括血液或尿液检查异常或影像学检查异常[1]。表 28-5 为 CKD 分期示例。

表 28-2

CKD 的诊断标准[1]

肾脏损伤的指标	GFR 下降
■ 白蛋白尿（AER ≥ 30mg/24h；ACR≥30mg/g[≥3mg/mmol]） ■ 尿沉渣异常 ■ 肾小管疾病引起的电解质及其他异常 ■ 组织病理学异常 ■ 影像学提示结构异常 ■ 肾移植病史	GFR<60ml/(min·1.73m^2)

GFR 下降或肾脏损伤持续至少 3 个月。

AER，尿白蛋白排泄率；ACR，尿白蛋白/肌酐；CKD，慢性肾脏病；GFR，肾小球滤过率

表 28-3

根据 eGFR 对 CKD 的分期[1]

GFR 分期 [ml/(min·1.73m^2)]	描述	范围
G1	正常或升高	≥90
G2	轻度下降	60~89
G3a	轻中度下降	45~59
G3b	中重度下降	30~44
G4	重度下降	15~29
G5	肾衰竭	<15

CKD，慢性肾脏病；GFR，肾小球滤过率

表 28-4

根据白蛋白尿对 CKD 分期[1]

描述	A1	A2	A3
	正常或轻度升高	中度升高	重度升高
尿白蛋白/肌酐（mg/g）	<30	30~300	>300
尿白蛋白排泄率（mg/24h）	<30	30~300	>300

肾功能大幅下降会导致氮质血症，这是内源性含氮废物如尿素在血浆中蓄积的结果，也使得 CKD 并发症增加。含氮废物与其他毒素的积累表现为血液中尿素氮（urea nitrogen，BUN）的升高，临床上出现尿毒症症状和体征，导致大量并发症并影响许多重要组织器官功能。实验室生化异常包括氮质血症、高磷血症、低钙血症、高钾血症、代谢性酸中毒、贫血加重。只有当 CKD 进展到 3~5 期，包括高血压、尿毒症症状（如恶心、厌食）和出血等在内的临床症状及相关并发症才被注意到。因此，干预并减缓肾脏病的进展至关重要，当患者 eGFR 小于 30ml/(min·1.73m^2)时（4 期），ESRD 通常不可避免。

表 28-5

CKD 分期示例[1]

病因	GFR 分期	白蛋白尿分期	CKD 标准
糖尿病肾病	G5	A3	GFR 下降，白蛋白尿
特发性局灶硬化	G2	A3	白蛋白尿
肾移植受者	G2	A1	肾移植病史
多囊肾	G2	A1	影像学异常
膀胱输尿管反流	G1	A1	影像学异常
远端肾小管酸中毒	G1	A1	电解质异常
高血压肾病	G4	A2	GFR 下降和白蛋白尿
由糖尿病和高血压引起的 CKD	G4	A1	GFR 下降
由糖尿病和高血压引起的 CKD	G2	A3	白蛋白尿
由糖尿病和高血压引起的 CKD	G3a	A1	GFR 下降
不明原因 CKD	G3a	A1	GFR 下降

CKD，慢性肾脏病；GFR，肾小球滤过率

慢性肾脏病的流行病学

发病情况及流行趋势

美国肾脏数据系统（US Renal Data System，USRDS）是一个国家性的数据系统，它收集、分析以及发布美国各期 CKD 的信息。USRDS 每年发布有关 CKD 发病率和患病率的数据，均为 2 年前的数据[3]。USRDS 于 2014 年报道，2012 年 CKD 患者占全国总人口的 14%，CKD 3 期患者增长最多，其患病率从 4.5% 升至 6.0%。美国国家肾脏病基金会（NKF）的肾脏早期评估项目（Kidney Early Evaluation Program，KEEP）在美国筛选高危人群，包括高血压、糖尿病或有肾衰竭家族史者。在 2000 年至 2011 年间 KEEP 筛选的高危人群中，24% 已发生 CKD[4]。

在 USRDS 于 2014 年发布的数据中，2012 年间有 114 813 例新发 ESRD，其中 102 227 例接受血液透析治疗。ESRD 患者包括腹膜透析、血液透析和肾移植者。ESRD 的发病率从 2009 年起逐年下降，2012 年 ESRD 的矫正发病率为 353/百万/年，为 1997 年以来最低。截至 2012 年 12 月 31 日，有 449 342 例患者接受透析治疗（408 711 例血液透析，40 631 例腹膜透析），年增长 3.8%，比 2000 年升高 57.4%。新英格兰和西北部地区 ESRD 的患病率最低，中西部地区 ESRD 的患病率最高。非裔美国人和美国原著居民肾衰竭的发病率分别为美国白人的 3.3 倍和 1.85 倍，西班牙裔美国人 ESRD 的发病率比非西班牙裔高[3]。

2012 年间 ESRD 患病率的增长主要来自超过 45 岁的人群[1]。ESRD 发病率最高的年龄段为 65~74 岁，在此年龄段每百万人中有 6 302 例 ESRD 患者。超过 75 岁人群中 ESRD 患者增长最多，自 2000 年以来增长了 50%。非裔美国人 ESRD 患病率最高，比美国原著居民高 2 倍、比亚裔美国人高 2.5 倍，比美国白人高 4 倍[3]。

在健康人群 2020（Healthy People 2020，HP2020）国家健康倡议中，CKD 为优先的目标预防疾病。CKD 控制目标中的一项指标为减少 ESRD 患者数量[5]。HP2020 的目标是将 ESRD 的患病率控制在 13.7% 以下，而在 1999 年至 2004 年间矫正的 ESRD 患病率为 15.2%[5]。HP2020 提出

的其他目标包括提高对本病的认识、改善心血管治疗以及减少 CKD 患者死亡率(参见其网站 Healthy People. gov. website)。

病因学

CKD 的病因是原发性肾脏病或继发于某些系统性疾病(如糖尿病或高血压)所导致的肾单位持续进行性丢失,致使肾功能进行性下降,或是急性损伤导致不可逆的肾脏损害。2012 年,美国新确诊患者中导致 ESRD 的主要病因为糖尿病(44%)、高血压(28%)和慢性肾小球肾炎(7%)[3]。其余导致 ESRD 的病因多种多样:包括多囊肾、先天性肾脏畸形、肾结石、间质性肾炎、肾动脉狭窄、肾癌及人类免疫缺陷病毒相关性肾病。

危险因素

与 CKD 发生、发展及相关的各种风险因素已明确。身体状况是直接引起肾损害的启动因素,导致 CKD 进展及肾损害加重的危险因素与肾功能随时间的加速下降相关。大部分易感因素不可纠正,但可以确定哪些人群存在 CKD 高风险。与此相反,药物和生活方式干预已显示可调整 CKD 相关的启动和进展因素(见预防糖尿病肾病章节)。与 CKD 相关的风险因素汇总可在表 28-6 中找到。

表 28-6

慢性肾脏病的危险因素

可疑因素	启动因素	进展因素
年龄增大	糖尿病	高血糖
肾质量减少	高血压	高血压
出生时低体重	肾小球肾炎	蛋白尿
少数民族或种族	药物诱发或毒素	吸烟
家族史	吸烟	肥胖
低收入或低学历	肥胖	
系统性炎症		
血脂异常		

来源:KDOQI clinical practice guidelines for chronic kidney disease: evaluation, classification, and stratification. *Am J Kidney Dis.* 2002;39(2,Suppl 1):S73.

发病率和死亡率

肾脏病患者的住院率和死亡率比非 CKD 人群都高很多,且死亡率随 CKD 分期进展、患者健康复杂性以及年龄增加而升高。非透析 CKD 患者死亡率比非 CKD 者高36%,透析患者的全因死亡率比一般人群高 6-8 倍[3]。

随着透析和移植的进展改善了患者情况,患者的死亡率持续下降。从 2003 年至 2012 年,死亡率下降了 25%,而从 1993 年至 2002 年,死亡率只下降了 9%[3]。心血管相关事件,尤其是心脏骤停和心肌梗死,仍是导致非透析 CKD 及 ESRD 人群住院和死亡的主要原因。由于肾脏病患者很

多合并心脏疾病,这些情况下的死亡率风险提高并不奇怪。然而,自 1999 年起 ESRD 人群心血管疾病的死亡率持续下降。感染是继心血管疾病之后导致 ESRD 患者发病和死亡的第二大原因(主要是败血症)[3]。

透析第一年死亡率最高,然而 2012 年透析第一年患者的全因死亡率、心血管病疾病死亡率、感染死亡率分别比 2001年下降 19%、30% 和 56%。虽然死亡率下降,但是血液透析和腹膜透析患者中分别只有 54% 和 65% 能在 ESRD 发生后存活超过 3 年[3]。

药物使用

肾脏病患者药物使用的流行病学调查数据显示非透析 CKD 患者处方药平均为 6~8 种,而血透患者约为 12 种(10 种家用药品和 2 种在透析中心使用药物)[5,6]。这反映了 CKD 后期并发症和合并症发病率高,因此需要额外的药物治疗。药物的使用程度和处方药的复杂性导致 ESRD 患者依从性差及药物相关问题(medication-related problems, MRP)的凸显[7]。

为了对 MRP 进行管理,一些透析中心聘用临床药师作为多学科医疗团队的一员,为 ESRD 患者提供药学监护。临床药师所提供的服务已被证明是有经济效益并与保持健康生活质量有关[8,9]。此外,一项包括 104 名 ESRD 患者在内的随机研究评估了药学监护(由一名临床药师全面评估后进行的个体化药物治疗)相比于标准治疗(由一名护士执行的简明药物治疗)在药物使用、药品费用、住院率和 MRP 方面的影响。随访 2 年后发现,接受药学监护的患者与接受标准治疗的患者相比服用更少的药物,全因住院率也减少[10]。

经济学

无论是非透析 CKD 患者还是 ESRD 患者的治疗费用都是巨大的。2012 年,非透析 CKD 患者的人均年医疗费用超过 20 162 美元,而 CKD 4~5 期患者医疗费用比 1~2 期患者高 1.4 倍[3]。此外,ESRD 患者的这部分医疗保健费用大部分由联邦政府支付。2012 年,ESRD 的治疗费用是286 亿美元,占医疗保险预算的 5.6%[3],这反映了 ESRD 的治疗费用近年来持续增加。费用增加也与 ESRD 的患病率增高、监护标准的改变、报销比例调整及当前接受治疗的患者类型(例如糖尿病患者 vs. 非糖尿病患者)高度相关。

ESRD 患者治疗费用的持续增长需要高度重视,医保中心提供补充和医疗补助服务新的捆绑支付系统,改变医疗保险支付透析服务的方式。根据新系统,医疗保险提供了一个单一的 ESRD 体系以支付每次透析相关的所有服务费用[10]。之前的报销制度,医保复合支付透析费用包括单次透析治疗、某些常规药物(如肝素)、实验室检查和耗材等。除了这些费用,医保还需支付其他分开计费的相关透析服务及项目(例如红细胞生成素[EPO]刺激剂)[8]。捆绑支付系统有可能减少政府对透析服务的报销,但可能会增加一些 ESRD 患者治疗的不便[10]。

病理生理学

肾脏病从开始到进展至 ESRD 通常在几个月到几年之

间,其进展速度可通过 GFR 下降速度来估算。每个肾脏含有约 100 万个肾单位(肾的功能单位),每个肾单位保持各自的单个肾单位 GFR。当出现肾单位丢失时,健存肾单位通过改变肾小球血流动力提高单个肾单位的 GFR 代偿维持肾功能[9]。随着时间推移,单个肾单位 GFRs 的这种代偿,会增加肾小球内压最终导致肾小球肥大和不可逆功能丧失。此外,随着肾小球毛细血管内压力和肾小球内血流长期增加,肾单位会持续破坏,肾小球硬化症(肾小球动脉损伤)也会增加。无论何种原因,当 eGFR 下降到低于临界值,通常是正常人一半时,肾功能损害会持续进展[11]。对于每个个体而言,肾功能的下降速率是相对恒定的,但不同患者和病种间的肾功能丢失速率明显不同,如黑人、蛋白尿、男性、高龄、吸烟患者的肾功能下降速度会增快[12-14]。肾脏疾病快速进展定义为每年 GFR 下降持续超过 $5ml/(min \cdot 1.73m^2)$[1]。尽管采用常规的实验室检测可以发现早期的肾功能变化[血清肌酐(serum creatinine,SCr)],但大多数患者在疾病进展到很严重(CKD 4 期、5 期和/或 ESRD)阶段之前不会出现任何尿毒症临床症状和体征。

作为导致美国 ESRD 的重要原因,糖尿病、高血压、肾小球疾病的肾脏损伤机制是研究的重点。在糖尿病患者中,葡萄糖滤出增加,肾小球和肾小管细胞葡萄糖接触增加,使细胞渗透压增加、毛细血管衬基底膜增厚以及引起其他解剖学改变。系统性高血压是肾脏病发生和发展的潜在激发因素,与单个肾单位的 GFRs 增加有关[9,14]。无论高血压是导致肾脏病的主要原因或是伴随其他病因而产生,都可通过增加肾小球内压力加重肾脏损害。肾小球高灌注和高压力导致的肾单位持续损害是肾损害进展的原因。肾小球入球和出球小动脉损伤导致的肾小球缺血也是一方面原因。糖尿病与高血压同时存在时发生 ESRD 的概率是单纯高血压的 5~6 倍[11]。大部分肾小球疾病通过免疫机制调节,肾小球上免疫复合物的形成和沉积可导致肾小球损伤及对大分子物质(如蛋白质)的通透性增加[15]。

蛋白尿,不仅是诊断肾脏病的早期指标,也是加重肾功能损害的因素,疾病的快速进展与大量蛋白尿分泌有关[16]。已经证实免疫因素与血流动力学因素也参与肾小球损伤。肾血流量增加与大量蛋白尿和高蛋白饮食有关。炎性细胞因子很可能参与纤维化与肾脏瘢痕形成,最终导致肾单位丢失。

CKD 患者常伴血脂异常,且经常与蛋白尿同时存在。进展性肾病患者可见到升高的低密度脂蛋白(low-density lipoprotein,LDL)、高总胆固醇、高载脂蛋白 B 及低的高密度脂蛋白(high-density lipoprotein,HDL)[15]。CKD 患者无论是否合并糖尿病,高胆固醇血症与肾功能丢失均密切相关[17,18]。肾小球系膜细胞中的载脂蛋白积聚参与了细胞因子产生和巨噬细胞浸润,从而加速 CKD 进展,尤其是早期肾脏病出现或伴其他危险因素如高血压时[17]。LDL 通过诱发系膜细胞的一系列反应加速肾小球损伤,且当 LDL 进入这些细胞内部后将发生更具细胞毒性的氧化反应。尽管血清总胆固醇、甘油三酯、载脂蛋白 B 都与 eGFR 的下降速率相关,但并不清楚它们是否直接加速肾病进展,尤其是

合并存在其他引起肾损伤因素时。然而,仍然有一些证据表明应用他汀类药物治疗 CKD 患者高脂血症的同时可降低蛋白尿并延缓 CKD 进展[19]。

药物诱导的慢性肾脏病

止痛剂肾病

止痛剂肾病是由于多年服用止痛药的习惯所导致,尤其好发于混合服用两种解热镇痛剂,通常是合用咖啡因或可待因时。止痛剂肾病是一种小管间质性肾脏病,特点是最初出现肾乳头坏死,继而出现慢性间质性肾炎[20]。止痛剂肾病是一种缓慢渐进性疾病,临床症状和体征类似于其他非特异性病因引起的 CKD。非那西汀(phenacetin),一种对乙酰氨基酚前体药,是第一个被认为具有此副作用的药物。

目前在美国,绝大多数的病例都是由于长期使用或错误使用含有非那西汀及阿司匹林(aspirin)的复合止痛剂,通常是同时含有咖啡因或可待因。长期使用非甾抗炎药物(nonsteroidal anti-inflammatory drug,NSAIDs)也会引起类似肾脏损害[21]。对乙酰氨基酚、阿司匹林和 NSAIDs 的使用与 CKD 患者的肾病进展呈剂量依赖性方式[22]。与使用时间相比,累积剂量(至少 1~2kg 的对乙酰氨基酚)是导致慢性止痛剂肾病最主要的危险因素[23,24]。因此 CKD 患者使用止痛剂要谨慎,不提倡长期止痛治疗。KDIGO 指南推荐 GFR<$60ml/(min \cdot 1.73m^2)$ 者需停用 NSAIDs[1]。

止痛剂肾病在女性较为常见,女:男为 5:1~7:1,发病年龄的高峰在 40~50 岁之间[20,24]。患者常常有病史或主诉慢性疼痛综合征,发展为止痛剂肾病的患者通常依赖止痛药治疗并可能呈现成瘾性行为。就诊时,患者可出现 GFR 下降及相应 CKD 表现,如 SCr、BUN 及蛋白尿上升。出现急性坏死时,患者可表现为明显的腰痛、脓尿及血尿。随着坏死进一步加重,细胞碎片阻塞可导致输尿管梗阻。肾功能紊乱的特征性表现是伴有明显尿浓缩及酸化功能减退的失盐性肾病。肾脏损伤的具体机制不详,目前认为是由于对乙酰氨基酚在肾髓质积聚,其由髓质细胞色素 P450 酶系统产生氧化代谢产物可与大分子物质结合,导致细胞坏死。尽管髓质中的还原型谷胱甘肽可阻止这一过程,但药物能够减少髓质谷胱甘肽的含量(如阿司匹林)从而促进肾脏损伤。这也可以解释单用对乙酰氨基酚不会引起止痛剂肾病。NSAIDs 可以减弱前列腺素介导的血管舒张,致肾髓质出现缺血状态,最终出现肾乳头坏死[21]。

与传统 NSAIDs 相比,长期使用选择性环氧化酶-2(cyclo-oxygenase-2,COX-2)抑制药对肾功能影响的数据有限。一项包含了 114 项随机、双盲临床试验的荟萃分析评估了 COX-2 抑制药对肾脏的不良影响。报告显示,在被评估的 6 种药物中只有罗非昔布(rofecoxib)与肾脏不良反应有关,定义为尿素或肌酐水平显著变化,临床诊断肾病或肾功能不全。与此相反,塞来昔布(celecoxib)与肾损伤的相关性风险较低[21]。一项包括了 19,163 例新诊断 CKD 患者的队列研究分析了镇痛药使用与进展为 ESRD 风险之间的关联。显示 COX-2 抑制药中,只有罗非昔布的使用与发展到

ESRD 的风险显著相关[22]。

对止痛剂肾病长期管理一般是支持性治疗,主要是停用相关药物,并严格限制 NSAIDs 及复合型止痛剂的使用;如果患者已出现 CKD 或 ESRD,应使用与其他原因所致肾脏病的相同方式来治疗肾脏病相关合并症。对于需要使用镇痛药的患者,单独使用阿司匹林可能是一个合理的选择。单用对乙酰氨基酚相对安全,但习惯性长期应用此药,则仍存在如肝脏毒性类似的肾损害[23,24]。需要长期应用止痛剂治疗的患者应尽量选择最低剂量缓解疼痛,尽可能避免联合应用止痛剂,维持足够水化。

锂中毒肾病

锂制剂可使肾脏出现急性功能性及组织学改变,破坏正常肾脏功能,导致肾脏慢性病理改变(如慢性间质性肾炎)。锂作为导致慢性肾脏病发展的病因一直备受争议,但目前已被各种流行病学、临床和病理学研究所明确[25]。长期使用锂制剂后肾脏的浓缩功能和 GFR 会下降[26]。锂中毒肾病进展缓慢(从首次锂的使用到发展为 ESRD 平均时间为 20 年),其进展速度也与锂治疗的持续时间有关。

锂中毒肾病患者一般无症状。通常在肾功能隐性下降多年后才有典型症状出现,蛋白尿通常不存在或极微量[25],且女性发病风险高于男性[26]。接受长期锂治疗的患者,建议密切监测血清锂浓度和定期测量 SCr 以发现肾功能改变。血清锂浓度的升高增加肾脏病风险[26]。目前的临床实践指南建议在锂治疗的前 6 个月,每 2~3 个月测定 1 次锂浓度,随后每年测量 1 次。患者一旦出现 CKD 或 ESRD,治疗肾病相关并发症的方法与其他原因所致肾脏病相似。停止锂治疗和启动另一种心境稳定剂应由心理医师、肾病学家及患者共同决定[25]。建议使用利尿剂阿米洛利以减少锂诱导的肾脏疾病[25]。

临床评估

肾小球滤过率的测定

最常用的反映基线肾功能和肾脏疾病随时间进展的临床指标之一是 eGFR。测量 eGFR 的理想标志物应是无毒性、能从肾小球自由滤过且不被肾脏分泌、重吸收和代谢的物质。菊粉和一些外源放射性物质如[125]I-碘酞酸盐和[51]CrEDTA,因符合以上标准被用来评估 GFR,然而它们不易获得、需要静脉注射(IV)且价格昂贵。

肌酐是体内以相对恒定速度产生的一种内源性物质,由肌肉内储存的氨基酸衍生物肌酸及磷酸肌酸经非酶水解产生。在稳定状态下,尿中排泄的肌酐量与体内产生量相等,因此体内 SCr 浓度相对稳定。肌酐主要由肾小球滤过,因此,肌酐清除率(creatinine clearance,CrCl)可作为 eGFR 的合理替代指标,但是用肌酐来评估 eGFR 仍存在一些不足。肌酐不仅可通过肾小球滤过,也可通过肾小管分泌,因此 CrCl 比 GFR 的真实值高出 10%~20%。且随着肾单位功能下降,肾小管分泌的肌酐占肌酐总排泄量的比例升高,导致 GFR 更被高估。肌酐通过胃肠道(GI)排泄是导致真实的 GFR 被高估的另一个因素[27]。以上因素往往导致肾

脏疾病的进展程度被低估。药物因素也可影响 SCr 值。例如甲氧苄啶通过抑制肾小管的肌酐分泌,引起 SCr 升高、CrCl 下降,然而 GFR 并未改变。另一方面,为了得到更准确的 GFR 值,在测量 CrCl 之前可使用西咪替丁阻断肾小管的肌酐分泌[16]。

可单独用 SCr 作为反映肾功能的指标,但在实际应用中存在许多问题。在肾脏疾病的早期阶段,SCr 可维持在正常范围。因此,SCr 在发现早期肾脏病方面并不敏感,在评估肾脏病的进展方面也不准确。由于肌酐的产生与肌肉总量成正比,并受到饮食(主要是肉类的摄入)、年龄及性别的影响。通常肌肉的总量随着年龄增长而下降,且在女性中较低。因此,对于年轻的男性运动员来说,虽然 SCr 为正常值上限(如 1.2mg/dl),其 CrCl 可能很高,然而同样的 SCr 水平在 70 岁妇女则提示肾功能受损。

在肝脏疾病患者中用 SCr 评估肾功能也可能高估 GFR[28],原因为肝脏产生肌酸(肌酐的前体)下降以及肾小管分泌肌酐升高。此外,不同的实验室的 SCr 校准值不同也导致了检测 SCr 值存在较大差异。全国肾脏病教育计划实验室工作组(National Kidney Disease Education Program Laboratory Working Group)提出了标准化方案以规范 SCr 的检测、减少实验室间的检测差异,使 eGFR 的测定更准确[29]。尽管 SCr 可粗略估计肾功能,但在有肾脏病风险的患者中也应该评估如蛋白尿等早期肾脏损害指标。

一些公式可用来计算 CrCl 或 eGFR。

Cockcroft-Gault 公式(CG 公式,公式 28-1)是评估肾功能以调整药物剂量的最常用公式,可计算肾功能稳定患者的 CrCl[27,30]。

$$CrCl = \frac{(140-年龄) \times 理想体重}{SCr \times 72} \quad (公式\ 28\text{-}1)$$

此处体重为理想体重(IBW),单位为千克(kg)。男性理想体重 = 50+2.3×身高(身高>60 英寸的部分),女性理想体重 = 45+2.3×身高(身高>60 英寸的部分)。SCr 是血清肌酐浓度(为 mg/dl)。女性由于肌肉量少,需乘以系数 0.85。

CG 公式不适用于在 SCr 快速变化的患者中估计 GFR,因为此公式来源于肾功能稳定的健康人群。CG 公式在低肌肉量者中也不准确,如高龄、肥胖及恶病质。

Schwartz 公式[31]用于儿童(公式 28-2)。

$$CrCl(ml/min) = \frac{k \times 身长}{SCr} \quad (公式\ 28\text{-}2)$$

公式中 k 值与年龄有关:1~52 周婴儿,k = 0.45;1~13 岁儿童,k = 55;青少年男性,k = 0.7;青少年女性,k = 0.55。身长单位为 cm。SCr 为血清肌酐浓度,单位 mg/dl。

最常用的评估肾功能的公式来源于肾脏病饮食调整(Modification of Diet in Renal Disease,MDRD)研究,此研究为评价饮食蛋白限制与血压控制对肾脏疾病进展影响的一项多中心研究。此公式称为 MDRD 公式,在公式生成和验证步骤中,其 GFR 均由尿中放射性物质([125]I-碘酞酸盐)的清除直接测量,纳入人数较多且涵盖不同人群(>500 例不同程度肾脏疾病的黑人与白人)。MDRD 公式[32]如下(公

式 28-3)：

$$eGFR[ml/(min \cdot 1.73m^2)] = 170 \times (Scr)^{-0.999} \times 年龄^{-0.176} \times (BUN)^{-0.170} \times (Alb)^{0.318} \times (0.762 \text{ 女性}) \times (1.18 \text{ 黑人})$$

（公式 28-3）

SCr 为血清肌酐浓度，单位 mg/dl，年龄的单位为岁，BUN 为血尿素氮浓度，单位 mg/dl。Alb 为血清白蛋白浓度，单位 g/dl。

之后对 MDRD 公式进行简化，MDRD 简化公式[1]包含 4 个变量（公式 28-4）：

$$eGFR[ml/(min \cdot 1.73m^2)] = 186 \times (SCr)^{-1.154} \times 年龄^{-0.203} \times (0.742 \text{ 女性}) \times (1.21 \text{ 黑人})$$

（公式 28-4）

SCr 为血清肌酐浓度，单位 mg/dl，年龄单位是岁。2005 年对此公式进行修改，以适应用标准化 SCr 计算 eGFR，以减少实验室间的差异，增加准确性[27]（公式 28-5）。

$$eGFR[ml/(min \cdot 1.73m^2)] = 175 \times (\text{标准化 } SCr)^{-1.154} \times 年龄^{-0.203} \times (0.742 \text{ 女性}) \times (1.21 \text{ 黑人})$$

（公式 28-5）

SCr 为血清肌酐浓度，单位 mg/dl，年龄单位是岁。国家肾脏疾病教育计划（National Kidney Disease Education Program）推荐此公式适用于以同位素校正过的质谱法测定肌酐的实验室。

MDRD 公式在高 GFR 的情况下不准确，有将正常 GFR 者误判为肾功能不全的风险[1,33]。由国家糖尿病、消化和肾脏疾病研究所（National Institute of Diabetes and Digestive and Kidney Diseases）建立的慢性肾脏病流行病学协作组（Chronic Kidney Disease Epidemiology Collaboration, CKD-EPI）纳入涵盖不同人群的多项研究，生成并验证了一个更复杂的新公式，此公式包含与 MDRD 公式相同的变量[1,34]。CKD-EPI 公式比 MDRD 公式更准确，尤其是在 GFR 较高的人群中，并且适用于更宽泛的体重指数人群。

使用这些公式时需注意，MDRD 公式与 CG 公式计算的结果不可通用。MDRD 公式用来估算 GFR，以确定 CKD、对 CKD 进行分期以及随访 CKD 进展。CG 公式主要用来计算经肾脏清除药物的合适剂量[27]（参见第 31 章）。

胱抑素 C 是另一个反映肾功能的内源性标志物，可经肾小球自由滤过，之后在近端肾小管上皮细胞重吸收和代谢。与 SCr 不同，血清胱抑素 C 不受性别、年龄、体重和营养状态的影响。基于胱抑素 C，或胱抑素 C 联合 SCr 及其他人口学变量，已经制定了一些公式[1,35]。KDIGO 指南建议，当基于 SCr 计算的 eGFR 不准确时可用胱抑素 C 计算加以确认[1]。

蛋白尿

通常情况下，蛋白质因分子量比较大而不会通过肾小球滤出。因此，没有肾脏病的患者尿中只有微量蛋白。当出现肾小球损害，尿中蛋白量增加，且先于 SCr 升高前出现。因此，尿中蛋白的量已列为肾脏病发展的预测标志。对于一个肾病高危患者，应参照已出现疾病的患者一样监测蛋白尿排泄率。

蛋白尿是指蛋白的排泄率大于 200μg/min 或是 300mg/24h（如果尿中只有白蛋白时，则称之为白蛋白尿）。测定总蛋白则除了白蛋白外，还有其他蛋白如低分子量球蛋白、载脂蛋白。评估白蛋白尿是一个更好的早期肾脏病指标，原因是相对于总蛋白尿而言白蛋白尿基本上只提示肾小球损伤，而前者并非肾小球损伤所特有。其他检查，如尿液检查（UA）、放射学、活检等均在进一步评估肾功能方面具有一定价值。

白蛋白尿测定可使用计时尿的样本（表 28-4）。由于白天不同时段、不同体位的尿白蛋白排泄率存在差异（如体位性蛋白尿），夜间计时尿样本收集的方法更为可靠，但最经典的方法还是收集 24 小时尿液测定白蛋白排泄率（AER）。非计时或随机尿测定白蛋白肌酐比（ACR）的方法更为方便可行。与计时收集尿样本测定蛋白尿或白蛋白尿不同，这种方法克服了水化状态带来的偏差，因为其蛋白排泄量通过肾小球滤过率进行校正，这种方法更为准确。蛋白与肌酐浓度测定一般采用随机尿样本，最好是清晨第一次尿液，这是因为它与 24 小时尿白蛋白排泄具有良好的相关性。如果没有清晨第一次尿样本可用时，随机尿也可行。在估测患者尿白蛋白水平时，需考虑到与蛋白尿相关的因素如高蛋白饮食及剧烈活动。测量运动后的尿液会导致尿蛋白假阳性增加，这是肾小球滤过膜渗透性增加超过肾小管蛋白质重吸收能力的结果。为减少这种风险，至少在运动后 4 小时再进行蛋白尿检测[36]。可以对随机尿进行试纸法检测筛选白蛋白尿。试纸可由不同的公司提供，不同公司生产的试纸有各自的测试流程，在测定白蛋白尿的特异性、敏感性方面存在差异。这些试纸筛选试验阳性的患者必须查 ACR 等定量指标以确定蛋白尿的存在。KDOGI 发布的 CKD 评估与管理指南中提出白蛋白尿的分期标准（表 28-4）[1]。

慢性肾脏病的并发症

随着肾脏病进展，特别是患者进入到 CKD3 期[eGFR<60ml/(min·1.73m²)]后会出现各种并发症，包括水电解质紊乱、代谢性酸中毒、贫血、MBD、心血管并发症及营养不良等。通常这些并发症发生是由于 CKD 早期不能被及时诊断与认识，处理也不恰当，待患者进入透析等替代治疗阶段时临床预后较差。新进入透析阶段的 CKD 患者中有 50%存在低白蛋白血症与贫血，而这些并发症与患者的生活质量低下明显相关[37]。到肾病专科医师处就诊越晚，对 CKD 及相关并发症的处理相应越晚，ESRD 患者的死亡率就越高[37]。KDIGO 指南推荐当 CKD 患者出现以下情况时，需将患者推荐给肾病专科医师：AKI 或 GFR 突然下降、GFR<30ml/(min·1.73m²)、持续性白蛋白尿（ACR≥300mg/g）、CKD 进展、不明原因持续性尿红细胞（RBC）管型或尿 RBC>20 个/高倍镜、持续性血钾异常、弥漫性肾结石、遗传性肾脏病、CKD 伴有用四种或四种以上降压药治疗的顽固性高血压、预计一年后进展至 CKD 5D 期（CKD 5 期接受透析治疗）风险为 10%~20%或更高者[1]。这些和类似的一些报道都强调 CKD 并发症早期积极管理的必要性。

后文对这些并发症将继续进行详细描述。与透析相关的并发症将在第 30 章中进行详细阐述。

预防

合适的 CKD 管理包括延缓 CKD 进展措施、定期评价肾脏功能、以评估疾病严重程度的变化及治疗调整。其中包括针对导致肾损伤的基础疾病或加速 CKD 进展的疾病进行强化治疗，如糖尿病、高血压、高蛋白饮食、血脂异常（参见第 8 章、第 9 章和第 53 章）。

限制蛋白饮食

蛋白尿是 CKD 患者发生 ESRD 最为重要的预测因子[38,39]。蛋白质摄入的增加与肾小球滤过率上升相关，主要原因是高蛋白负荷导致肾小球结构与肾血流量的变化[40]。这使得我们去研究各种方法来降低蛋白尿程度。除了控制原发病（如糖尿病、高血压、肾小球疾病等）与应用血管紧张素转换酶（angiotensin-converting enzyme, ACE）抑制药或血管紧张素受体拮抗药（angiotensin receptor blocker, ARB）等药物进行治疗外，控制饮食中蛋白质的摄入也是降低蛋白尿与延缓肾病进展的措施。

不少研究就限制饮食中蛋白对病情进展的影响进行了研究与观察，结果并不完全一致[40-42]。导致不一致的可能原因包括设计方案、患者群体、肾功能的测定方法、蛋白限制程度以及饮食依从性等诸多方面的差异。MDRD 研究重点观察了患者蛋白质限制和严格血压控制对肾脏病进展的影响。结果显示接受常规蛋白饮食[1.3g/（kg·d）]治疗或低蛋白饮食[0.58g/（kg·d）]治疗的患者肾功能恶化没有差异[43]；而低蛋白饮食组[0.58g/（kg·d）]相对于极低蛋白饮食[0.28g/（kg·d）]加酮酸或氨基酸治疗组肾功能下降更快。MDRD 研究的二次分析（有关饮食治疗的依从性）提示：严重肾脏病患者[eGFR<25ml/（min·1.73m^2）]能从 0.6g/（kg·d）的蛋白限制饮食中获益[44]，而进一步分析未看到明显获益。

KDIGO 在 CKD 评估与管理指南中推荐，有进展风险的成人应避免高蛋白饮食[>1.3g/（kg·d）]，并将蛋白摄入量降至 0.8g/（kg·d）[1]。适当的限制蛋白饮食可避免尿毒症毒素过多积累、瘦体重的减少和营养不良。低蛋白饮食对 CKD 患者的可能收益必须要同其在整体营养状态方面的潜在副作用进行权衡。因在刚开始透析时 CKD 患者营养不良的发生率很高，而且是该患者群体的一个重要死亡因素[45]。

降压治疗

无论是糖尿病还是非糖尿病患者，降压治疗都能防止肾脏损伤并减慢 CKD 进展速率[46]。此外，控制血压能降低心血管死亡率这一附加临床收益进一步支持了对进展性 CKD 患者给予抗高血压治疗是有益的。尽管知道血压控制能给 CKD 患者带来益处，但透析前患者的血压达标率还是不容乐观[46]。

2014 年美国成人高血压治疗指南（JNC-8）以及 KDI-GO 发布的慢性肾脏病血压管理指南中均推荐，CKD 患者血压应控制在 140/90mmHg 以下[46,47]。伴有白蛋白尿（≥30mg/24h）的 CKD 患者血压控制的最优目标值还存在争议。KDIGO 指南推荐伴有白蛋白尿（≥30mg/24h）的 CKD 患者血压控制目标为≤130/80mmHg，而 JNC-8 建议伴有白蛋白尿的患者血压应控制在 140/90mmHg 以下。伴有白蛋白尿的患者血压需降得更低这一结论的证据大多是来源于大型研究的亚组分析。MDRD 研究指出，在尿蛋白排泄率高（>1g/d）的患者中，将血压进一步降至 125/75mmHg 以下（或平均动脉压<92mmHg）比常规的血压目标值获益更多[48]。一项针对非裔美国人中肾脏病和高血压情况的（African American Study of Kidney Disease and Hypertension, AASK）临床试验进一步观察了积极降压对延缓肾脏疾病进展的作用[49]。该研究纳入了 18~70 岁之间有高血压肾病的非裔美国人[eGFR 在 20~65ml/（min·1.73m^2）]。AASK 试验的后期分析表明蛋白尿大于 1g/d 的患者达到更低的目标血压值有助于延缓 ESRD 进程[50]。显而易见，控制血压对于延缓慢性肾病进展十分重要，大量数据支持对于严重蛋白尿患者更应积极降低血压，血压控制是这些患者人群延缓 CKD 进展的关键因素。考虑到白蛋白尿的出现，对伴有白蛋白尿的 CKD 患者血压控制目标为<140/90mmHg 是合理的。

在可应用的降压药物中，ACE 抑制药（ACEIs，如依那普利、卡托普利、赖诺普利）以及 ARBs[如氯沙坦（losatan）、厄贝沙坦（irbesartan）、坎地沙坦（candesartan）]在保护肾功能方面具有额外益处。因此，KDIGO 高血压指南推荐 ACEIs 和 ARBs 为 CKD 患者、有 CKD 风险的患者（例如糖尿病）以及有白蛋白尿患者的一线降压药物[46]。在 eGFR 下降的情况下，血管紧张素 Ⅱ 主要导致出球小动脉的代偿性收缩，进而增加肾小球毛细血管内压（P_{GC}）及 eGFR（图 28-1），这在急性肾功能不全时十分有益。然而，长期增加的 P_{GC} 可引起肾单位肥大导致肾病进展。ACEI 和 ARB 可阻止血管紧张素 Ⅱ 介导的肾小球内压力的慢性增高。伴有尿蛋白的糖尿病患者也会从 ACEI 治疗中获益，建议无论这些患者是否存在高血压均可应用 ACEI[46]。不伴糖尿病的患者，相比较其他降压药物，也已证实 ACE 抑制药可降低血压、降低蛋白尿、延缓慢性肾病进展。应用 ACEI 治疗初期可观察到轻度 eGFR 的下降，因此，治疗的最初 2 个月内出现 SCr 上升 30% 之内可被接受[51]。低血压、急性肾衰、严重的高钾血症可能是停药的主要原因（参见第 14 章）。

血管紧张素 Ⅱ 受体拮抗药通过阻断血管紧张素 1 型受体（AT$_1$）降低出球小动脉阻力，从而起到与 ACEIs 相似的作用。在一项平均随访年限为 3.4 年的研究中发现，与安慰剂相比，氯沙坦可降低 2 型糖尿病患者 SCr 翻倍率 25%，降低 ESRD 发生率 28%[52]。在厄贝沙坦糖尿病肾病试验（IDNT）研究中，厄贝沙坦也得出了相似结论，可降低糖尿病患者 ESRD 发生率 23%[53]。在这两个研究中，这些均是独立于血压控制之外的临床收益。缬沙坦与坎地沙坦也可降低蛋白尿的严重程度[54]。ACEI 与 ARB 联用可增加进展至 ESRD、高钾血症以及急性肾损伤风险，应避免[55,56]。

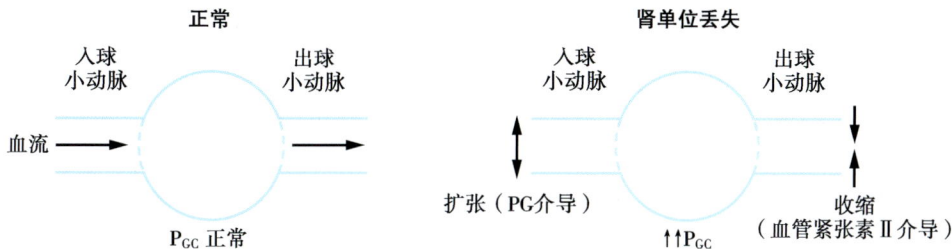

图 28-1　肾脏血流动力学依赖于入球小动脉和出球小动脉管腔内径及肾小球毛细血管内压（P_{GC}）。随着肾单位丢失，残余有功能的肾单位会发生代偿性入球小动脉舒张（主要由前列腺素 I_2 和 E_2 介导），出球小动脉收缩（主要由血管紧张素 Ⅱ 介导）。引起血液流动增加，肾小球内毛细血管滤过压增加（P_{GC}）和高滤过（单个肾单位有效 GFR 增加）。血液流动速度和静水压的持续升高引起高滤过性损伤和肾小球硬化。随着时间延长，这些变化会导致肾单位功能的继续丧失（如肾病进展）。血管紧张素转化酶抑制药和血管紧张素受体拮抗药通过阻断出球小动脉收缩，降低肾小球毛细血管内压（P_{GC}）

阿利吉仑（aliskiren）是唯一应用的直接肾素抑制药，其单独使用利弊不明，但应避免与 ACEI 或 ARB 联用[57]。阿利吉仑在接受优化心衰治疗的患者中与 GFR 及滤过分数的下降相关[58]。

钙通道阻滞药已被认为具有预防慢性肾病进展作用，这主要是因为它们有改善肾脏血流动力学、细胞保护、抗增殖等药物学特性（这些效应可预防系膜增生、肾脏瘢痕形成）。与二氢吡啶类钙通道阻滞药（氨氯地平，amlodipine）相比，非二氢吡啶类钙通道阻滞药（地尔硫革、维拉帕米）可降低蛋白尿，而前者会加重蛋白尿[59,60]。二氢吡啶类钙通道阻滞药有增加尿白蛋白的作用，因此不应单独用于有蛋白尿患者，但和 ACEI 或 ARB 联用是安全的。ACEI 与非二氢吡啶类钙通道阻滞药联合应用较任何一种药物单用更能明显减低糖尿病患者的蛋白尿，提示对于这些患者多种药物联合应用是合理的[59]。

英国糖尿病前瞻性研究证实，β-受体拮抗药对糖尿病肾病的治疗有益，这一研究发现阿替洛尔与卡托普利在降低糖尿病患者白蛋白尿发生率方面相似[61]。β-受体拮抗药对 CKD 患者有一些益处，例如降低交感神经活性并减少透析患者心源性猝死的发生[62,63]。使用 β-受体拮抗药时需考虑到药物的透析清除率和/或药物的累积风险[64]。

血脂异常的治疗

CKD 患者血脂异常主要表现为 HDL 降低、HDL 功能受损、氧化型 LDL（高度致动脉粥样硬化 LDL 分子）比例升高以及脂蛋白 a（高度致动脉粥样硬化脂蛋白）升高[65]。与普通人群相似，CKD 患者中总胆固醇及非 HDL 胆固醇水平升高与住院率及心血管疾病死亡率升高相关。一项荟萃分析结果显示，他汀类药物的使用与蛋白尿下降有关，但对 eGFR 保护作用不确定[66]。尽管对延缓 CKD 进展的作用不明确，肾脏病患者出现血脂异常仍应治疗，因为脂代谢异常会使患者发生动脉粥样硬化。尽管升高的胆固醇在 CKD 患者中存在以上危害，提示降脂治疗是有益的，但是 CKD 患者心血管疾病的病理不同（如血管钙化、交感神经过度激活），因此限制了降脂治疗（如他汀类药物）在各期 CKD 患者中的获益。

KIDGO 的 CKD 血脂管理临床实践指南中对血脂异常的治疗提出指导意见。与普通人群相似，在非透析 CKD 患者中他汀类药物的治疗推荐并非基于基线 LDL 胆固醇水平[67]。≥50 岁的非透析 CKD 患者，KDIGO 指南推荐单用他汀类或他汀类与依折麦布联合使用；18~49 岁的非透析 CKD 患者中有 CVD 危险因素者推荐用他汀类药物治疗，如冠状动脉疾病（心肌梗死或冠脉血运重建）、糖尿病、缺血性卒中史或估计 10 年冠心病风险>10%。在他汀类药物的治疗过程中建议采取"发射后不管（fire-and-forget）"策略，即通常无需监测 LDL 胆固醇，除非需要根据此结果调整治疗方案。然而，近期 KDIGO 指南建议在开始他汀类药物治疗后 6 周~3 个月检测血脂，以发现对中等强度他汀类药物治疗反应不充分及需要滴定剂量的患者[68]。

SHARP 研究（The Study of Heart and Renal Protection）在 9 270 例 CKD 患者中评估了每日使用 10mg 依折麦布和 20mg 辛伐他汀（与安慰剂相比）5 年降低 LDL 胆固醇水平的效果。纳入患者平均 eGFR 为 27ml/（min·1.73m²），其中 3 023 例（33%）接受透析治疗，2 094 例（23%）伴有糖尿病。观察结局为主要动脉粥样硬化事件的减少和肾脏病的进展。SHARP 研究结果表明：上述治疗方式可减少 25% 的主要动脉粥样硬化事件风险，然而对肾脏病的进展并没有影响[69]。主要动脉粥样硬化事件风险的下降主要源于非出血性卒中及冠脉血运重建风险降低。此试验在亚组分析中未发现差异，在透析患者中未发现明显获益。

使用他汀类药物在普通人群中的心血管获益并未在透析患者中取得一致性结论，可能由于多种因素参与肾脏疾病患者发生 CVD（如血管钙化）[65]。KDIGO 指南不推荐在 CKD 5D 期患者中使用他汀类药物，除非患者在透析前已经开始使用。

4D 试验（The Die Deutsche Diabetes Dialyse Studie）与 AURORA 试验是两项大型多中心随机双盲安慰剂对照试

验,分别研究用阿托伐他汀或瑞舒伐他汀降低 LDL 胆固醇水平对心血管事件及死亡的影响。两项试验共纳入超过 4 000 例患者,LDL 胆固醇水平均明显下降,然而主要终点事件并未下降。以上两项试验以及 SHARP 试验的阴性结果,促使 KDIGO 指南推荐避免在透析患者中开始他汀类药物治疗[67]。

KDIGO 指南推荐他汀类药物优先于贝特类药物使用。贝特类药物在 CKD 患者中需慎用,此类药物主要经肾脏代谢与清除,可能增加横纹肌溶解风险。然而,在甘油三酯很高(>1 000mg/dl)的 CKD 患者中可考虑使用贝特类药物。吉非贝齐在轻中度肾功能异常时慎用,在严重肾功能受损时不推荐使用[70]。

终末期肾病(CKD 5D 期)

临床症状和体征

患者进入到 CKD 4 期或 5 期后会出现尿毒症相关的一些临床症状与体征,称之为尿毒症综合征。其临床表现及所导致的代谢异常将分述如下(表 28-7)。这些临床表现在 CKD 较早阶段即可发生,随着 CKD 进展变得更加突出和明显,因此早期干预与处理非常重要。发病机制部分与尿毒症毒素蓄积有关。对尿毒症毒素的研究使人们进一步认识了肾脏病患者血清中持续存在的含氮化合物。遗憾的是,这些含氮化合物和尿毒症临床表现之间的因果关系并不十分明确[71]。

表 28-7

进展性肾病的代谢反应

心血管	恶心,呕吐
高血压	胃排空延迟
充血性心力衰竭	消化道出血
心包炎	溃疡
动脉粥样硬化	**血液系统**
心律失常	贫血
转移性钙化	出血并发症
皮肤	免疫抑制
色素沉着改变	**肌肉骨骼系统**
瘙痒	肾性骨病
内分泌系统	淀粉样变
钙-磷失衡	**神经系统**
甲状旁腺功能亢进	嗜睡
代谢性骨病	感觉中枢受抑
甲状腺功能异常	震颤
碳水化合物代谢异常	扑翼样震颤
垂体-性腺功能异常	肌肉刺激和抽搐(如不宁腿综合征)
胰岛素代谢下降	癫痫
红细胞生成素缺乏	运动障碍
水,电解质,酸碱平衡	周围神经病变
水潴留	昏迷
高钾血症	**精神系统**
高镁血症	抑郁
高磷血症	焦虑
低钙血症	精神病
代谢性酸中毒	混乱
胃肠道症状	运动耐量下降
厌食	

治疗

透析和肾移植

进展性肾病发展至 ESRD 无法避免。适宜的透析模式必须依据患者的意向、血管通路、腹腔通路条件，最终决定采用 HD 还是 PD。尽早为患者设计透析治疗方式，适时开始透析可降低患者的发病率和死亡率（第 30 章详细介绍了透析指征与透析模式的选择方法）。在没有绝对禁忌证前提下，只要存在合适的供体，所有 ESRD 患者均可接受肾移植（参见第 34 章）。

药物治疗

ESRD 患者的药物治疗包括针对伴随症状和并发症的治疗。药物使用根据透析过程中药物治疗、药物间可能的相互作用、不良反应以及治疗的不依从性进行调整[72]。肾功能减退对药物的吸收、分布、代谢以及清除的影响，加上透析本身对药物的清除，会使这类患者的药物治疗进一步复杂化（参见第 31 章）。合适的药物治疗管理包括基于适应证的合理选药、定期全面分析所有药物治疗情况和经常根据肾功能重新评价并调整方案。

糖尿病肾病

案例 28-1

问题 1：G. B. 44 岁非裔美国女性（体重 79.4kg，身高 165cm），2 型糖尿病病史 20 年，她带了季度检查报告至糖尿病诊所。患者未遵医嘱定期复诊，其血糖通常维持在 200mg/dl 以上，2 月前查糖化血红蛋白 10.1%（正常 <7%）。近期主诉恶心、食欲缺乏、全身不适。6 个月来因消化道溃疡接受治疗。实验室检查如下：

血清钠（Na）：143mmol/L

钾（K）：5.3mmol/L

氯（Cl）：106mmol/L

二氧化碳结合率（CO_2）：18mmol/L

肌酐（SCr）：2.9mg/dl

尿素氮（BUN）：63mg/dl

随机血糖：289mg/dl

体格检查示：BP160/102mmHg，双下肢水肿 2+，轻度肺充血，体重增加 4.5kg。其他的实验室检查示：

血磷：6.6mg/dl

钙（Ca）：8.8mg/dl

白蛋白（Alb）：3.6g/dl

镁（Mg）：1.4mmol/L

尿酸：8.8mg/dl

血液检查显示：

血细胞比容（Hct）：28%

血红蛋白（Hgb）：9.3g/dl

血白细胞（WBC）：9 600/μl

血小板计数：155 000/μl

红细胞计数正常，网织红细胞 0.5%。尿液检查（UA）示尿蛋白 4+，尿白蛋白定量 700mg/24h，请问 G. B. 哪些主观和客观指标符合进展期肾脏病的诊断？

G. B. 的 SCr、BUN、血清钾、镁、磷、尿酸、CO_2 结合力、血红蛋白的异常均符合肾脏疾病及其并发症的特点。假设肾功能相对稳定（例如没有肾功能的急性变化），根据 MDRD 公式，她的 eGFR 约为 21ml/（min·1.73m²），诊断为 CKD4 期[eGFR 15~29ml/（min·1.73m²）]。当 eGFR 下降到 G. B. 这个程度，正常的水、电解质调节受到损害，而 SCr、BUN、钠、钾、镁、磷、尿酸升高的表现同体液潴留一样会显现出来。此患者血钾轻度升高符合 CKD 患者血钾增高的风险[73]。患者出现的大量蛋白尿与进展性肾小球损害有关。伴随持续摄入及钠水排泄减少，容量负荷增加，引起体重增加、高血压以及水肿。由于肾脏氨（氢离子的缓冲剂和促进氢的排泄）的合成下降，导致代谢性酸中毒。慢性肾脏病相关的贫血主要是由于肾脏产生 EPO 减少，也可能与尿毒症期 RBCs 半衰期缩短、铁缺乏有关。患者近期出现的恶心、反胃、全身不适可能与肾功能下降、尿毒症毒素（氮质血症）蓄积有关。

案例 28-1，问题 2：G. B. 肾脏病进展的原因是什么？

根据 G. B. 的病情，20 年糖尿病所导致的糖尿病肾病是导致肾脏病变的主要原因。而门诊复查不规律，依从性差，高血糖、高糖化血红蛋白、白蛋白尿均提示糖尿病控制不佳，是导致糖尿病肾病主要致病原因。对于 1 型糖尿病而言，发病的前 10 年很少发生糖尿病肾病，而 5%~20% 2 型糖尿病患者在诊断时就有不同程度的白蛋白尿。糖尿病发病约 20 年时每年肾病发病率最高，之后开始下降。G. B. 符合这种模式，她已有糖尿病 20 年，之后出现糖尿病肾病，尽管她的肾脏病很可能几年前就出现了。非裔美国人、美国原住民、西班牙裔美国人发展至 ESRD 的风险要比白种人高[5]。

糖尿病肾病是糖尿病的微血管并发症，引起白蛋白尿、肾脏微循环血流动力学改变、肾小球结构改变和进行性肾功能下降。1 型和 2 型糖尿病患者中有 1/3 发展成糖尿病肾病[72]。由于 2 型糖尿病更为普遍，他们是组成糖尿病肾病透析的主要人群。随着糖尿病的发病率的增加和这些患者平均寿命的延长，糖尿病肾病很有可能仍然成为美国 ESRD 的首位原因。然而大多数研究集中在 1 型糖尿病肾病的病理生理学、预防及治疗上，将预防糖尿病肾病的一些有效证据推广到 2 型糖尿病患者群也是合理的[74]。

糖尿病肾病的发生机制并不十分清楚。但是一些预测其发生与发展的因素已经明确。其中包括高血压、高血糖、高糖化血红蛋白、高胆固醇血症、吸烟、高龄、男性、高蛋白饮食为潜在诱因[75]。胰岛素缺失与酮体升高很可能也参与发病。高血糖状态下生成的糖基化终末产物（advanced glycosylation end products，AGE）很可能参与了晚期器官损伤。多聚 AGE 的聚积与糖尿病肾病患者的肾脏病严重程度密切相关[76]。遗传倾向表现为 2 型糖尿病的亲属更易发生糖尿病、肾病、高血压、心血管疾病、白蛋白尿、血压升高[77]。某些基因及其多态性与糖尿病肾病的发展密切相关,且该领域的进一步研究对确定高危人群有很大帮助[78,79]。

案例 28-1,问题 3: G. B. 出现白蛋白尿的意义是什么?

白蛋白尿是糖尿病患者肾脏受累的最早表现,与肾脏病的进展密切相关。白蛋白尿不仅提示肾脏损伤,还可预测心血管疾病的发病率和死亡率[1]。对于大多数患者来说,一旦出现蛋白尿,eGFR 就开始下降。正是由于这种关联性,1 型糖尿病患者病史达到 5 年以上或所有 2 型糖尿病患者确诊后,每年都要进行尿微量白蛋白测定[75]。白蛋白尿的出现提示肾脏损伤不可逆。G. B. 已经发展到肾脏损害不可避免的阶段,因其尿蛋白已超出早期肾脏病范畴。G. B. 的实验室检查数据提示其肾脏损害较为广泛,且已发生相关并发症。到这一阶段,发展成 ESRD 不可避免,但对 G. B. 来说,适当的干预措施可延缓 ESRD 进程。进展性糖尿病肾病包括不同程度的蛋白尿及有时可导致伴随氮质血症进展的肾病综合征,以大量蛋白尿、低白蛋白血症、水肿、循环 LDL 胆固醇升高为特征。

案例 28-1,问题 4: G. B. 的肾脏病该如何治疗?

治疗

由于 G. B. 的肾脏病难以逆转,因此治疗的首要目标是尽可能延缓透析到来的时间和控制并发症。糖尿病肾病由亚临床阶段发展到显性临床阶段的 3 个主要危险因素是血糖控制不良、系统高血压以及高蛋白饮食[>1.3g/(kg·d)]。G. B. 目前随机血糖是 289mg/dl,先前就诊的高血压、高糖化血红蛋白提示糖尿病控制不佳,加速了糖尿病肾病进展并缩短进入 ESRD 时间。因此,其血糖应控制在靶目标水平,同时避免低血糖发生。G. B. 血压的增高可能是由于肾脏受累以及血管内容量改变的结果,降低血压能够阻止健存肾单位进一步损害和延缓发展至 ESRD 的进程。同样,为尽量降低损伤的进一步进展,蛋白摄入应适当限制[正常蛋白摄入 0.8g/(kg·d)],但这又需对其整体营养状态进行评估。

强化血糖控制

严格的血糖控制可提高糖尿病管理、减少蛋白尿、延缓 eGFR 下降速度。在糖尿病控制及并发症试验(Diabetes Control and Complication Trial,DCCT)中,对 1 型糖尿病患者(n=1 441)进行随机对照临床试验,结果提示空腹血糖维持在 70~120mg/dl,餐后血糖低于 180mg/dl,可延缓微血管病的发生发展(例如糖尿病肾病)和降低 CKD 风险。试验中,患者被随机分成两组,一组接受传统治疗(每日 1~2 次胰岛素治疗),另一组接受强化治疗(每日 3 次或以上胰岛素治疗)。平均随访 6.5 年,胰岛素强化治疗组轻度蛋白尿

和大量蛋白尿风险分别下降 39% 与 54%。然而不幸的是严格控制血糖的患者易发生低血糖[80]。

英国糖尿病前瞻性研究(UK Prospective Diabetes Study,UKPDS)表明 2 型糖尿病患者(n=3 867)强化血糖控制是有益的。长达 10 年的治疗观察发现,与传统疗法(空腹血糖<270mg/dl)相比,应用胰岛素或口服磺酰脲类强化血糖控制(空腹血糖<108mg/dl)能更好地降低微血管并发症(例如视网膜病变和肾脏病),包括降低 33% 白蛋白尿。与 DCCT 一致的是,UKPDS 中强化治疗组更易发生低血糖[81]。

此外,最新的糖尿病试验如控制糖尿病心血管病风险行动(Action to Control Cardiovascular Risk in Diabetes,ACCORD)与糖尿病治疗和血管保护行动:Preterax 与达美康缓释片对照评估研究(Action in Diabetes and Vascular Disease,ADVANCE),对强化血糖控制的 2 型糖尿病相关的大血管和微血管病风险进行了评估。ACCORD 试验中,强化血糖控制使中等白蛋白尿发生风险降低 21%,大量白蛋白尿发生风险降低 32%[82]。ADVANCE 试验中,强化血糖控制使中等白蛋白尿发生风险降低 9%,进展至大量白蛋白尿风险降低 30%[83]。与其他研究相似,虽然严重低血糖发生率不高,但多发生于强化血糖控制组[83]。

KDIGO 发布的 CKD 评估与管理指南推荐将糖化血红蛋白控制在 7% 左右,以预防糖尿病微血管并发症包括糖尿病肾病的发生及延缓其进展。将糖化血红蛋白控制在 7% 以下增加低血糖风险,且并不改善心血管预后,应加以避免。若 CKD 患者伴发糖尿病,其预期寿命较短或低血糖风险较高,建议将糖化血红蛋白控制在 7% 以上[1]。

G. B. 将从血糖和血压控制等方面获益,以延缓因糖尿病引起的 CKD 进展。尽管 G. B. 已经出现严重肾病,但依然可从合适剂量的口服降糖药物和/或胰岛素治疗中达到以上目标。由于 G. B. 之前治疗依从性差,因此建议她学习一些家庭血糖监测技术。对于她而言,治疗的依从性除了自身的积极性,还依赖其家人的鼓励与健康服务人员的帮助(参见第 53 章)。

降压治疗

1 型糖尿病患者在尿蛋白正常或轻度升高时即可发生系统性高血压,2 型糖尿病在确诊时即有 1/3 合并高血压,高血压可加剧两类患者的肾脏病变。糖尿病合并高血压进一步增加心血管事件的风险。高血压可能是潜在的糖尿病肾病、高血容量、外周血管阻力增加的结果。即使不考虑原发病因,只要高血压(系统性高血压或肾小球内高压)没有得到控制,无论其水平如何,都与 eGFR 下降密切相关。因此,控制系统性高血压和肾小球内高压已成为延缓肾病进展最为重要的单因素,可以延长 1 型糖尿病患者寿命[84]。

糖尿病合并高血压的患者存在全身血管阻力增加与对血管紧张素 II 过度血管收缩反应,这是糖尿病肾病的肾小球损害主要原因。尽管各种降压药物都可以延缓肾脏病进展,但 ACE 抑制药和 ARB 是首选,因为 ACEI 可抑制血管紧张素 II 的生成而 ARB 可阻滞血管紧张素 II 受体 AT$_1$,对肾脏血流动力学的作用更有优势(图 28-1)。KDIGO 指南

推荐所有 AER > 300mg/24h 的 CKD 患者，以及 AER > 30mg/24h 伴有糖尿病的 CKD 患者，均应使用 ACEI 或 ARB 治疗高血压[46]。JNC-8 推荐各种族的 CKD 患者，如 ACR > 30mg/g，均应使用 ACEI 或 ARB 以改善肾脏预后[47]。1 型与 2 型糖尿病患者应用 ACEIs 和 ARB 后可见蛋白尿的降低与 eGFR 下降速率的延缓[46]。基于以上研究及其他研究的结果，所有 AER > 30mg/24h 的糖尿病患者，即使血压是正常的，都应使用 ACEIs 或 ARB[1,47]。合适剂量的 ACEI 与 ARBs 降压效果相似，两种药物联合治疗会增加透析和肌酐倍增的风险，应避免[56]。

此外，螺内酯联合 ACEI 或 ARB 可降低 2 型糖尿病患者的白蛋白尿，且这种作用非降压依赖性[85]，然而高钾血症的风险增加明显限制了此疗法的获益。阿利吉仑是一种口服直接肾素抑制药，研究发现在氯沙坦基础上加用阿利吉仑可降低白蛋白尿，但之后的研究因没有明确获益且不良事件风险增加而提前中止[57]。因此，阿利吉仑的治疗效果不明确，其获益可能无法与 ACEI 和 ARBs 相比。G. B. 的主要治疗目标是延缓进入 ESRD、降低心血管并发症与死亡风险。由于其存在大量白蛋白尿（700mg/d）和高血压，应使用 ACEI（如雷米普利）。如果出现咳嗽及 ACEI 的其他副作用，可选用 ARB（如氯沙坦）进行替换。对以上两类药物的最初选择主要基于患者的耐受性和治疗费用。因 G. B. 患有糖尿病和肾脏疾病，她的血压控制目标为 130/80mmHg 以下[1]，140/90mmHg 以下也是合理的[46]。由于 ACEI 发挥有利作用往往需要数月甚至数年，故 G. B. 应长期监测肾功能和白蛋白尿变化以及药物副作用，如高钾血症。在开始 ACEIs 或 ARBs 治疗后，SCr 轻度升高是可以接受的。ACEIs 与 ARBs 使用禁忌证包括双侧肾动脉狭窄和妊娠。在选用时需权衡利弊，除了考虑它们的益处，还需考虑高钾血症的风险。

一些资料显示，非二氢吡啶类钙离子阻滞药（如地尔硫䓬、维拉帕米）单独使用或联合 ACEI 均对肾脏有保护作用[51]。对糖尿病肾病合并水肿的患者，可根据肾功能状态选择合适的利尿剂。当肾功能损害如 G. B. 一样严重时[eGFR < 30ml/（min·1.73m²）]，袢利尿剂通常优于噻嗪类利尿剂，因其在 eGFR 降低的情况下仍可保持利尿作用（参考第 27 章和第 9 章）。根据肾功能状态及对初始治疗药物的反应也可选择其他降压药物。目前一些临床研究发现，对于已经使用最大剂量联合 ACEI 和 ARB 的糖尿病肾病及大量蛋白尿患者可适当加用醛固酮阻滞药（螺内酯）或选择性醛固酮阻滞药（依普利酮）来降低尿蛋白。这种降尿蛋白的作用已被一些研究所证实，但潜在高钾血症的风险增加，因此在已使用 ACEI 和 ARB 的患者中，是否加用醛固酮阻滞药尚需进一步评估。而使用这些药物是否可减慢肾脏病进程仍需进一步评估[85]。此外，应建议 G. B. 根据其心血管系统健康状况及耐受性制定运动方案。

限制蛋白摄入

高蛋白饮食加速糖尿病肾病进展，可能是增加肾小球滤过及球内压力的结果。一些研究数据表明，对伴有明显白蛋白尿的患者，限制蛋白质摄入[0.8g/（kg·d）]并维持等热量的饮食可以延缓尿白蛋白排泄与 eGFR 下降的速率[44]。然而，对伴有微量白蛋白尿的糖尿病患者，限制蛋白摄入的益处尚缺乏充分证据。尽管如此，由于限制蛋白摄入可延缓肾脏病进展，应建议 G. B. 在等热量膳食基础上蛋白质控制在 0.8g/（kg·d）（约每日热卡的 10%）[1]。典型的西方饮食往往是高蛋白的，对于这样一个低蛋白饮食疗法，因患者感觉口感不好而存在依从性困难。建议由营养师设计一个可行的限制蛋白饮食方案，同时符合糖尿病患者的营养需求。

水和电解质的并发症

钠水潴留

案例 28-1，问题 5：评估 G. B. 的钠水平衡问题，采用何种措施干预这个问题？

像 G. B. 一样的慢性肾脏病晚期患者往往出现钠水潴留。G. B. 的血压升高、双下肢水肿（2+）、轻度肺充血可说明这一点。钠水潴留还可导致体重增加。在 CKD 早期，肾小球和肾小管会出现代偿性改变，例如钠排泄分数（fractional excretion of sodium，FE_{Na}）增加，这种代偿性机制可相对维持患者的钠水平衡。像 G. B. 一样，血清钠离子浓度正常，但这对于评估总体钠水负荷并没有意义。通常在这阶段，钠水潴留是等渗的，因此钠离子浓度也相对正常。然而，随着肾脏病进展，肾功能紊乱，最终会出现钠水潴留症状。因为此时为维持钠离子平衡，机体代偿性的细胞外液增加，导致高血压。随着血容量增加，如不控制会出现外周水肿、心力衰竭和肺水肿。因此，必须治疗钠水潴留，为达到这一目标，大部分晚期肾脏病患者要限制钠（2g/d）和水（约 1~2L/d）的摄入。当然这些限制也要根据患者目前的饮食状况、容量超负荷程度、尿量以及患者特殊的情况随时调整。

因为晚期肾脏病患者尿量有些正常，有些减少（血液透析的患者也会无尿），容量的限制需根据患者尿量情况而定。这时通常需要使用利尿剂，袢利尿剂（如呋塞米、布美他尼、托拉塞米）较为常用。如果患者对单一利尿剂不敏感，联合使用两种不同类型的利尿剂（如袢利尿剂联合噻嗪类利尿剂）也许会有效。然而，在某些特定的情况下利尿剂的作用也有限（如 eGFR 下降和低白蛋白血症），因此在制定利尿剂方案时应考虑到这些情况。像 G. B. 这类 eGFR 低于 30ml/（min·1.73m²）的患者，噻嗪类利尿剂单药治疗通常无效。只有美托拉宗这个噻嗪类利尿剂在 eGFR 降低时可能有利尿效应[46]。随着肾功能不全进展，水负荷过重的情况逐渐表现出来（例如水肿、不能控制的高血压），当患者对常规干预治疗出现耐受时需用透析治疗来解决容量问题。

高钾血症

案例 28-1，问题 6：G. B. 血钾浓度 5.3mmol/L，描述一下像 G. B. 这样的进展性 CKD 患者钾平衡失调的机制。

导致高钾血症的原因是多方面的,包括肾脏排钾能力下降、代谢性酸中毒导致的钾离子在细胞外重新分布及钾摄入过多。对于 G.B. 而言,她的高钾血症可能与上述原因都有关系。

正常情况下,钾离子通过肾小球滤过,在肾小管又几乎全被重吸收。远端小管分泌钾是肾脏排钾的主要机制。很多因素都会影响远端小管分泌钾,包括醛固酮、远端小管重吸收位点钠负荷水平、氢离子的分泌、不能被重吸收的阴离子数量、尿液流速、利尿剂、盐皮质激素以及钾摄入[86]。CKD 患者血清钾浓度基本维持在正常范围。在没有内源性或外源性钾负荷的前提下,只要 eGFR 大于 10ml/(min·1.73m^2),通常不会发生高钾血症。尽管肾单位丢失、eGFR 下降,依旧可以维持血钾的平衡,原因是残存肾单位发生适应性变化来提高远端小管分泌钾离子的能力(提高钾排泄分数 FE$_K$)[87]。胃肠道(gastrointestinal, GI)排钾也是很重要的一部分,因为在严重肾脏病患者中,胃肠道和粪便排泄的钾可能占每日总排钾量的 35%。G.B. 的 eGFR 为 21ml/(min·1.73m^2),高于维持机体钾平衡阈值,但随着肾脏病的进展,应密切观察其高钾血症的临床表现。

包括代谢性酸中毒和呼吸性酸中毒在内的一些其他因素也会影响钾平衡。酸中毒可使细胞内钾离子重新分布到细胞外液中。G.B. 的碳酸氢根浓度为 18mmol/L,提示处于代谢性酸中毒状态,这种情况下可使其血钾浓度轻度升高。纠正代谢性酸中毒就可降低血钾浓度,血 pH 每改变 0.1 单位,血钾浓度就会反向改变约 0.6mmol/L(参考第 26 章)。

尽管为延缓慢性肾脏病进展而推荐 G.B. 使用 ACEIs 和 ARB,可能会影响血钾,但她目前没有服用任何可以导致血钾升高的药物。对于严重慢性肾脏病患者来说,保钾利尿剂氨苯蝶啶和阿米洛利是禁用的,螺内酯需慎用,因其会降低肾小管的排钾能力。

案例 28-1,问题 7: G.B. 的血钾情况是否需要治疗?对于严重的高钾血症该如何治疗?

高钾血症的治疗要根据血清钾浓度、有无临床症状及心电图(electrocardiographic, ECG)改变进行调整。高钾血症的临床症状主要包括乏力、意识模糊、肌肉和呼吸麻痹。不过这些症状也可能不会出现,尤其是血钾升高比较快的时候。早期心电图改变包括 T 波高尖、R 波幅度下降、QRS 波增宽及 P-R 间期延长。这些改变可能发展成完全性心脏传导阻滞、P 波消失,最终变成正弦波。如果对高钾血症不进行处理,会发生室性心律失常或心脏骤停。G.B. 的血钾浓度低于 6mmol/L,不会出现 ECG 的变化。

G.B. 的血钾浓度是 5.3mmol/L,有轻微升高,暂时不需要特殊治疗。通常血钾浓度低于 6.5mmol/L 且没有心电图改变时,不需处理。尽管 G.B. 的血钾水平不需要立即干预,但需密切监测血钾浓度及临床表现,尤其是开始使用 ACEI 治疗后,因 ACE 抑制药通过减少醛固酮生成而导致高钾血症。当血钾浓度高于 6.5mmol/L,尤其伴有神经肌肉症状及心电图改变时必须马上处理。

高钾血症的治疗目标是防止因血钾过高出现不良事件,并把血钾浓度降至相对正常范围。预防高钾血症的一个长期疗法包括限制钾摄入及避免使用升高钾血症水平的药物。定期检测血钾浓度。血钾升高的紧急处理包括使用钙剂逆转高钾的心脏副作用及降低血钾浓度,后者可通过使用葡萄糖和胰岛素、β-肾上腺素激动剂、碱性药物(如果代谢性酸中毒是主要原因)促进钾离子转移至细胞内,或者使用离子交换树脂、透析治疗清除钾离子(参见第 27 章)。

代谢性酸中毒

案例 28-1,问题 8: 评估 G.B. 的酸碱代谢状况,她的酸碱代谢紊乱该如何治疗?

G.B. 表现出的低 CO_2 结合力、高氯离子浓度,都符合代谢性酸中毒。正常的氢离子缓冲物包括细胞内外的缓冲体系,如蛋白质、磷酸盐、血红蛋白和碳酸氢根-碳酸系统,这些对维持正常的酸碱平衡(如正常 pH)非常重要。机体正常代谢情况下,每日所摄入的食物要生成约 1mmol/kg 的代谢酸,这些酸(主要以氨离子形式)必须经过肾脏排泄才能维持正常酸碱平衡。肾脏主要通过自身生成氨和滤过磷酸盐来排泄氢离子及重吸收碳酸氢根。肾脏病晚期,代谢性酸中毒的主要原因是重吸收碳酸氢根的能力降低和肾脏合成氨减少。当肾功能下降时,为了补偿分泌氨减少,氨代偿性合成增加。然而,一旦氨合成达到最大值,就会发展成酸中毒。早期阶段,通常可以发现轻度的高氯血症。随着肾脏病进展,有机酸蓄积,就会出现代谢性酸中毒、阴离子间隙增大(参考第 26 章)。骨碳酸盐的储备是碱的来源,但是随着时间推移,会逐渐失去其代偿能力而出现酸碱失衡。代谢性酸中毒可以促进骨的重吸收而导致骨病,也可通过降低白蛋白合成及促进负氮平衡而影响患者的营养状态[88]。

G.B. 的轻度代谢性酸中毒需要治疗,目标是血清碳酸氢根浓度正常,或至少达到 22mmol/L 的水平。酸中毒的治疗包括使用碳酸氢钠或柠檬酸钠。每 650mg 的碳酸氢钠片剂可以提供 8mmol 的钠以及 8mmol 的碳酸氢根。Shohl 溶液和 Bicitra 含 1mmol 的钠,并能够提供每毫升 1mmol 碳酸氢盐的枸橼酸盐/枸橼酸的量。对于服用碳酸氢钠后由于二氧化碳产生和消除过程中出现胃肠道明显不适的患者,可用后面提及的这些药。如果患者像 G.B. 一样有钠水超负荷的情况,还要考虑到使用碳酸氢钠会加重钠水潴留。也可以选择多枸橼酸钾盐或枸橼酸钾进行治疗,但在严重肾脏病时,患者的血钾浓度将限制其应用。柠檬酸盐可促进铝吸收,因此不能与含铝药物合用。为了达到碳酸氢根浓度 22mmol/L 的目标,碳酸氢盐补充量为 0.3~1mmol/(kg·d)[89-91]。常用方法是起始每日 2~4 片 650mg 碳酸氢钠片,分 2~3 次口服。此后需根据目标碳酸氢根水平调整剂量。如果要立刻纠正代谢性酸中毒,可根据血清碳酸氢根浓度计算出相应的需要量[88]。

肾脏病患者一旦开始透析治疗,通常就不需要使用静脉(IV)或者口服碳酸氢盐或枸橼酸盐、枸橼酸制剂。此时,透析可作为长期治疗代谢性酸中毒的方法,主要原因是使用的透析液含有碳酸氢盐。碳酸氢盐加入透析液中,并通过扩散的方式转移到血浆(参考第 30 章)。如果 G. B. 开始透析治疗,是否需要继续口服碳酸氢盐还需重新评估。

慢性肾脏病其他的电解质和代谢紊乱

案例 28-1,问题 9: G. B. 还表现出哪些其他的电解质和代谢紊乱?

G. B. 的高磷血症主要是由肾脏排磷降低所致(参考案例 28-3,问题 2:详细论述高磷血症)。KDIGO 发布的 CKD 矿物质与骨异常诊断、评估、预防与治疗指南中推荐,在维持足够营养需求的情况下,磷应该限制在 800~1 000mg/d[92]。同时避免使用含磷的缓泻剂和灌肠剂。高磷血症与低钙血症有关。

G. B. 出现轻度高镁血症,在 CKD 患者中较为常见,主要原因是肾脏排泄镁的能力降低。eGFR 不低于 30ml/(min·1.73m²)时,镁通过肾脏清除并可维持正常的血清浓度。镁的血清浓度低于 2mmol/L 时,很少引起症状。浓度增高可引起恶心、呕吐、昏睡、意识模糊、跟腱反射减弱。严重的高镁血症可抑制心脏传导。为降低高镁血症风险,应避免使用含镁的制酸剂和导泄剂。对于 CKD 5D 期需要透析的患者,可使用不含镁的透析液进行治疗。

G. B. 也表现出轻度的高尿酸血症。肾脏病患者常常发现无症状的高尿酸血症,主要是因为尿酸排泄减少。如果没有痛风或尿酸盐肾病病史,无症状性高尿酸血症无需治疗。

慢性肾脏病的贫血

案例 28-1,问题 10: G. B. 的哪些临床特点与 CKD 贫血的诊断相符,病因是什么?

G. B. 血红蛋白为 9.3g/dl,持续低于绝经前女性的正常范围,提示出现贫血。患者 RBC 正常,说明红细胞形态正常,但是网织红细胞计数没有相应升高,提示骨髓对贫血的反应不足。患者近期的消化性溃疡对贫血有一定影响,血液丢失导致血红蛋白和血细胞比容下降。贫血也导致其出现全身不适症状。

临床特点与病因学

大多数 CKD 患者都会出现贫血,主要是由于促红细胞生成素(erythropoiten,EPO)产生减少。EPO 是一种作用于骨髓刺激红细胞生成的糖蛋白,在低氧情况下产生增多。约 90% 的 EPO 是由管周细胞生成,其余由肝脏生成。在同等贫血程度下,即便对 EPO 生成和释放进行同等刺激,慢性肾功能不全患者 EPO 浓度也较肾功能正常者降低[93]。

肾性贫血通常始于 CKD 3 期,是正细胞(正常大小)正色素性(正常颜色)贫血,除非持续性存在铁、叶酸、维生素 B₁₂ 缺乏。eGFR 与血细胞比容直接相关,eGFR 每下降 10ml/(min·1.73m²),血细胞比容下降 3.1%[94]。eGFR 低于 60ml/(min·1.73m²)的患者,贫血相当普遍[1]。贫血的早期临床表现为面色苍白、易疲劳;随着肾功能下降,贫血进行性加重,其他临床表现也陆续出现。贫血的一个严重后果是左心室肥大(LVH),后者进一步增加 CKD 患者心血管并发症的发生率和死亡率。当患者 eGFR 为 50~75ml/(min·1.73m²)(CKD 2 和 3 期)时,左心室肥大的发生率为 30% 左右;当患者进入透析时,其发生率高达 74%[95]。这些发现提示在进展至 CKD 5 期前就应对肾性贫血进行早期、积极治疗。

对于血肌酐低于 60ml/(min·1.73m²)的 CKD 患者应提倡进行详细的贫血相关检查[2,93]。这些检查包括血细胞计数(包括血红蛋白)、评估铁相关指标(如存在铁缺乏应纠正)以及评估失血原因,如胃肠道失血。由于贫血与 eGFR 之间存在相关性,应对此期 CKD 患者每年进行至少 2 次上述检查[93]。

铁代谢状态

铁缺乏可引起贫血,并且是红细胞生成刺激剂(erythropoiesis-stimulating agent,ESA)低反应的首要原因,因此在开始促红细胞生成素治疗之前评估铁状态非常重要。评估铁代谢参数最好的两项指标是转铁蛋白饱和度(TSAT)和血清铁蛋白[93]。转铁蛋白是一种转运蛋白,其浓度水平取决于营养状态。TSAT 是指转铁蛋白被血清铁结合的饱和程度,可以通过下面的公式进行计算(公式 28-6):

$$\%TAST = \frac{血清铁(\mu g/dl)}{TIBC(\mu g/dl)} \times 100 \qquad (公式\ 28\text{-}6)$$

总铁结合力(TIBC)是指转铁蛋白结合血清铁的总能力。TSAT 反映可用于生成红细胞的铁量。血清铁蛋白是体内铁储备的标志物,铁主要储存在网状内皮系统(例如肝脾)。CKD 患者铁替代治疗的目标是维持 TSAT 高于 30%、血清铁蛋白高于 500ng/ml,以提供充足的铁生成红细胞。以上两个指标均不达标提示铁的绝对缺乏;血清铁在高于 500ng/ml、TSAT 低于 20%,合适的 ESA 治疗情况下贫血仍持续存在,提示功能性铁缺乏。在上述情况下,补充铁可促进红细胞生成。其他指标如低色素红细胞百分比、网织红细胞血红蛋白含量、血清转铁蛋白受体、红细胞铁蛋白和锌原卟啉也是反映铁状态的指标[93]。虽然其中一些指标单独或与其他指标联合可评估铁状态,但仍需进一步研究以评估其有效性并使检验流程简便易行。

对于 CKD 相关的贫血,可应用重组人 EPO 直接刺激红细胞生成,以达到治疗目的。由于铁缺乏是应用红细胞生成刺激剂(erythropoiesis-stimulationg agent,ESA)后反应低下的首位原因,因此在使用 ESA 之前必须纠正铁缺乏。铁缺乏主要是因为使用 ESA 刺激红细胞生成时对铁的需求增加,或是出血、血透导致慢性失血。定期测定相关指标及补充铁是保证足量红细胞生成的重要条件(参考案例 28-1,问题 12:铁的治疗和第 92 章)[93]。

其他原因也会导致贫血,包括尿毒症期红细胞寿命缩短、反复静脉切开或血透导致的血液丢失、胃肠道失血、严重甲状旁腺功能亢进、蛋白营养不良、铝中毒、严重感染及炎性状态[93]。CKD 患者血清内蓄积的物质,统称为尿毒症毒素,可以抑制 EPO 生成、骨髓对 EPO 反应及血色素合成。由于透析可清除毒素,这些副作用可通过透析改善从而促进造血。尿毒症环境可使红细胞寿命缩短,从正常的 120 天降至 60 天左右。来源于肾功能正常个体的红细胞输注到尿毒症患者体内,红细胞寿命会缩短;而来源于尿毒症患者红细胞输注到正常个体,红细胞寿命仍正常。

失血也是 CKD 相关贫血的原因,特别是需要血液透析的患者。通常血液透析 1 周 3 次,每次血透都会发生血液丢失。另外,血透过程中为防止血栓形成使用的肝素或抗血小板药物,也会增加出血风险。尽管 G. B. 没有做大便潜血实验,但很多尿毒症和 CKD 患者会出现大便潜血阳性,主要是由于尿毒症患者出血风险增加。G. B. 有消化性溃疡,这也增加了她的血液丢失。

其他物质的缺乏也会导致 CKD 患者贫血。叶酸缺乏(主要可以通过测定血清叶酸浓度及大细胞形态来确定),这种缺乏在早期肾脏病中少见,但在透析患者中相当常见,主要原因是叶酸在透析过程中可以被清除。因此必须每日预防性应用水溶性维生素包括 1mg 叶酸。每日应用脂溶性维生素 A 并不推荐,因其会导致高维生素 A 血症,加重贫血[93]。因此,肾功能不全患者可以补充不含维生素 A 的复合维生素(例如:nephrocaps)。在透析或者不透析的 CKD 患者中,都可能发生吡哆醛(维生素 B$_6$)缺乏,其临床症状与贫血相似,包括皮肤过度色素沉着和外周神经病变。目前对 CKD 5D 期患者,需给予包括充足维生素 B$_6$ 在内的复合维生素进行治疗,以预防缺乏。

治疗目标

案例 28-1,问题 11:G. B. 肾性贫血的治疗目标是什么?

血红蛋白的目标值

避免将 CKD 患者血红蛋白维持在正常水平(即 ≥13g/dl)。2007 年初,美国食品药品管理局(FDA)对所有 ESA 提出安全黑框警告,使用 ESA 治疗将患者血红蛋白维持在 12g/dl 以上,可能增加死亡与严重心血管事件风险。此结论来源于 4 项有关癌症的临床试验,评估新剂量方案、在新患者群中使用 ESA 以及使用未获批的新 ESA 的疗效。有 3 项临床试验对非血透 CKD 患者的血红蛋白目标值进行有效性和安全性评估。在每个试验中,高血红蛋白目标组(血红蛋白 ≥13g/dl)的心血管事件、中风及死亡发生率均升高。因此,FDA 提出的安全警告是合理的,应遵循[96-98]。将血红蛋白控制在 11g/dl 左右与改善生活质量、减少住院次数以及改善 LVH 有一定相关性[99-101]。将 CKD 患者的血红蛋白控制在此目标值可提高生存率、运动耐量、生活质量、心输出量及认知功能,并可降低 LVH 风险。KDIGO 在慢性肾脏病贫血临床实践指南中推荐血红蛋白目标值为 11.5g/dl[93]。对于血红蛋白<10g/dl 的非透析 CKD 患者,是否开始 ESA 治疗取决于血红蛋白下降的速度。

使用血红蛋白而不是红细胞容积,用于评估患者的贫血状况有多种原因。首先,红细胞比容为容量依赖性,可被血浆水分的波动影响结果(如透析时,容量负荷过重)。另外,温度、高脂血症、红细胞大小及用于检测的机器都可以影响红细胞比容的测定。而这些因素对红血蛋白的测定影响较小,因此使用后者评估贫血更适合[93]。

G. B. 的铁代谢状态要先行评估,必要时进行纠正。如果铁代谢状态纠正后仍有贫血,应开始使用 ESA 治疗(参见治疗部分,或第 92 章)。

治疗

案例 28-1,问题 12:治疗肾性贫血的可选择性方法,以及 G. B. 应该达到的治疗目标是什么?

铁的治疗

在 G. B. 开始使用 ESA 治疗之前,应检测铁指标。如果 TSAT 和血清铁蛋白以及其他实验室指标(参见第 92 章)表明 G. B. 铁缺乏,则需进行补铁治疗。如果缺铁是导致其贫血的主要原因,单独应用铁剂就可提高血红蛋白浓度,改善 G. B. 的贫血症状(也就是不需要进行 EPO 治疗)。消化性溃疡作为失血的原因也需进行评估。对于进行维持性血液透析而长期存在一定程度失血的患者,如口服铁的生物利用度低下或患者治疗依从性差时,单纯口服铁剂往往不能纠正铁耗竭情况[102]。对于早期 CKD 或 PD 患者而言,口服铁剂有可能纠正铁缺乏,因为这些患者不会有与血透患者同等程度的血液丢失。然而,一旦使用 ESA 刺激红细胞生成,就需要静脉铁剂来补充铁耗竭并满足铁需求的增加。静脉铁剂治疗需要静脉注射通路并需门诊定期复诊,这些是 CKD 3 期和 4 期患者静脉铁治疗的缺点。为解决这些问题,最近研究使用大剂量蔗糖铁静脉治疗(即 500mg,连续 2 天),这种方案可补充储存铁,且只有两例发生补铁相关性低血压[103]。然而,CKD 3 期和 4 期患者用蔗糖铁静脉治疗(200mg/2 周,总量 1g),与口服铁剂治疗相比,心血管疾病及感染风险均升高[104]。

通常静脉铁治疗相关的副作用包括低血压、肌肉酸痛、关节痛等。尽管早期 CKD 患者如何进行铁治疗仍存在争议,但对口服铁治疗无效的患者仍推荐使用静脉铁剂治疗[93]。因此,G. B. 使用口服铁剂治疗是合理的,初始剂量为每日补充元素铁 200mg,如果确实存在铁缺乏,此方案就维持下去保证体内铁充足,尤其在患者接受 ESA 治疗后。患者可选用多种不同口服铁剂。由于含铁量有差异,不同制剂每日所需的药片或胶囊数量也不一致(见表 28-8)。一些口服制剂包含抗坏血酸,以增加其口服的吸收。最近又研发出一种亚铁血红素铁制剂,Prorerrin-ES。后者更易吸收,但是补充 200mg 元素铁需要的药片数量多(见表 28-8)。建议 G. B. 在没有不良反应的前提下空腹口服铁剂,以达到最大吸收率,同时要注意潜在药物相互作用(如抗酸剂、喹诺酮类)及胃肠道不良反应(如恶心、腹痛、腹泻、便秘、黑便等)。口服铁剂失败的常见原因是依从性差。铁剂的吸收需要酸性环境,一些抑酸药物(如质子泵抑制剂)可以抑制铁吸收。口服铁制剂可损害黏膜,G. B. 的胃溃疡病史要求使用口服铁制剂时更需谨慎。

表 28-8

口服铁制剂

制剂	常用的商品名	常用的处方单位 (所含元素铁的量/mg)[a]	每日摄入 200mg 铁所需要的药量
硫酸亚铁	Slow-FE, Fer-In-Sol	325(65)	3 片
葡糖酸亚铁	Feratab	325(36)	5 片
富马酸亚铁	Femiron, Feostat	200(66)	3 片
多糖铁	Niferex, Nu-Iron	150(150)	2 片
多肽血红素铁	Proferrin-ES	12(12)	17 片
羰基铁	Fesol	45(45)	4 片

[a] 单位的大小反映了常用处方片/粒的大小,不是列出的商品名称所必需的

如果 G. B. 对口服铁剂治疗反应差,使用足够剂量及疗程的 EPO 治疗后仍表现为铁参数不达标,则需应用静脉铁剂。目前可利用的静脉铁剂包括右旋糖酐铁(INFeD, dex-Ferrum)、葡糖酸钠铁蔗糖复合剂(ferrlecit)、蔗糖铁(venofer)、纳米氧化铁(feraheme)和羰基麦芽糖铁(inject-afer)。此外,焦磷酸枸橼酸铁在 2015 年由 FDA 批准使用,此种铁剂可加入透析液在透析过程中使用。由于右旋糖酐产品存在过敏反应,其说明书中有一个黑框警告提醒静脉输注全量铁剂之前,先行输注一个 25mg 的试验剂量,观察 1 小时后没有出现过敏反应才可输入整个剂量[105],右旋糖酐成分可能是过敏原。纠正绝对铁缺乏的静脉铁剂的剂量为 1g,需要分次静脉注入或延长注入时间,以减少不良反应[93]。对于 HD 患者,使用右旋糖酐铁治疗时每次剂量递加 100mg,在 10 个透析治疗过程中完成 1g 总量的治疗。更大剂量铁剂(500mg,甚至 1g)一次性应用时,延长注入时间达 4~6 小时则也是安全的。

葡萄糖酸钠铁和蔗糖铁是 CKD 患者中应用最为广泛的铁制剂。这两种制剂已成功用于对右旋糖酐铁过敏的患者,且证据表明更安全:发生不良事件的概率,右旋糖酐为 8.7/1 000 000 剂,而葡糖酸是 3.3/1 000 000 剂[102]。为达到推荐的铁剂量 1g,HD 患者需要葡萄糖酸亚铁 125mg/次(10ml),持续 8 个连续透析治疗过程。这个剂量可采用 12.5mg/min 的速度缓慢静脉注射,或稀释于 100ml 的生理盐水内输注 1 小时。HD 患者右旋糖酐铁 125mg 注射 10 分钟(不需要用试验剂量)以上是一种被认可的且更为安全的使用方法。250mg 剂量应用时间不短于 1 小时也是安全用法[106]。对于门诊早期 CKD 患者或接受 PD 的患者也可采用一次较大剂量的方案,以保证治疗的有效性。

蔗糖铁(venofer)是一种多核氢氧化铁蔗糖复合体,推荐用法是 100mg/次(5ml),连续 10 次应用于血透过程中,从而达到总剂量 1g[106]。这个小剂量可以缓慢地静脉注射 5 分钟,或稀释于 100ml 生理盐中静脉输注至少 15 分钟。跟葡萄糖酸钠铁一样,不需进行试验性注射剂量。已有研究表明,剂量为 250~300mg 的蔗糖铁,一次使用输注时间 1 小时以上是安全的,并且发现在接受 EPO 治疗的患者中,蔗糖铁与葡萄糖酸钠铁在维持血红蛋白水平上同样有效[106]。此外,蔗糖铁被认为是过敏性最低的铁剂,无论是在初次暴露还是在总治疗过程中[107]。

对于没有绝对铁缺乏的患者,较小剂量的静脉铁剂(递增剂量 25~200mg)可每周或 2 周使用 1 次,也可每月使用 1 次。这些剂量可维持足够铁储备、血红蛋白目标值及有可能减少 EPO 用量[106]。该治疗方案特别适合用于因慢性失血导致铁需要量较高的 HD 患者。这种维持治疗可满足这些失血导致的铁需求增加及最大限度减少总剂量为 1g 的强化治疗方案(主要用于铁元素绝对缺乏患者)。如果 G. B. 将来进行血透,最合理的方法是规律性静脉注射铁剂,可以满足其持续应用 EPO 时的铁需求。静脉铁剂治疗过程中,至少每 3 个月监测一次铁参数。然而,这种方法会使游离铁增加,从而导致副作用发生率增加(如炎症、氧化应激)[108]。

纳米氧化铁(feraheme)是一种半合成碳氢化合物包被物质,为超顺磁性的氧化铁纳米颗粒,目前被用于治疗 CKD 缺铁性贫血。由于游离铁浓度很低,因此 510mg 剂量的纳米氧化铁注射 17 秒以上是安全的,3~8 天后再次静脉注射 510mg。与之前的静脉铁制剂不同,1g 足量的纳米氧化铁只要两次就可完成。对 CKD(1~5 期)患者进行的随机前瞻性研究表明,与口服铁制剂相比,纳米氧化铁在提高血红蛋白水平上更有效[109]。纳米氧化铁的副作用与其他静脉铁剂相同,即低血压和超敏反应(包括过敏反应和过敏样反应)。纳米氧化铁的糖类包衣主要用于降低免疫敏感性,与其他大分子量静脉铁制剂(如,右旋糖酐铁)相比,发生过敏反应的风险明显降低[110]。但还是存在 0.2% 的药物不良反应风险。因此 FDA 增加了黑框警告,提醒使用此药存在严重致命性超敏反应风险,尤其在第一次使用时,需提高警惕[111,112]。此外,纳米氧化铁在一次剂量之后的 3 个月内会影响磁共振成像(MRI)诊断[111]。

促红素的治疗

如果 G. B. 的肾性贫血对静脉铁剂反应不佳的话,应开始使用重组人 EPO 治疗提高血红蛋白。规律透析可改善贫血,但不能使血红蛋白浓度恢复到正常水平,因贫血的主要原因是肾脏合成 EPO 减少。尽管输血曾是治疗肾性贫血的主要手段,目前尽量避免使用,原因是输血有可能导致病毒性感染[肝炎、人类免疫缺陷病毒(human immunodeficiency virus,HIV)]、铁超负荷和进一步抑制造血功能。但某些特定的患者需要输血治疗,如严重的组织缺氧、大量失血、或伴有持续的贫血症状(如全身无力、劳力性呼吸困难、心动过速)。G. B. 当前血色素是 9.3g/L 且没有特征性临床症状,尚不需输血治疗。雄激素可升高 EPO 浓度并一度用于治疗肾性贫血,由于治疗后红细胞生成效果不连贯,还会导致许多副作用,且重组 EPO 也已用于治疗,现已终止使用雄激素治疗肾性贫血。

人促红素——促红素 α

利用基因重组技术已经合成人类红细胞生成素或外源性 EPO。α 红细胞生成素在美国已经上市,而美国以外的国家主要应用 β 红细胞生成素。自 1989 年开始应用于临床后,促红素 α(Epogen,Procrit)因成功改善肾性贫血而成为主要选择,并大幅度降低输血需要。促红素 α 可刺激红系祖细胞的增殖与分化,促进血红蛋白合成,加速网织红细胞从骨髓释放。

像 G. B. 这样不需要透析或进行 PD 的患者,通常采用皮下注射(subcutaneous,SC)促红素 α 进行治疗。血透患者由于存在良好的静脉通路而经常采用静脉注射。EPO 的应用途径应首选皮下注射,原因是与静脉注射相比,可减少使用剂量、频率及治疗费用。促红素 α 的起始剂量是 50 ~ 100U/kg,每周 2 次[113]。当从静脉注射转换为皮下注射时(促红素 α 注射的半衰期 8.5 小时,皮下注射是 24.4 小时),如患者血红蛋白值在目标范围内,皮下注射剂量为静脉剂量的 2/3;如果患者血红蛋白水平低于正常范围,则建议皮下剂量等同于静脉剂量。对接受促红素 α 皮下注射治疗的患者,应予包括注射的部位(如上臂、大腿、腹部)在内的适当技术指导。

阿法达贝泊汀

阿法达贝泊汀(aranesp)在 2001 年被批准用于肾性贫血治疗,无论患者是否需要透析。该药物是高度糖基化的一种促红素类似物,促进红细胞生成的机制与促红素相同。阿法达贝泊汀具有 5 个 N-连接的糖基链,而促红素 α 只有 3 个,这个结构增加了唾液酸残基与蛋白结合的能力。这种结合蛋白可降低机体对其清除力,增加最终半衰期(静脉注射时为 25.3 小时,皮下注射时为 48.8 小时)。与促红素 α 相比,维持相同目标血红蛋白浓度时,阿法达贝泊汀因半衰期较长,其用药频率显著减少。

对 CKD 3 期和 4 期患者的研究表明,没有接受过红细胞生成素治疗的患者,阿法达贝泊汀的起始剂量为每周 1 次皮下 0.45μg/kg 或每两周 1 次 0.75μg/kg,可确保血红

蛋白和红细胞比容在正常范围内[114]。当透析患者从促红素 α 转换成阿法达贝泊汀治疗时(IV 和 SC),尽管用药频率明显减少,仍可维持血红蛋白达标(促红素 α 每周 3 次时,阿法达贝泊汀每周 1 次;促红素 α 每周 1 次时,阿法达贝泊汀每两周 1 次)。

在没有使用过 EPO 的前提下,阿法达贝泊汀初始剂量为 0.45μg/kg,每周 1 次,皮下或静脉注射[115]。已接受过促红素 α 治疗的患者可根据当前每周总的促红素剂量(表 28-9)换算成阿法达贝泊汀的量[115]。如患者接受促红素 α 治疗每周 2 ~ 3 次,阿法达贝泊汀则每周 1 次;如患者促红素 α 每周应用 1 次,则阿法达贝泊汀每两周 1 次。计算阿法达贝泊汀每两周的用量,用每周促红素 α 的剂量乘以 2,得到的数值放入表 28-9 的第 1 栏,从而得出相应的第 2 栏的阿法达贝泊汀的用量。例如一名患者每周应用促红素 α 6 000 单位,则阿法达贝泊汀的剂量为每两周 40μg(6 000 单位×2 = 12 000 单位,这个数值对应的阿法达贝泊汀的量为 40μg)[115]。

表 28-9

基于 EPO 的量计算阿法达贝泊汀的量

既往每周促红素 α 的量(单位/周)	起始每周阿法达贝泊汀的用量(μg)	
	成人	儿童
<1 500	6.25	a
1 500 ~ 2 499	6.25	6.25
2 500 ~ 4 999	12.5	10
5 000 ~ 10 999	25	20
11 000 ~ 17 999	40	40
18 000 ~ 33 999	60	60
34 000 ~ 89 999	100	100
≥90 000	20	200

a 当儿童接受 EPO 治疗的剂量<1 500 单位/周时,无法计算出相应的阿法达贝泊汀的用量。经 Facts & Comparisons eAnswers 允许引用

促红素 α 和阿法达贝泊汀的临床耐受性良好,最常见的不良反应是高血压。尽管血压升高不是治疗禁忌证,但仍需密切监测血压,必要时调整抗高血压药物和透析方案。如果红细胞生成反应不佳,则需对导致抵抗的原因进行评估:如铁缺乏、感染、炎症状态、慢性失血、铝中毒、营养不良或甲状旁腺功能亢进等。在接受 ACEI 治疗的患者中发现有 EPO 抵抗,但这些结果存在争议[116]。促红细胞生成素治疗后产生抗体的病例罕见,主要是美国以外的国家生产的一种 α-促红细胞生成素所致。有 13 例患者应用 α 或 β-促红细胞生成素一段时间后出现纯红细胞再生障碍性贫血并需要输血治疗,这些患者体内发现了中和性抗 EPO 抗体[117]。

考虑到 G. B. 的 CKD 病史及目前血红蛋白水平,需要治疗贫血。如果患者血色素低于 10g/dl,诊断及纠正铁和叶酸的缺乏、行大便隐血试验排除胃肠道活动性出血也都十分重要。补铁治疗不仅仅要补充缺乏的铁,还要维持红细胞生成素治疗时需要的铁负荷状态(参考铁治疗部分)。尽管单独使用铁剂可以改善患者贫血,但根据其贫血的严重程度及肾脏病进展,似乎也需促红素α或阿法达贝泊汀治疗。如果 G. B. 的铁状态尚可,可以开始皮下注射阿法达贝泊汀治疗,初始剂量 25μg(0.45μg/kg),每周 1 次。也可选择皮下注射 α-促红细胞生成素治疗,起始剂量为 6 000 单位(约 100U/kg),每周 1 次,或者分成每周两次,每次 3 000 单位。患者还被告知如何进行皮下注射。由于用药后的反应需一段时间(那就是药物对红细胞稳态的药效学效应)剂量调整周期不应短于 4 周 1 次。红细胞水平达到稳态的时间(也就是红细胞产生与破坏速度相等时)取决于红细胞的寿命,后者在肾功能不全患者中可能缩短至 60 天左右。因此,需要 2~3 个月才能达到血红蛋白测定值平台期。G. B. 红细胞生长素剂量的调整应基于其血红蛋白水平,后者需在开始治疗或剂量调整后每 1~2 周监测 1 次。如果血红蛋白升高过快(血红蛋白在 2 周内升高>1g/dl)或接近 11.5g/dl,促红细胞生长素的剂量就要减少 25%。如果治疗后反应不足(2~4 周内血红蛋白上升小于 1g/dl),促红素α剂量则要加大 25%。一旦达到稳态,血红蛋白浓度每 2~4 周监测 1 次。如果进行了剂量调整而依然没达到理想的升血反应,则应评价反应不佳的可能原因(如缺铁、出血、铝中毒、甲状旁腺功能亢进、感染等)。

其他红细胞生成素

聚乙二醇肽是一种 ESA,2012 年 3 月由 FDA 批准用于透析患者贫血的治疗,此后由于严重的超敏反应由生产商从市场撤回。

持续性红细胞生成素受体激动剂(mircera)是一种长效 ESA,在美国已批准用于临床治疗。CERA 的分子量是 EPO 的两倍,有一条 30kDa 的单链插入到 EPO 分子内,从而导致 CERA 的半衰期较 EPO 明显延长(CERA:130 小时;EPO:4~28 小时)。由于这一特性,使用 CERA 可延长给药间隔,可每 2 周 1 次或每月 1 次。与其他临床可用的 ESA 相比,CERA 更具功效性和安全性。对于 CKD3 期和 4 期的患者,使用长间隔制剂,如 CERA,有很多优点,包括提高患者依从性、减少治疗费用、减少注射用量减轻患者负担以及减少需要接受静脉治疗患者的门诊随访次数[118]。

心血管并发症

案例 28-2

问题 1: H. B. 是一位 65 岁男性白人,CKD 5 期患者,新近开始血液透析治疗。此次因第 3 次透析而来院(透析方案为每周 3 次,每次 4 小时)。患者有高血压病史,近 4 个月控制欠佳(血压波动于 150~190/85~105mmHg)。

近 1 个月出现气短、体重明显增加。相关病史显示,该患者有 14 年高血压病。其目前治疗方案包括酒石酸美托洛尔 50mg,每日 2 次,呋塞米 80mg,每日 2 次,碳酸钙 500mg,每日 3 次(进食时服用),nephrocaps 1(透析用维生素),每日口服。H. B. 透析前的血压为 195/100mmHg,透析后血压为 168/90mmHg。近期心电图示左心室肥厚(LVH)。

透析前实验室结果如下:
血清钠(Na):140mmol/L
钾(K):5.1mmol/L
Cl:101mmol/L
CO_2:23mmol/L
SCr:8.8mg/dl
BUN:84mg/dl
磷(P):6.5mg/dl
钙(Ca):8.6mg/dl

白蛋白:3.0g/dl
胆固醇(非禁食):345mg/dl
甘油三酯:285mg/dl
TSAT:18%
铁蛋白:250ng/ml
Hct:27%
Hgb:9.0g/dl

H. B. 的尿量是 50ml/d,是什么原因导致他心血管并发症及死亡率风险增加?

H. B. 的高血压,无论是经目前药物或透析治疗都没有得到很好控制。对于进行血透的 CKD 5 期患者而言,高血压与左心室肥厚(LVH)、缺血性心脏病、心力衰竭的发生有关,而这些因素均与 CKD 5D 期透析患者总体死亡率相关[4]。H. B. 的心电图提示左心室肥厚,因此有必要对其心脏受损程度及是否存在心力衰竭进行深入评估,这些因素对无论是糖尿病还是非糖尿病患者均与死亡率相关(参考第 14 章)[95]。CKD 早期即可发生 LVH,并随着肾脏病的进展而不断恶化。该患者处于 CKD 终末期,故极有可能存在 LVH。贫血也对 LVH、心力衰竭的发展有持续推动作用。H. B. 的血红蛋白 9.0g/dl,低于目标值,因此需对其铁指标进行评估并进行治疗(参见贫血章节)。

促使 H. B. 心血管并发症发生率及死亡率增高的其他因素主要包括胆固醇和甘油三酯浓度升高以及低白蛋白血症(血清白蛋白正常值是 3.0g/dl)。肾功能不全患者中,高同型半胱氨酸血症很常见,也可增加发生冠心病(coronary artery disease,CAD)的风险[119]。由于高同型半胱氨酸血症与叶酸、维生素 B_{12} 浓度低下有关,因此建议对这些患者加强此类维生素的补充。H. B. 校正钙为 9.4mg/dl(低白蛋白血症的校正,见案例 28-3,问题 2,校正的解释说明),因此需经常监测其血钙水平,调整含钙磷结合剂的应用。肾脏病患者经常出现心脏钙化,后者与心血管并发症密切相关。据报道,80% 的 ESRD 患者可检测到冠状动脉钙化[120]。心血管疾病一直是肾衰竭患者死亡的首要原因[1]。

高血压

案例 28-2,问题 2：基于该患者其他心脏并发症与血压目标值,该如何选择高血压治疗方案?

透析

CKD 患者常出现高血压,原因是多方面的,包括水钠潴留导致细胞外容量增加和肾素-血管紧张素-醛固酮系统的激活[116]。此外,尿毒症毒素增加引起交感神经系统激活以及血压升高[121]。

由于 H. B. 刚开始行透析治疗,尚不能确定去除多少液体才能控制血压。为控制与容量相关的高血压,H. B. 的透析方案应根据患者的干体重(也就是透析后的体重)进行调整,因为在干体重水平不会出现容量过多或过少的症状(也就是血容量正常,没有水肿)。H. B. 近期已出现容量负荷过重的表现(气急和体重增加),因此在调整透析方案时需考虑到这些情况。其次要确定是收缩期心衰还是舒张期心衰。此外还要强调在透析期间限制钠水摄入的重要性,从而最大限度控制体重增加、容量扩张和高血压。要求患者钠摄入量低于 2.4g/d,水低于 1L/d,并且要定期接受营养师指导。

抗高血压治疗

目前尚缺乏关于血液透析患者血压管理的指南,但是血压的控制和管理仍然很重要。H. B. 需要降压和透析联合治疗以达到目标血压。虽然没有相关指南推荐,将血液透析患者的透析前血压控制在<150/90mmHg 是合理的。

部分患者仅通过透析治疗就可使血压控制在目标值,因此降压药物可停用。CKD 5D 期患者在血透期间控制血压的目的是最大限度降低心血管并发症,但不增加低血压风险及相关并发症。对于降压药物的选择需基于患者伴有的并发症,因为没有哪个单药能持续证明减少血透患者死亡率。由于血压与死亡率之间的 U 形关系,使得血透患者的高血压治疗难度更大[122]。关于血透患者的一项研究发现,收缩压低于 110mmHg 或者高于 180mmHg,都会明显增加患者心血管疾病相关死亡风险[123]。另一项队列研究发现,收缩压在 100~125mmHg 之间死亡风险最低,收缩压高于 150mmHg 死亡风险增加[122]。透前低血压有死亡风险,说明患者很有可能在开始血透时就已存在严重的心脏疾病。如果患者在透析过程中出现过低血压,血压控制的目标值可以提高,但必须同时评价其他心血管疾病的危险性。由于容量的改变,透析间期的血压变化很大,使得测量透析患者血压(透析前与透析后)的最佳时间无法确定,目前倾向于应用透析前血压。

利尿剂在 CKD 早期应用很普遍。跟之前讨论的一样,利尿剂是否有效,取决于药物作用的肾小管对钠离子转运的量及患者肾功能。例如,理论上 eGFR 从 125ml/(min·1.73m²) 下降至 25ml/(min·1.73m²),可以导致钠滤过量下降近 80%。在肾功能不全的早期,噻嗪类或其类似的利尿剂是有效降压药物。随着 eGFR 进一步下降[eGFR<30ml/(min·1.73m²)],噻嗪类利尿剂的作用降低,保钾利尿剂在这种情况下往往无效,还有可能增加高钾血症风险。

祥利尿剂(如呋塞米)主要作用于近端小管,可用于 CKD 4 期[eGFR:15~29ml/(min·1.73m²)]患者[124]。如果残肾功能较好(尿量>100ml/d)的情况下,这些药物都可以很好的控制血压和容量,不过要对其临床疗效不断地进行监测。H. B. 的尿量需要重新测定以确定继续应用呋塞米是否合理及所应用剂量是否合适,原因是处于这个阶段的 CKD 患者往往需要比 80mg BID 更大的剂量。由于 H. B. 的残肾功能下降,呋塞米很有可能需要停止使用。

根据肾素-血管紧张素系统在 CKD 患者高血压发病中的作用,ACEI 可作为抗高血压治疗的一个合理选择。ACEIs 是抗高血压的有效药物,并且可以逆转 LVH[125]。然而,这类药物在 CKD 患者中应用不够广泛。使用时必须评估个体治疗的反应以确定肾素-血管紧张素-醛固酮活性是否为高血压主要病因。因此,应以小剂量开始,并谨慎评估患者的反应性与耐受性。这些药物经常需要与其他抗高血压药物联合应用以达到理想目标值。其中绝大多数可以每日给药 1 次。由于这些药物及其活性代谢产物需通过肾脏排出,CKD 患者需调整用药剂量。在接受聚丙烯腈(AN69)膜透析的患者应避免使用 ACEI,因为 AN69 透析膜增加缓激肽的产生,而 ACEIs 可抑制缓激肽的降解,从而引起系统性或免疫性的过敏反应。

ARBs 类药物在非 CKD 患者中能有效降低血压及逆转 LVH[126]。当 ACEI 发生激肽相关的不良反应时,ARB 可作为一种很好的选择。然而,与此相似的不良反应在 ARB 中也有报道。

β 肾上腺素受体拮抗药(β 受体拮抗药)可抑制肾素释放,对 CKD 患者的高血压有效。β 受体拮抗药可抑制透析患者的交感神经兴奋,从而降低心脏骤停风险,并提高心力衰竭的存活率[127]。遗憾的是,这类药物未被广泛应用,且针对透析人群的有利作用也还在研究[128]。当合并有其他疾病时(如哮喘、心力衰竭以及血脂异常),应用 β 受体拮抗药的利与弊就应该慎重权衡。其中非亲酯类药物(如阿替洛尔、纳多洛尔)在肾脏病患者中需要调整剂量。

钙离子通道阻滞药是 CKD 患者有效的降压药物。由于非二氢吡啶类药物[地尔硫草、维拉帕米]对心肌有负面影响,伴有心脏病的患者应谨慎使用。肾脏病患者通常不需要调整剂量。

其他用于 CKD 患者降压治疗的药物包括中枢性降压药(如可乐定、甲基多巴)、血管舒张剂(米诺地尔、肼苯哒嗪)以及 α₁-肾上腺素受体拮抗药(哌唑嗪、特拉唑嗪、多沙唑嗪)。然而,这些药物通常都是降压治疗的最后选择。

目前 H. B. 正在服用 β 受体拮抗药美托洛尔和祥利尿剂呋塞米。美托洛尔可在透析过程中清除,在透析过程中需严密监测药物治疗效果。鉴于其残肾功能下降及利尿反应不足,可考虑停用呋塞米。如 H. B. 经调整透析方案可改善容量状态,达到干体重水平,但仍不能有效控制血压,则需选择其他降压方案。合理的降压治疗方案应包括 ACEI 类药物(如雷米普利),方案的选择在很大程度上决定于随访过程中心脏病、血透对血压的控制程度及药物相关副作用(参见第 9 章和第 14 章)。

血脂异常

案例 28-2,问题 3:如何治疗 H. B. 的血脂异常?

H. B. 的血清胆固醇和甘油三酯浓度升高,是 CKD 患者常见的并发症。血脂异常和氧化应激的增加加速动脉粥样硬化。目前认为有一些因素促进 CKD 患者动脉粥样硬化形成,包括动脉管壁损伤、血小板激活和黏附、平滑肌细胞增生和动脉内皮下胆固醇沉积。对于血液透析患者,降低血脂并未改善患病率和死亡率。因此,KDIGO 的 CKD 患者血脂管理最新指南中不推荐根据胆固醇水平决定是否需要治疗,并且不以胆固醇水平为治疗目标。目前 H. B. 未使用他汀类药物,其在透析患者中不降低患病率及死亡率。若 H. B. 的血脂异常有必要进行治疗,可选用小剂量他汀类药物。饮食干预可成功降低胆固醇和甘油三酯浓度,很多药物能够治疗 CKD 5D 期患者的血脂异常。

矿物质和骨异常

案例 28-3

问题 1:W. K. 是一位 24 岁西班牙裔女性,有 1 型糖尿病病史 18 年,伴糖尿病肾病、视网膜病变和神经病变。2 年前,诊断为 CKD 5 期并开始腹膜透析。目前使用药物包括胃复安 10mg TID,餐前服药。随餐注射 10 单位胰岛素,夜间 25 单位甘精胰岛素,多库酯钠 100mg/d,随餐服用醋酸钙 2 001mg PO TID,每周 2 次静脉注射 EPO 5 000 单位,每周 3 次静脉注射蔗糖铁 100mg,每周 3 次静脉注射帕立骨化醇 4μg,每日 1 粒 nephrocaps 1(透析用维生素)。最近的门诊随访中,体格检查结果为血压 128/84mmHg,伴有激光瘢痕的双侧糖尿病视网膜病变改变和膝关节以下双侧感觉减退。实验室检查结果如下:

血清电解质:正常

随机血糖:250mg/dl

BUN:45mg/dl

Scr:8.9mg/dl

Hgb:10g/dl

WBC 计数:6 200/μl

钙:10.2mg/dl

磷:6.8mg/dl

iPTH:950pg/dl

TSH:5mIU/L

总血清蛋白:5.0g/dl

血清白蛋白:3.1g/dl

尿酸:8.9mg/dl

分析导致 W. K. 骨异常及钙、磷、甲状旁腺素上述结果的原因。

病因学

慢性肾脏病-矿物质和骨代谢异常(mineral and bone disorder of CKD,CKD-MBD)是专业术语,用来总体描述成为 CKD 并发症的矿物质(如磷、钙、PTH)、骨(骨营养不良)和软组织钙化异常。更早的专业名词"肾性骨营养不良"未能充分描述与生物学指标异常和钙化相关的更多临床并发症,现在只用来特定地形容骨骼病理改变[92]。

CKD 患者常见的高磷血症、低钙血症、甲旁亢、活性维生素 D 产生减少及对维生素 D 治疗抵抗均是导致 CKD-MBD 并发症的原因。尽管钙、磷、维生素 D 和 PTH 之间的相互关系已被广泛探讨,近十年发现的成纤维细胞生长因子(fibroblast growth factor 23,FGF 23),一种尿磷酸盐激素,为这一领域研究提供了一些新观点[129]。食物中磷摄入增加能刺激 FGF23 的分泌,而后者促进磷通过近端小管排泄,阻止维生素 D 活化,促进活性维生素 D 的分解代谢,与肾脏病进展有关[130]。

在 GFR 高于 30ml/(min·1.73m²) 时,升高的 FGF 23 和 PTH 可维持正常血磷。用"矫枉失衡"假说可以解释这一现象,维持正常血磷浓度的代价是发生继发性甲状旁腺功能亢进(SHPT),PTH 与 FGF 23 分泌过多。然而,目前临床上不测定 FGF 23。只有在 CKD 晚期阶段肾脏代偿机制受损时 [GFR<30ml/(min·1.73m²)],才出现有临床意义的血磷升高(有症状的高磷血症)。

肾脏是生成全身维生素 D 的主要器官,尿毒症出现时会改变维生素 D 代谢。持续的高磷血症刺激 FGF23 过度释放,阻止了在 1-α-羟化酶作用下 25-羟维生素 D_3 向其生物活性形式 1,25-二羟维生素 D_3 正常转化(图 28-2)。1-α-羟化酶存在于近端肾小管细胞内,是维生素 D 转化成活性形式所必需的酶。维生素 D 的活化形式,也称为骨化三醇,促进肠道对钙的吸收,与甲状旁腺上的维生素 D 受体相互作用来抑制 PTH 的释放。骨化三醇生成减少的结果是肠道对食物中钙的吸收减少。维生素 D 造成对 PTH 释放抑制的减少,与低血钙一起刺激钙从骨中动员出来。此外,尿毒症患者需要更高的细胞外钙浓度来抑制 PTII 的释放。这也可描述为钙"调定点"的升高,或用来抑制 50% 最大 PTH 释放量的钙浓度[131]。

甲旁亢对骨骼的长期影响导致骨痛、骨折和肌病。这些影响对儿童或许尤其严重,通常会减缓成长。肾病患者的代谢性酸中毒也能引起骨骼的负钙平衡。

根据所观察到的骨骼结构变化和血清磷、钙、PTH 异常提示 W. K. 的表现与 CKD-MBD 一致,均与其肾脏病有关。

CKD 3 期时应检测维生素 D 水平(如 25-OH-VD)。大多数 CKD 和 ESRD 患者中,维生素 D 不足(<30ng/ml)和缺乏(<15ng/ml)很常见。已有研究将维生素 D 水平下降与血管钙化、CVD 和死亡率上升联系起来[132]。

来自食物:
VD₂（钙化醇）
VD₃（胆钙化醇）

前体-VD₃

VD₃（体内转化）

肝脏

25-(OH)-D₃/D₂

FGF-23

肾脏

1-α-羟化酶

1,25-（OH）₂-VD₃/VD₂

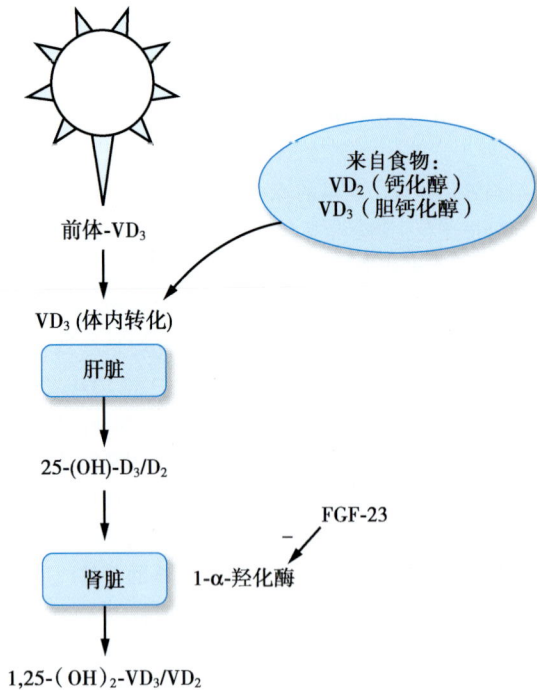

图 28-2 维生素 D 生物转化过程

治疗

案例 28-3，问题 2： 对 W. K. 的钙、磷和 PTH 异常的治疗目标是什么？可选择什么方案来治疗？

W. K. 的控制目标为：（a）控制血清钙、磷浓度；（b）预防或控制 SHPT；（c）恢复正常骨骼发展，不让其进展为低动力性骨病（或低转化性骨病）。这些目标最好通过限制食物中磷摄入，合理使用磷结合剂、维生素 D、钙增敏剂和透析来达成。

限制磷摄入

通常情况下，血清磷应低于正常水平。KDIGO 推荐任何 CKD 阶段均需维持正常血磷水平。限制磷摄入能防止高磷血症和维持目标磷浓度。食物中磷摄入应不超过 $800 \sim 1\ 000mg/d$[92]。磷的主要来源为富含蛋白质的食物，因而如何制定在降磷同时提供充足营养的合理饮食是一个挑战。但是，来源于有机食物（如植物种子、坚果、豆类和肉类）和无机食物（如快餐中的防腐剂和添加盐）的磷应区别对待。无机磷比有机磷更容易吸收（分别为 90% vs 50%），所以饮食中应尽量避免无机磷食物[133]。深色碳酸饮料是磷水平升高的常见原因，不提倡患者消费这类饮料，透析中心自动售卖机中的饮料应被撤走。此外，有机磷的来源不同作用也不同，摄入植物来源的有机磷相比摄入肉类来源的有机磷，血清磷与 FGF 23 水平更低。尽管透析能在一定程度上去除磷，但无论是常规 HD 还是 PD 都不能充分去除开放饮食中的磷。夜间血透是个例外，

由于透析时间长，可能需要额外补充磷。由肾脏营养学专家定期进行饮食讨论对强调限制磷的重要性和提供其他饮食建议是有必要的。

磷结合剂

单独饮食干预很难使血磷明显降低，尤其是对严重肾病患者［eGFR<30ml/（min·1.73m²）］。对于这些患者，必须饮食限制联合磷结合剂。磷结合剂通过结合胃肠道食物中的磷来限制其吸收，所以，这些药物必须随餐服用。可用的结合剂包括含钙、铁、镧、铝或镁等阳离子的制剂或聚合物药物，如司维拉姆（sevelamer）。

含钙制剂

含钙制剂，尤其是碳酸钙和醋酸钙常用于预防肾病患者的高血磷。很多可用制剂的钙含量不同（表 28-10）。含钙制剂的另一个优势是纠正低钙血症，然而，长期使用这些药物存在高钙血症和心脏钙化的风险[134]。碳酸钙中的钙生物利用度较高，可促进正钙平衡[135]。柠檬酸钙是一种钙盐，其磷结合能力与碳酸钙相似；然而，由于它能促进胃肠道中铝的吸收，不推荐肾病患者使用。

同时维生素 D 制剂和钙剂的使用也增加了高钙血症风险。治疗开始之前应测定校正的血钙浓度，在随后的治疗中也要定期测定。

许多临床医师在血清白蛋白水平低的时候矫正钙浓度。虽然矫正钙常用，但医疗保险质量改进是基于非矫正的血清总钙浓度。在血清白蛋白较低时通过游离钙和蛋白结合钙比例的变化来计算校正钙浓度（公式 28-7）。

$$校正钙浓度（mg/dl）=测量的\ Ca（mg/dl）+0.8[4g/dl-测量的白蛋白（g/dl）]$$

（公式 28-7）

钙化性尿毒症性小动脉病（calcific uremic arteriolopathy，CUA）或称钙化防御，是伴有内膜增生、血管纤维化的动脉及小动脉钙化症，主要发生于透析患者，占透析患者的 5%，主要表现为皮肤坏死。使用含钙的磷结合剂是促发 CUA 的因素之一。

如果患者有高血钙或钙化进展的证据，应将药物换为不含钙的磷结合剂。可替代的药物包括司维拉姆和阳离子制剂如碳酸镧、镁制剂。对于需要透析的患者，降低透析液中钙浓度可减少高血钙的风险。尽管避免高血钙会降低心脏钙化的风险，但由于 CKD 患者存在其他影响因素（如高磷血症），仍然会发生钙化。

含钙药物的其他副作用包括恶心、腹泻、便秘。因含钙的磷结合剂可与其他药物相互作用，故相对于其他药物必须考虑服用这类药物的时间。例如，氟喹诺酮和口服铁剂应在含钙磷结合剂服用前至少 1~2 小时使用，如果含钙药物是用来治疗低钙血症或骨质疏松症，那么应在两餐之间服用以提高肠道吸收。如果作为磷结合剂使用，则要求随餐服用。含钙磷结合剂常见起始剂量见于表 28-10。

表 28-10

磷结合剂

产品	可选药物（片数）	说明	副作用与注意事项
含铝磷结合剂			
氢氧化铝	320mg/5ml，混悬剂	非处方药	便秘，钠超负荷，铝中毒：中枢神经系统症状、贫血、骨病 警惕：消化道穿孔、粪便嵌塞、肠梗阻
含钙磷结合剂			
醋酸钙	667mg，片剂 （3~12 片） 667mg/5ml（15~20ml 随餐）	口服液体增高腹泻风险	N/V/D，高钙血症，血管钙化，口服液体增高腹泻风险
碳酸钙	500~1 250mg，片剂（3~6 片）	非处方药	N/V/D，高钙血症，血管钙化
含铁磷结合剂			
柠檬酸铁	210mg 三价铁，片剂（6~12 片）	210mg 三价铁＝1g 柠檬酸铁	N/V/D，粪便颜色变化，铁超负荷 警惕：胃/肝脏疾病 禁用：血色素沉着病
氢氧化蔗糖铁	500mg，咀嚼片（3~6 片）	500mg 亚铁＝2 500mg 氢氧化蔗糖铁	N/D，粪便颜色变化，铁超负荷 警惕：胃/肝脏疾病，血色素沉着病
含镧磷结合剂			
碳酸镧	500mg，750mg，1 000mg，咀嚼片（3~6 片）	咀嚼与压碎后服用效果相似	在骨、脑、肝脏蓄积，腹部 X 线可见，高钙血症 禁用：肠梗阻，粪便嵌塞
含镁磷结合剂			
氢氧化镁	311mg，片剂（1~6 片）	非处方药； 铁吸收受损	高镁血症；腹泻常见
含树脂磷结合剂			
碳酸司维拉姆	800mg，片剂（3~12 片） 0.8g/2.4g（袋），粉剂	降低低密度脂蛋白胆固醇	N/V/D，高钙血症 禁用：肠梗阻 警惕：消化道穿孔，粪便嵌塞
盐酸司维拉姆	400mg，800mg，片剂，1~2 片 TID（6~12 片）	降低低密度脂蛋白胆固醇	N/V/D，高钙血症 禁用：肠梗阻 警惕：消化道穿孔，粪便嵌塞，代谢性酸中毒

N/V/D，恶心、呕吐、腹泻

司维拉姆

盐酸司维拉姆（renagel）或碳酸司维拉姆（renvela）是在胃肠道结合磷而不被吸收的聚合物药物[136,137]。因具有不会显著影响血钙而能降低血磷的优势，促进了司维拉姆在CKD 患者的使用。司维拉姆还能降低 LDL 浓度和血清总胆固醇，具有能够降低患者心血管疾病风险的优势[92]。

司维拉姆有延缓冠脉钙化进展的潜在优势，这可能与降低 LDL 浓度和血清胆固醇及减轻钙负荷的优势有关。司维拉姆降低死亡率的优势具有争议。新近透析磷结合剂的事后分析试验（renagel in new dialysis，RIND）结果表明与碳酸钙相比，司维拉姆有生存优势；然而，透析临床结果再分析试验（dialysis clinical outcomes revisited，DCOR）未能表明两种药物有不同死亡率[138]。对这些结果不一致的解释为两个试验中 HD 人群分类不同。RIND 试验包括新发病 HD 患者,而 DCOR 试验可能包括了许多已患 CVD 的 HD 患者。

盐酸司维拉姆提供 400mg 和 800mg 两种剂量,碳酸司维拉姆有 800mg 片剂和 0.8g 粉状袋两种剂量。两种剂型的磷结合能力是等同的。根据血磷浓度的基线水平水平不同初始剂量也不同(若血磷<7.5mg/dl,则随餐服用 800mg TID;若血磷>7.5mg/dl,则随餐服用 1 600mg TID)[136,137]。根据血磷水平,每隔 2 周逐渐调整剂量。患者使用司维拉姆的剂量也可由醋酸钙剂量转化而来。基于一些研究,800mg 司维拉姆的降磷功效等同于 667mg 的醋酸钙(含 169mg 钙)[137]。

HD 患者使用盐酸司维拉姆可降低碳酸氢盐浓度,使用该药物时应考虑这一影响。碳酸司维拉姆避免了代谢性酸中毒(盐酸制剂中可引起代谢),提高血清碳酸氢盐浓度水平[139]。由于这类药物的副作用有粪便嵌塞、肠梗阻,故胃肠道疾病患者应谨慎使用。如同时服用其他药物,司维拉姆应在服用其他药物前 1 小时或后 3 小时服用[136,137]。

有关司维拉姆和其他药物相互作用的数据有限;在最近的评估中未观察到司维拉姆与地高辛、华法林、美托洛尔、依那普利存在相互作用。目前,推荐处方为:在服用其他药物 1 小时前或 3 小时后服用司维拉姆。

碳酸镧

碳酸镧(fosrenol)是一种新型不含钙、不含铝的磷结合剂。碳酸镧被吸收后,分离为三价阳离子,与铝盐有相似的结合力,镧作为标准治疗方案同样有效和可耐受。镧治疗组,钙和 iPTH 浓度均下降[140]。镧主要通过胆汁途径分泌,很少经肾脏清除。

有关镧的蓄积作用,研究评估了镧在骨骼、肝脏和大脑的沉积和毒性。尽管镧蓄积部位为肝脏溶酶体,但在接受镧治疗长达 6 年的患者中,其蓄积情况与肝酶活性升高和肝胆管副作用没有关联[141]。这可能与胆管分泌铁和铜的过程相似。对接受镧治疗 1 年的 HD 患者进行的前瞻性研究发现在骨骼中有极少量的镧沉积,与接受碳酸钙患者相比,镧对形成骨无力症的影响更小[142]。2 年期间,使用镧制剂的 HD 患者中,未见出现认知功能恶化加速[143]。

镧有 4 种口服咀嚼片剂量:250mg、500mg、750mg、1 000mg。推荐初始总剂量随餐服用 750~1 500mg/d,根据血磷水平,逐渐调整至最大剂量 3 000mg/d。无论是咀嚼药物还是压碎成粉末状服用,均有相同磷结合力[144]。镧会使与其有相互作用的药物生物利用度下降,包括环丙沙星(约下降 50%)和左旋甲状旁腺素。临床试验最常见的副作用为恶心、呕吐[145]。

含铁磷结合剂

氢氧化蔗糖铁与柠檬酸铁是含铁磷结合剂,被证实可有效降低血液透析患者的血磷。柠檬酸铁是新型的含铁磷结合剂,有同时补充铁的优势,早期研究提示服用柠檬酸铁可减少静脉铁剂和红细胞生成素刺激剂的使用[146]。但是,氢氧化蔗糖铁咀嚼片中的铁不能被吸收,因此不影响贫血

的治疗[147]。

其他磷结合剂

铝制剂是非常有效的食物磷结合剂。尽管这类药物曾用作降磷的一线药物,但由于铝的蓄积和毒性限制了此类药物在 CKD 患者的使用。由于已吸收的铝不能通过有病变的肾脏清除,且会进入其他组织,与组织和血清蛋白相结合导致透析患者发生铝中毒。在骨、大脑和其他器官铝累积导致的毒性如软骨病(铝相关性骨病)、小细胞性贫血和与透析相关性脑病引起的致命性神经综合征[91]。铝中毒可通过去铁胺的螯合作用来治疗。含铝制剂只考虑在严重磷升高患者中短期(最多 4 周)使用[91]。然而,这种情况下使用高剂量镧会更合适。用于治疗消化性溃疡的硫糖铝也含铝,肾病患者应谨慎使用该药物。

镁制剂(氢氧化镁,碳酸镁)是有益的,但由于在控制血磷浓度时需高剂量镁制剂,严重腹泻和高镁血症会发生,因此与铝制剂相似,它们的使用会受到限制。然而,当其他磷结合剂不能充分控制血磷浓度时,可以考虑使用镁。这时,可增加使用含镁磷结合剂,并与降低透析液中镁浓度(在透析患者中)相结合。这类药物不应作为控制血磷的一线治疗药物,若治疗开始,需密切监测镁浓度。

需更加积极控制 W.K. 的血磷,以使其达标。目前,W.K. 正在服用含钙的磷结合剂。尽管多数钙在胃肠道内可与磷结合,但是钙的潜在吸收仍存在。而且她的非矫正血清钙浓度在正常范围的上限。该患者应开始使用司维拉姆来限制钙浓度及降低磷水平。推荐起始剂量为餐时800mg TID,根据随后的磷浓度调整剂量。与维生素 D(参见维生素 D 章节)结合治疗时,也应考虑调整剂量。指导W.K. 餐时服用磷结合剂。实施这个治疗方案应与限制食物中磷摄入相结合。必须强调患者依从性的重要,患者不能坚持限磷饮食和药物治疗是治疗失败的最重要因素之一。使用低钙透析液也可以帮助降低高血钙风险。

维生素 D

天然维生素 D

营养性维生素 D(NVD)是指由食物中获得的天然麦角钙化醇(维生素 D_2)和胆钙化醇(维生素 D_3),并在哺乳动物的皮肤内通过阳光照射活化,维生素 D_2 和维生素 D_3 均为活性维生素 D 的非活化前体。在肝脏经过活化步骤(25 羟化)产生的 25-羟维生素 D,相对没有活性(图 28-2)。在肾脏进行最后的活化(1 羟化),生成骨化三醇(1,25-二羟维生素 D_3),是维生素 D 的活性形式。因此,患者对维生素 D_2 和维生素 D_3 的反应随肾功能的不同而变化,取决于肾功能下降的程度和肾脏转化 25-羟维生素 D 为骨化三醇的能力。CKD 早期阶段,25-羟维生素 D 水平就会降低,导致生成骨化三醇的底物减少[91]。由于 CKD 患者发生的维生素 D 代谢改变,应检测 25-羟维生素 D 的浓度并补充NVD。当 25-羟维生素 D 水平正常,PTH 浓度仍然持续升高时,也应口服活性维生素 D(口服骨化三醇)或类似物(口服度骨化醇)治疗[91]。最后,更严重肾病患者(CKD 5 期)需

服用活性维生素 D-骨化三醇(或其他维生素 D 活性形式)。

一些小型研究已表明 NVD 除有改善骨和矿物质代谢外,还有其他优点。透析患者给予补充 NVD 后,能减少 ESA 剂量,改善血糖控制,减少活性维生素 D 用量,调整炎性状态[148,149]。尽管在不同的研究中许多作用重复出现,但仍需随机对照试验来证实这些优势。

维生素 D 受体激动剂

骨化三醇

很多 CKD 患者为控制 CKD-MBD,在控制血钙和血磷的同时需使用维生素 D 受体激动剂(vitamin D receptor agonist,VDRA),活性维生素 D。骨化三醇与位于甲状旁腺、肠道、骨、肾脏的维生素 D 受体(vitamin D receptor,VDR)相互作用。通常认为骨化三醇通过降低 PTH 的转录 RNA(mRNA)减少其分泌。另外,骨化三醇能促进胃肠道内钙的吸收以纠正低钙血症和防止 SHPT。为避免高血钙,应使用最低有效剂量,至少每两周检测 1 次血钙,持续 1 个月,以后每个月检测 1 次血钙。另外,由于维生素 D 能够促进胃肠道磷吸收,因此在使用骨化三醇之前,控制血磷浓度十分关键。

骨化三醇可用类型为口服制剂(Rocaltrol)和静脉注射制剂(针剂 Calcijex)。无论口服还是静脉注射骨化三醇应使用常用剂量(通常 $0.25 \sim 0.5 \mu g/d$)或冲击剂量(间歇给药 $0.5 \sim 2 \mu g$,每周 $2 \sim 3$ 次)。在更严重的 SHPT 患者(PTH>1 000pg/ml),需要使用大剂量(如 $4 \mu g$,每周 3 次)骨化三醇来减少 PTH 的释放。对于低血钙患者,每日 $0.5 \sim 2 \mu g$ 是适合剂量,因为这个治疗方案主要能够促进胃肠道内钙吸收。HD 患者可选择与透析保持一致的频率进行间断静脉注射。相反,未透析 CKD 患者和 PD 患者使用口服剂量更加方便。iPTH 和血钙浓度用于确定起始剂量和骨化三醇的剂量调整。医疗保险的变化导致更多的门诊血液透析单位使用口服的活性维生素 D 治疗。

全段 PTH(1-84 PTH)是含 84 个氨基酸的 PTH 生物活性形式,可被代谢分解为分子量更小,活性更低的片段(如 7-84 PTH),无明显活动特性。这些片段通过肾脏循环被清除,但在 CKD 患者体内蓄积。检测 iPTH 的试验既包括其完整结构,也包括生物活性和非活性 PTH 片段。因此,目前的临床指南中,iPTH 的建议范围是根据这些试验而确定的。仅测量其生物活性形式(1-84 biPTH)的试验已问世(第三代检测)。用第二代检测和第三代检测测出的 iPTH 值比例为约 2∶1,也就是 iPTH 150pg/ml 等同于 biPTH 75pg/ml[150]。这两种检测方法具有很好的相关性,因此第三代检测并没有比目前广泛应用的第二代检测更有优势。必须明确的是,临床医师要清楚使用哪种检测方法用以正确解释这些结果,尤其是在设定目标 PTH 范围和调整当前治疗时。

K/DOQI 临床指南推荐 CKD 3 期和 4 期 iPTH 水平维持在正常范围,CKD 5 期 iPTH 目标范围是正常高值的 $2 \sim 9$ 倍,约 $150 \sim 600 pg/ml$。

治疗早期阶段,骨化三醇的剂量调整通常为每 $2 \sim 4$ 周增加 $0.5 \sim 1 \mu g$,直到 iPTH 和血钙维持在目标水平。

如果高血钙进展,必须停止治疗或换用不升高血钙的 VDRA 治疗。血清 iPTH 应每 $3 \sim 6$ 月检测一次,调整骨化三醇剂量以维持目标 iPTH 浓度,并防止高钙血症和高磷血症。

帕立骨化醇

维生素 D 和 VDR 的独特相互作用加速了维生素 D 类似物的开发,它们与 VDR 的亲和力不同。在 SHPT 治疗中,发展形成了许多维生素 D 类似物以抑制 PTH 释放,相对于骨化三醇,这类药物降低了潜在高血钙风险。目前,在美国得到认可的药物为帕立骨化醇(Zemplar),也可参考 19-去甲基-1,25-二羟维生素 D_2、度骨化醇(Hectorol)和 1-α 羟维生素 D_2。度骨化醇需要在肝脏转化为其活性形式(1-α-25-二羟维生素 D_2)。

对于 SHPT 患者,帕立骨化醇可在不显著提高钙或磷的情况下,显著降低 iPTH。帕立骨化醇引起高血钙和高血磷的风险约比骨化三醇小 10 倍[151,152]。初次静脉注射帕立骨化醇的剂量为 $0.04 \sim 0.1 \mu g/kg(2.8 \sim 7 \mu g)$,在透析当天或隔天 1 次使用[153]。口服帕立骨化醇胶囊有三种剂量($1 \mu g$、$2 \mu g$ 和 $4 \mu g$),每日或每周 3 次使用。如果 iPTH 的基线水平为 500pg/ml 或更低,初始剂量应为 $1 \mu g/d$ 或 $2 \mu g$ 每周 3 次;如果 iPTH 的基线水平高于 500pg/ml,初始剂量应为 $2 \mu g/d$ 或 $4 \mu g$ 每周 3 次。一些数据已表明帕立骨化醇的合理剂量应根据初始 PTH 水平(帕立骨化醇剂量=PTH/80)而非体重决定[153]。根据 iPTH 的水平,每 $2 \sim 4$ 周逐步增加剂量。

骨化三醇转换为帕立骨化三醇的建议转化比为 1∶4(如每 $1 \mu g$ 骨化三醇,需要 $4 \mu g$ 帕立骨化三醇)。这个数据是基于所观察到的两者类似效能,使用骨化三醇治疗 SHPT 的患者在换用帕立骨化三醇时,可以用这个计算方法来确定其使用剂量[151,152]。对骨化三醇治疗抵抗的患者,倾向于更低比率即 1∶3。

度骨化醇

度骨化醇是另一种维生素 D 类似物,作为骨化三醇的可替代药物在 CKD 5D 期患者中进行了研究。度骨化醇同其他维生素 D 类似物一样对 PTH 有类似作用,但比帕立骨化醇升高血磷和血钙的幅度更大[154]。度骨化醇的可用剂型为胶囊和静脉注射剂。用法为:随 HD 次数,$4 \mu g$ 静注或 $10 \mu g$ 口服,每周 3 次。对于 SHPT 患者,口服和静脉注射治疗都能有效降低 iPTH 水平。然而,一些证据表明,与间歇口服治疗相比,间歇静脉注射治疗较少引起高血钙和高血磷[155]。对透析患者,建议度骨化醇的起始剂量为 $4 \mu g$ 静注或 $10 \mu g$ 口服,每周 3 次,并根据 iPTH 变化调整剂量[156,157]。

维生素 D 类似物为那些因骨化三醇治疗而持续血钙升高的患者提供了可替代药物。由于考虑到高血钙和其他副作用,在临床实践中这类药物的使用正在增加。重复性观察报告表明在接受活性维生素 D(不考虑药物类型)治疗比未接受维生素 D 治疗的患者有更低的总体死亡率和心血管疾病死亡率[158]。两个试验也比较了不同类型维生素 D 在 HD 患者中的预后优势。一项报告表明,与接受骨化三醇治疗的患者相比,接受帕立骨化醇治疗 36 个月的患者有预后优势,治疗 12 个月开始显现并随时间的延长而增大。另一个研究报告,与服用骨化三醇的患者相比,服用帕立骨化醇或度骨化醇的患者的死亡率有明显降低,尽管调整实验室数据和临床标准化死亡率后,在产品之间未发现不同[158]。

维生素 D 能够提高疗效的可能生物学原因包括对 RAAS 的抑制作用和免疫调节功能。需要前瞻性研究来证明维生素 D 治疗带来的预后优势。

钙敏感受体调节剂

钙敏感受体调节剂提高了细胞外钙离子对钙敏感受体(calcium sensing receptors,CaSR)的敏感性,抑制 PTH 释放,可在使用后数小时内降低 PTH 水平。细胞外 CaSR 的发现促进了别构调节 CaSR 的钙敏感受体调节剂的研究。CaSR 可见于甲状旁腺、甲状腺、肾脏、大脑、肠道、骨、肺脏和其他组织[159]。钙敏感受体调节剂西那卡塞是第一个被 FDA 认可的治疗 ESRD 患者 SHPT 的药物[160]。现已表明,西那卡塞(cinacalcet)能有效降低并维持 HD 患者的 iPTH 目标浓度[161]。当因钙和磷升高而不能增加维生素 D 剂量时,西那卡塞为降低 PTH 提供了另一选择。EVOLVE 试验是一项随机对照临床试验,在 3 883 例透析患者中观察了与安慰剂相比,西那卡塞对主要终点(包括死亡、心血管事件和住院)的影响。西那卡塞组的主要终点发生率下降 7%,但无统计学意义[162]。然而此试验中一些安慰剂组患者也接受了西那卡塞治疗,导致西那卡塞组的预后优势被低估。FDA 未批准西那卡塞用于未透析的 CKD 患者,原因是它与频繁发生的低钙血症相关[163]。

根据 W.K. 的血清钙,磷和 PTH 进行综合评估后开始合适的治疗。目前患者 PTH、磷和钙均升高,因此可开始使用西那卡塞并结合限磷饮食、磷结合剂和维生素 D 治疗。西那卡塞起始剂量为每日 30mg,每隔 2~4 周调整剂量至 60mg、90mg、120mg 或是最大剂量每日 180mg 以实现目标 iPTH 水平。开始治疗或剂量增加后,血清钙和磷应在 1 周内检测;开始治疗或剂量调整后,血清 PTH 在 4 周后检测。西那卡塞最常见的副作用为恶心和呕吐。恶心在使用任何剂量时均可发生,且发生率是呕吐的两倍,呕吐常发生于使用较高剂量时[162]。在 III 期临床试验中,接受西那卡塞治疗的患者,其中 66% 经历了至少一次低血钙(血<8.4mg/dl),尽管少于 1% 的患者未接受持续治疗[164]。低血钙的高发生率并非只由降低的 PTH 引起,也归因于西那卡塞的作用机制。现认为位于骨、肠道和其他组织的 CaSR 的激活或许引起了低钙血症。大多数低钙血症的发生在起始治疗阶段,缓慢调整剂量可降低风险。然而有报告低钙血症引起痉挛的发生。维生素 D 或含钙磷结合剂可用以升高血钙水平在 7.5~8.4mg/dl 间。如果血钙低于 7.5mg/dl 且有低钙血症的症状,而维生素 D 不能进一步升高血钙时,需停用西那卡塞,等到血钙升至正常或患者无症状时西那卡塞才能恢复使用。西那卡塞是体外细胞色素 P-450 同工酶 CYP 2D6 的强效抑制剂;因此,需要调整主要由 CYP 2D6 代谢的药物剂量。西那卡塞也是 CYP 3A4 的底物,现已表明酮康唑,一种 CYP 3A4 的强效抑制剂,能够使西那卡塞曲线下面积提高 2.3 倍。因此,

接受西那卡塞治疗的患者应谨慎使用其他 CYP 3A4 同工酶[160]。

甲状旁腺切除术

甲状旁腺增大是对 CKD 患者磷、钙和骨化三醇代谢的代偿性反应。由于维生素 D 治疗不能完全逆转已形成的甲状旁腺增生,因此及早使用维生素 D 以防止甲状旁腺增生十分重要。甲状旁腺切除术适用于严重的甲状旁腺功能亢进者,即 PTH 超过 1 000pg/ml,伴高钙血症,且对药物治疗反应差者[91]。甲状旁腺切除术可分部分切除、完全切除或完全切除加自体移植。术后早期低钙血症是甲状旁腺切除术主要并发症之一[165]。低血钙的临床症状包括肌肉兴奋性增加、疲乏、抑郁和记忆力降低。甲状旁腺切除术后应密切观察患者,有低血钙症状或体征的患者需补充钙(见第 27 章)。甲状旁腺部分切除患者,剩余甲状旁腺组织可充分发挥功能,因此急性低钙血症是暂时的,只持续几天。甲状旁腺全切的患者,低钙血症是永久性的,需要长期使用骨化三醇和口服钙剂(1~1.5g/d 元素钙)。用西那卡赛治疗 SHPT 的研究报道可降低甲状旁腺切除术的手术率[162,166]。

慢性肾脏病的其他并发症

尿毒症引起的内分泌异常

案例 28-3,问题 3:W.K. 的甲状腺功能功能减退与 CKD 有关系吗?其他内分泌异常与尿毒症有关吗?

甲状腺功能紊乱常见于 CKD 患者,因为外周甲状腺激素代谢的全部过程都通过肾脏进行。通常实验室检查异常包括血清总甲状腺素(T_4)、3,5,3'-三碘甲状腺氨酸(T_3)和游离甲状腺指标(FTI)浓度降低。促甲状腺激素(TSH)浓度通常正常,但尿毒症患者外周 T_4 转化为 T_3 减少[167]。尽管有这些异常现象,但肾脏病并不一定会引起临床上甲状腺功能减退,因为血清中大量游离(未结合蛋白质)甲状腺激素仍然正常。肾功能不全患者的甲状腺功能减退需通过血清 TSH 浓度升高和游离 T_4 浓度降低来证实。

CKD 患者已被观察到的其他内分泌紊乱包括性腺异常导致的阳痿、睾丸缩小、月经紊乱及停止排卵[168]。男性和女性都会发生性欲减退和不孕症。由于 ESRD 患者怀孕会引起包括死亡率增高在内的很多并发症,育龄期尿毒症女性患者需要咨询怀孕风险[169]。

葡萄糖和胰岛素代谢的改变

案例 28-3,问题 4:W.K. 除了有糖尿病引起的血糖改变外,肾病对糖代谢还有其他影响吗?

未患糖尿病的肾病患者出现尿毒症时往往在早期有糖耐量改变,这可以被叫做假性糖尿病。特别是 CKD 患者,通常出现对口服葡萄糖耐量的异常反应,并维持高胰岛素

血症[170,171]。空腹葡萄糖浓度常在正常范围内,但也观察到组织对胰岛素的敏感性下降。炎症和氧化应激可能是 CKD 患者胰岛素抵抗的促发因素[172]。大多数未患糖尿病的肾病患者往往不需要治疗高血糖,透析能够纠正糖代谢异常。

糖尿病患者随着肾病进展需要经验性的控制血糖和降低胰岛素使用,这是因为肾脏负责每日大量的胰岛素降解,随着疾病进展胰岛素清除减少,代谢的半衰期延长,而尿毒症患者肌肉组织内胰岛素清除也同样减少[173]。因此随着肾病进展,糖尿病患者应该监测血糖浓度,及时调整胰岛素剂量以避免低血糖。W. K. 现处 CKD 5D 期,接受腹膜透析液加胰岛素治疗。W. K. 也需要注意高血糖,因为 CAPD 过程中用于提高液体清除的葡萄糖将被吸收。胰岛素剂量的调整需根据多次家庭血糖测量、CAPD 处方更改和糖化血红蛋白水平进行。

胃肠道并发症

案例 28-3,问题 5:门诊随访前 1 个月,W. K. 出现恶心、呕吐,尤其是进餐后,当时服用甲氧氯普胺(胃复安)。W. K. 的恶心、呕吐是否由肾功能不全引起? 选择的治疗适合吗?

CKD 患者中常见的 GI 功能异常,包括厌食、恶心、呕吐、呃逆、腹痛、胃肠道出血、腹泻和便秘。尿毒症患者也会发生胃动力不足,这个问题可以通过充分 HD 而改善。与 HD 患者和 CKD 早期患者相比,PD 患者更常见消化不良和胃轻瘫[174]。W. K. 患糖尿病和糖尿病肾病,均可引起胃排空延迟(糖尿病性胃轻瘫)和食物在上消化道内滞留。这常常导致腹部膨隆、恶心和呕吐。尽管应考虑到药物的椎体外系副作用,推荐使用胃复安以缓解这些症状。W. K. 可在饭前服用 5mg 的低剂量胃复安。

严重尿毒症也会引起恶心和呕吐,这些症状在肾功能不全初期就可能出现。对于这一阶段出现的临床症状,透析是首选治疗。由于 CKD 患者通常服用多种药物并存在因肾功能降低引发的药物毒性风险(如洋地黄中毒),药物引起的恶心和呕吐也需要考虑到。

出血

案例 28-3,问题 6:在 W. K. 随访期间,主诉黑便和柏油样便。直肠检查显示大便隐血试验阳性。消化道出血与肾功能不全有关吗?

估计 W. K. 存在消化道溃疡和下消化道出血。尿毒症患者有消化道黏膜出血的风险,如胃。胃和十二指肠血管发育不良和糜烂性食管炎是引起 CKD 患者出血的最常见原因[175]。尿毒症患者上消化道出血的治疗常用 H_2 受体拮抗剂,并根据肾功能受损程度降低使用剂量。质子泵抑制剂大多不通过肾脏途径清除,故可使用标准剂量(见第 23 章)。

皮肤病并发症

CKD 患者中所观察到的皮肤异常改变包括高色素沉

着、出汗异常、皮肤干燥、持续瘙痒。在这些症状中,尿毒症性皮肤瘙痒是患者最为烦心的问题,会导致经常挠抓和皮肤破损。现已表明瘙痒的原因包括高甲状旁腺激素、高维生素 A 和组胺释放引起的皮肤肥大细胞增生[176]。

对患者和医师而言,皮肤瘙痒的治疗常常是挫败的经历。尽管很多治疗被提倡使用,但很少会发挥持续作用。推荐反复试验方法。有效的透析能够缓解部分患者的皮肤瘙痒,并能避免药物治疗。必要时开始药物治疗,通常为口服抗组胺药物(如羟嗪)。如果抗组胺药物治疗无效,局部使用润肤剂或激素可能会发挥作用。如瘙痒持续存在,也可尝试其他治疗,包括考来烯胺、紫外线 B 照射和口服活性炭。也提倡控制钙、磷和 PTH 浓度以缓解 CKD 患者的皮肤瘙痒[176]。

肾小球疾病

肾小球疾病可导致很多并发症,由正常肾小球结构和功能破坏引起。存在一些肾小球疾病的临床综合征,然而,最常见的是以肾小球内增生和炎症为特征的 GN。根据最新 USRDS 报告,在美国 GN 仍然是引起 ESRD 的第三大原因[3]。在发展中国家,由 GN 引起的 ESRD 比各种感染导致的肾功能不全更为普遍。

肾病综合征

肾病综合征的特点是蛋白尿超过 3.5g/d,伴低白蛋白血症、水肿和高脂血症。在更严重的情况下,会出现包括抗凝血酶Ⅲ、蛋白 S、蛋白 C 等凝血蛋白的丢失而加剧高凝状态。这种综合征可以合并或不合并 GFR 的改变。肾病综合征可由原发性疾病引起,如以免疫复合物沉积为特征的膜性肾病或其他系统疾病引起,如糖尿病性肾小球硬化和淀粉样变。在蛋白尿>3.5g/d 的患者血清中可观察到胆固醇和甘油三酯的升高。高脂环境会加速肾病综合征患者的动脉粥样硬化。高脂血症也会促进肾病进展。由于肾病综合征和很多因素相关,因此需要进一步系统评估患者病情再决定治疗方案和判断预后。

慢性肾小球疾病

GN 可以作为一种原发性疾病[如局灶节段性肾小球硬化(focal segmental glomerulosclerosis,FSGS)]发病或继发于其他系统性疾病[如狼疮性肾炎(lupus nephritis,LN)、Wegener 肉芽肿病]。为明确诊断,往往需肾脏活检。与肾小球疾病相关的肾小球损害以弥漫性、局灶性、节段性为特征,这取决于单个肾小球受累的程度。根据对样本的观察,肾小球病理改变以增生性、膜性、硬化性为特征。增生性改变包括上皮细胞或系膜过度增生,膜性改变则为肾小球基底膜增厚。GN 的症状和体征包括血尿、蛋白尿和肾功能下降。自身免疫反应是导致大部分原发性和继发性 GN 形成的主要病理过程。尽管大量自身抗体与 GN 有关,但在 GN 的发病过程中,自身抗体的准确作用仍不清楚[177]。

肾小球损伤通常有两个阶段:急性和慢性。急性期,肾小球发生免疫反应,刺激抗体产生最终导致肾小球损害。来源于对肾小球功能丢失反应和残存肾单位高滤过的非免疫机制是慢性阶段的主要特征。

GN 常引起急性肾功能不全。当患者的肾小球损害超过 50% 时，会出现肾功能急剧下降（病程从几天到几周不等），这种情况即归为急进性肾小球肾炎（rapidly progressive glomerulonephritis，RPGN）[178]。如果肾脏受累很严重，可能会出现尿毒症症状和体征。根据肾小球损害的免疫病理，RPGN 病因可分为：①免疫复合物沉积（如狼疮性肾炎）；②非免疫沉积介导的机制（如 wenerger 肉芽肿病）；③肾小球的硬化性损害（如 FSGS）[177]。这章主要重点在于慢性 GN（如 LN、wegener 肉芽肿病、FSGS）的治疗。

狼疮性肾炎

系统性红斑狼疮（systemic lupus erythematosus，SLE）是一种多系统自身免疫性疾病，以细胞免疫异常为特征，如 B 细胞高应答、T 细胞介导的抑制活动缺乏。在易感个体中，SLE 可导致 LN 发病，是继发性 GN 的一种类型。LN 是一种典型免疫复合物介导的肾脏疾病，以循环或原位自身抗原-抗体复合物沉积于肾小球毛细血管网为特征。LN 仍然是其重要死亡原因。60% 的 SLE 成年患者在疾病后期会出现不同程度的肾脏受累，用于鉴别肾脏损害的临床证据包括：大量蛋白尿、血尿、eGFR 下降和高血压。约 25%~50% 的患者，在疾病早期可见实验室结果异常提示肾脏受累（参见第 33 章）。

案例 28-4

问题 1：S. L. 是一位有 7 年 SLE 病史的 34 岁黑人女性，为随访 LN 来肾脏门诊。BP 为 160/95mmHg，相关的实验室检查结果如下：

血清 Na：146mmol/L
K：4.2mmol/L
Cl：100mmol/L
二氧化碳含量：25mmol/L
SCr：2.0mg/L
BUN：20mg/L
白细胞计数，9 600/μl

红细胞指标正常。血小板计数 175 000/μl，24 小时尿白蛋白量为 2.3g（正常为 <30mg/d）。尿液分析表明每高倍镜下 12 个红细胞（正常为 0~3 个/HPF）。与上周的随访相比，其肾功能和尿液指标（蛋白尿，血尿）表明她的肾炎明显恶化。S. L. 入院治疗，肾活检显示 40% 的肾小球存在炎症反应。哪些主观和客观数据与 LN 的诊断一致？她的肾炎处于什么阶段？

S. L. 有肾脏损害的临床证据为蛋白尿、血尿、血肌酐轻度上升。肾小球损伤最明显的证据为检查结果发现尿中有红细胞或红细胞管型。

分类

2003 年国际肾脏学会和肾脏病理协会（the International Society of Nephrology/the Renal Pathology Society，ISN/RPS）更新了 LN 的分类系统，取代之前由世界卫生组织发布的分类系统（表 28-11）[179]。这个分类体系将 LN 的组织病理学、预后和疗效之间的关系合理联系起来。S. L. 有血尿、蛋白尿和少于 50% 的肾小球炎症反应，故可诊断为Ⅲ/A（局灶增生性）GN。

表 28-11

国际肾脏病学会/肾脏病理学会（ISN/RPS）2003 年狼疮性肾炎分型[177]

分型	组织学特征	常见临床表现
Ⅰ型	轻微系膜性狼疮性肾炎	轻度蛋白尿
Ⅱ型	系膜增殖性肾小球肾炎	轻度蛋白尿和尿沉渣异常
Ⅲ型	局灶节段增殖性肾小球肾炎 A:活动性病变；A/C:活动性+慢性病变；C:慢性病变	蛋白尿和血尿
Ⅳ型	弥漫增殖性[节段性(S)或球性(G)]肾小球肾炎 A:活动性病变；A/C:活动性+慢性病变；C:慢性病变	大量蛋白尿；高血压；肾功能不全
Ⅴ型	膜性肾小球肾炎	蛋白尿；常见肾病综合征
Ⅵ型	晚期硬化性狼疮性肾炎	蛋白尿；肾功能不全；肾病综合征

来源：the 2003 International Society of Nephrology/Renal Pathology Society

治疗

案例 28-4，问题 2：S. L. 应如何治疗？

和不伴有肾脏损害的 SLE 患者不同，血清学标志与 LN 之间关系不大。因此，对 S. L. 来说，SCr 升高，高血压及血尿、蛋白尿加重，可作为评估疾病活动的初始标志。

LN 的治疗必须强调急性期的控制和更为稳定的慢性期维持。对于像 S. L. 这类有局灶性或弥漫增生性 GN（Ⅲ或Ⅳ型）患者，普遍共识是应进行积极治疗，首要目标为防止肾脏不可逆性损害。然而，黑人 SLE 的治疗效果比白人更差[180]。导致预后差的其他因素还有 SCr 升高、大量蛋白尿、贫血、儿童时期发病或年龄大于 60 岁的患者。药物治疗方案的进步(如更安全的免疫抑制治疗方案,抗高血压药)提高了患者整体预后。

LN 的治疗首先是经验性治疗,但一定程度上需根据病理结果来实施。KDIGO 发布的肾小球肾炎临床实践指南中推荐,治疗应基于疾病的活动性[177]。虽然适当的治疗能改善预后,但过于抑制 SLE 活动可能会引起药物相关并发症。LN 治疗的主要方法包括使用糖皮质激素和细胞毒药物如环磷酰胺(cyclophosphamide,CYC)、硫唑嘌呤(azathioprine,AZA)、钙调蛋白抑制药(CNI,包括环孢素和他克莫司)和吗替麦考酚酯(mycophenolate mofetil,MMF)来抑制免疫系统。临床医师须注意与这些治疗相关的潜在并发症并细致观察患者对治疗的反应,从而提高预后。与免疫抑制药相关的毒性取决于治疗的剂量和疗程。造血作用异常,如白细胞减少、血小板减少,是细胞毒药物的最常见副作用。通常情况下,免疫抑制作用增加了患者对大多数感染的易感性和淋巴细胞肿瘤的发病率。此外,烷基化类药物CYC 会引起恶心、呕吐、性腺毒性、出血性膀胱炎和秃头症。考虑将来怀孕的年轻女性中,比较 CYC 风险和优势后,必须认真权衡是否使用。抗代谢药物 AZA 能够导致胰腺炎和肝功能异常。虽然选择性抑制药如肌苷单磷酸盐脱氢酶、MMF,相对副作用小,但也能引起胃肠道功能紊乱。

诱导治疗

对于肾功能正常和蛋白尿小于 1g 的 LN 患者,因预后良好通常不建议治疗。糖皮质激素是轻型 LN 患者治疗的基础。Ⅱ型 LN 伴有尿蛋白>3g/d 者用泼尼松(1mg/kg 或甲强龙)或 CNI 治疗。更严重类型的 LN(Ⅲ型和Ⅳ型)患者,可使用泼尼松 1mg/(kg·d)联合 CYC 或 MMF 治疗。对于 LN 急性恶化患者可用甲强龙进行大剂量冲击治疗。鉴于 S.L. 的 LN 已经恶化,为降低蛋白尿程度,提高肾功能,患者应接受甲强龙冲击治疗(0.5~1g 静脉注射,不超过1g),持续 3 天[177]。虽然一般情况下患者可耐受,但快速甲强龙注射可引起短暂的颤动、面部潮红和味觉改变。为减少与注射速度相关的副作用,S.L. 在进行甲强龙注射时,应持续 30 分钟。甲强龙冲击治疗后,应开始每日一次口服10~20mg 泼尼松[177]。S.L. 的 LN 活动被抑制的表现为蛋白尿、血尿降低和 eGFR 上升。

对于单用糖皮质激素无效或不能耐受糖皮质激素毒性的患者,及存在肾功能恶化、严重增生性损害、肾活检有硬化证据的患者,应加用细胞毒药物。现已证明诱导治疗方案,激素联合使用大剂量静脉注射 CYC(0.5~1g/m²)每月1 次共 6 个月或单次剂量 0.5g/m² 每两周静脉注射 1 次共6 次,能改善肾脏预后和减少复发[177]。在静脉注射 CYC前和注射后 24 小时,应充分水化以防止膀胱毒性。最近已经证实在 LN 的诱导治疗中,使用 MMF[2 000~3 000mg/d,6 个月]或他克莫司[TAC,0.06~0.1mg/(kg·d)]和 CYC同样有效[181,182]。由于 CYC 存在显著毒副作用(如性腺毒性和出血性膀胱炎),MMF 或 TAC 因其有效的抗炎作用和低毒副作用而很有前景。近期研究发现,立妥昔单抗,一种抗 CD 20 的单克隆抗体,具有与 MMF 和 CYC 相似的疗效[183]。

维持治疗

一旦急性过程缓解(通常在 12 周内),应开始低剂量类固醇维持治疗,使用泼尼松 5~15mg/d,可根据 LN 的严重程度联合使用细胞毒药物。在一个评估 LN 药物治疗疗效的荟萃分析中,预后改善(总死亡率和 ESRD)与静脉注射CYC 联合口服泼尼松的使用有关。因此,美国国立卫生研究所推荐 LN 的维持治疗方案为:静脉注射 CYC 冲击治疗(0.5~1g/m²),每 3 个月 1 次,时间 2 年[177]。免疫抑制性药物联合治疗的另一个优势为降低类固醇剂量,由此也降低类固醇的潜在毒性风险。

为了避免糖皮质激素和 CYC 的不良作用,常希望采用无激素和 CYC 的治疗方案。鉴于 CYC 或激素的毒性,研究也评估了其他免疫抑制性药物(AZA,MMF)在维持治疗中的作用。KDIGO 发布的肾小球肾炎临床实践指南中推荐使用小剂量糖皮质激素(泼尼松≤10mg/d,或等效的其他糖皮质激素)联合 AZA[1.5~2.5mg/(kg·d)]或 MMF(1~2g/d)进行维持治疗[177]。

一项多方案研究对严重 LN 患者使用 CYC 诱导治疗后,在维持治疗中将同样联合类固醇治疗的 AZA(1~3mg/d)和MMF(500~3 000mg/d)与 CYC 进行比较。接受 AZA 治疗的患者比接受 CYC 治疗的患者有更低死亡率,MMF 治疗人群比 CYC 有更低复发率[184]。MMF 和 AZA 可用于对 CYC治疗抵抗的患者或严重 LN 类型的患者(Ⅲ或Ⅳ型)。对于S.L.,一旦急性期缓解,应考虑在糖皮质激素治疗中增加AZA 或 MMF。当 S.L. 的 LN 活动被证明抑制后,鉴于其病情的严重性(Ⅲ型),应开始 AZA 或 MMF 联合类固醇治疗。治疗的持续时间取决于个体的反应,但通常患者须维持治疗 2 年。

可替代药物

KDIGO 指南推荐如果患者对 MMF 或 AZA 不耐受,可使用 CNI 进行维持治疗[177]。利妥昔单抗(rituximab),一种阻碍 B 细胞生成的单克隆抗体,正在被研究,因为 B 细胞过度活跃是 LN 主要的病理生理机制之一。少量研究表明对治疗抵抗的 LN 患者,使用利妥昔单抗可获益。对治疗无反应的患者在维持阶段,使用 5mg/(kg·d)的环孢素,或许也可作为一种替代治疗方法[177]。

Wegener 肉芽肿性疾病

病例 28-5

问题 1:J.M.,一位 42 岁白人男性,因咳嗽、鼻塞、头痛、发热和嗜睡 1 月来门诊。在过去的 1 周中,他发现痰中带血,3 天前加重。相关实验室检查如下:

血清 Na:143mmol/L

K:5.1mmol/L

Cl:102mmol/L

二氧化碳含量:24mmol/L

SCr:2.8mg/dl

BUN:41mg/dl

去年其体检结果显示他的 SCr 和 BUN 在正常范围内。血液学检查显示 Hct 为 35%,Hgb 11.7g/dl,MCV

69μl，MCH 24%，网织红细胞 1.8%。RBC 计数正常，血小板计数 175 000/μl。24 小时尿白蛋白量为 3.8g（正常 <30mg），eGFR 经计算为 27ml/（min·1.73m²）。尿中有大量红细胞管型，红细胞 16 个/HPF（正常为 0~3RBC/HPF），胸片显示由肺门部扩展而来的肺泡阴影。J. M. 的 c-ANCA 检查结果为阳性。根据其主观和客观数据，J. M. 可能患有何种慢性肾小球疾病？

Wegener 肉芽肿是一种以上下呼吸道肉芽肿性炎和继发性 GN 为特征的原发性系统性血管炎。原发性系统性血管炎综合征如 Wegener 肉芽肿，经常引起 GN。尽管血管炎造成各种大小血管的炎症，但通常情况下小中型血管最常受累[185]。Wegener 肉芽肿的病因学并不清楚，人们猜想其病因为自身免疫反应基于以下两个原因：第一，Wegener 肉芽肿是无已知感染病因的系统性炎性疾病；第二，免疫抑制治疗能获得很好效果。

Wegener 肉芽肿的临床特征包括上呼吸道疾病如鼻窦炎、鼻出血、鼻咽炎和由咽鼓管堵塞引起的中耳炎。全身性症状包括发热、盗汗、关节痛、厌食和乏力。几个月之后，患者会更加虚弱伴明显身体活动受限。虽然肺部总是受累，可能会出现咳嗽和咯血，但大部分患者依然没有明显症状。J. M. 现在的症状与上述临床特征相符。实验室结果无特异性，只提示系统性炎性疾病。实验室结果包括红细胞沉降率升高、慢性贫血、血小板增多[185]。血尿和蛋白尿可为 wegener 肉芽肿主要特征，在 80% 的患者作为首发症状出现。约 10% 的患者可见严重肾功能下降，这是预后差的标志，其中约 1/3 患者进展为 ESRD。所有 Wegener 肉芽肿患者都有发展成不可逆的快速进展性肾功能不全的风险。肾脏病理结果是非特异性的，大部分患者表现为坏死性新月体性 GN[185]。

主要根据所出现的症状和体征来诊断 Wegener 肉芽肿。根据美国风湿病协会 1990 年分类，以下 4 条标准中出现 2 条，就可以诊断为 wegener 肉芽肿：①鼻腔或口腔炎症；②胸片异常；③在尿沉渣中出现镜下血尿（大于 5RBCs/HPF）或红细胞管型；④活检中有肉芽肿性炎症[185]。J. M. 已经满足了 4 条标准中的 3 条，诊断为 Wegener 肉芽肿。

治疗

> **案例 28-5，问题 2**：J. M. 所患的 Wegener 肉芽肿病应该如何治疗？

发现 c-ANCA 与 Wegener 肉芽肿密切相关有助于明确诊断。由于 c-ANCA 浓度显著上升通常先于 Wegener 肉芽肿的复发，因此检测 c-ANCA 是追踪疾病活动进程和指导诱导治疗最常用的方法。CYC 联合糖皮质激素的治疗能够改善约 80%~85% 患者的肾功能，而单独使用类固醇冲击治疗只有 75%[177]。影响治疗成功与否的主要因素是治疗前肾功能损害程度及症状出现后延误治疗的时间。

环磷酰胺

考虑 Wegener 肉芽肿为自身免疫性炎性疾病，免疫抑制治疗是主要治疗方法。KDIGO 指南推荐的治疗方案见表 28-12。在治疗过程中，若疾病缓解，通常需治疗 6 个月，

表 28-12

ANCA 血管炎合并 GN 的治疗方案[177]

药物	给药途径	初始剂量
环磷酰胺[a]	静脉注射	0.75g/m²，每 3~4 周 1 次 如年龄>60 岁或 GFR<20ml/（min·1.73m²），初始剂量降至 0.5g/m² 调整剂量以维持 2 周内白细胞计数最低值>3 000/mm³
环磷酰胺[b]	口服	1.5~2mg/（kg·d）。如年龄>60 岁或 GFR<20ml/（min·1.73m²），减量 调整剂量以维持白细胞计数>3 000/mm³
糖皮质激素	静脉注射	甲强龙冲击：500mg/d×3 天
糖皮质激素	口服	泼尼松 1mg/（kg·d），使用 4 周，每日不超过 60mg 在 3~4 月内减量
利妥昔单抗[c]	静脉注射	每周 375mg/m²，使用 4 周
血浆置换[d]		60ml/kg 体积替换 血管炎：14 天内血浆置换 7 次，如果存在弥漫性肺出血，每日 1 次血浆置换直至出血停止，共 7~10 次 血管炎伴有 GBM 抗体：每日 1 次，共 14 天或至 GBM 抗体转阴

[a] 联合激素冲击或口服治疗。替代方案为静脉注射环磷酰胺15mg/kg，每2周1次，共3次；此后每3周1次，共3个月；根据年龄和eGFR减量。

[b] 联合激素冲击或口服治疗。

[c] 联合激素冲击或口服治疗。

[d] 避免与甲强龙冲击同时应用。置换液为5%白蛋白；若患者有肺出血或近期手术史（包括肾活检），在每次置换结束输入150~300ml 新鲜冰冻血浆。

ANCA，抗中性粒细胞胞浆抗体；GBM，肾小球基底膜；GFR，肾小球滤过率

而药物抵抗患者则需 12 个月[185]。J. M. 应开始口服 CYC 2mg/(kg·d)，清晨顿服，联合糖皮质激素，防止不可逆性肾小球瘢痕的形成。摄入大量液体(>3L/d)和使用美司钠能降低出血性膀胱炎的风险。为检测到出血性膀胱炎引起的血尿，常规尿液分析应每 3~6 个月进行一次。

糖皮质激素

糖皮质激素的主要作用为诱导疾病缓解。除 CYC 外，J. M. 应使用泼尼松 1mg/(kg·d)。这种联合治疗应持续 2~4 周，直到 CYC 的免疫抑制作用变明显。然后，为降低感染风险，在接下来的 2 个月，泼尼松的量可降至 60mg 隔天 1 次。之后，在第 3~6 个月的疗程中，泼尼松剂量可每周减少 5mg，直至停药。急性期患者，应进行甲强龙冲击治疗，500mg/d，连续 3 天，如果病情未控制，可在 1~2 周内重复使用。

可替代方案

已经有两项随机对照试验评估了用利妥昔单抗用于诱导治疗的疗效。RITUXVAS 试验将 44 例患者随机分为两组，利妥昔单抗(每周 375mg/m², 共 4 周)联合静脉注射 CYC 组与单用静脉注射 CYC 组。两组均使用甲强龙静脉注射继以口服激素治疗。利妥昔单抗组缓解率为 76%，CYC 组的缓解率为 82%。RAVE 试验比较了利妥昔单抗和口服 CYC[2mg/(kg·d)]3 个月加上 AZA[2mg/(kg·d)] 4~6 个月治疗的疗效。两组均使用甲强龙静脉注射以及口服激素治疗。利妥昔单抗组的疗效不亚于 CYC 组，两组的缓解率分别为 64% 和 53%，且两组的不良事件发生率无显著差别。尽管利妥昔单抗的有效性得到证实，但昂贵的价格限制了它的临床应用。

硫唑嘌呤和 MMF

当使用 CYC 达到缓解后，维持治疗中使用 AZA[1~2mg/(kg·d)]和 MMF(最多 1g/d)同样有效。然而，一项对比性研究表明与 AZA 相比，在维持缓解中，MMF 的疗效较差，因此 AZA 为更优维持方案[186]。完全缓解患者的维持治疗应至少持续 18 个月。

可替代药物

甲氨蝶呤(methotrexate, MTX)对轻型患者可能有益。尽管一项研究表明初始治疗时每周使用 MTX 联合每日使用泼尼松的患者会有更高复发率，只有对特定患者，MTX 可控制其疾病[187]。但是 MTX 仍可用于对 AZA 和 MMF 不耐受，且 GFR>60ml/(min·1.73m²)的患者。在已缓解的患者或 CYC 联合泼尼松治疗后的患者中使用复方新诺明 1 年，评估其预防感染的效果，根据其结果推荐复方新诺明仅应用于合并上呼吸道感染的患者。尽管与使用安慰剂相比，使用复方新诺明的患者复发率下降，仍然不支持常规使用复方新诺明[187]。

局灶节段性肾小球硬化

病例 28-6

问题 1：A. G. 是一位 37 岁病态肥胖的黑人女性(BMI, 40kg/m²)，因下肢水肿进行性加重 2 周，尿量减少，粉红色尿就诊。既往病史只有高血压，每日口服 5mg 氨氯地平，血压控制很好。没有服用其他药物或过量服用药物。相关实验室检查结果如下：

SCr: 2.1mg/dl(正常 0.6~1.2mg/dl)

随机 ACR: 1 200mg/g(正常小于 30mg/g)

尿红细胞：18RBC/HPF(正常为 0~3RBC/HPF)

eGFR: 34ml/(min·1.73m²)

因其肾脏病为新发病，为明确诊断，肾内科专家计划进行肾活检。病理结果如下：光镜下显示肾小球襻左上方有大范围节段性硬化伴毛细血管塌陷，右下方节段则相对正常。电镜表明上皮细胞足突广泛融合，偶见上皮细胞丢失。其他主要发现为肾小球基底膜下大量玻璃样变沉积。病理学家认为很可能是 FSGS。FSGS 的表现是什么？FSGS 的控制方案是什么？

FSGS 以肾小球硬化性损害为特征，其性质可为局灶性或节段性。FSGS 的形成可为原发性或继发于其他疾病(如病态肥胖、镰刀型红细胞病、先天性心脏病、AIDS)。目前 FSGS 是引起原发性肾病综合征的主要原因，在原发性肾病综合征占 15%~20%。黑人患者得原发性 FSGS 的概率是白人患者的 2~4 倍，且有更高概率导致 ESRD[188]。载脂蛋白 L1(APOL1)的基因多态性是非洲人患该病的主要原因，现已确定其为主要风险因素[189]。

大多数 FSGS 患者出现蛋白尿，但只有一半患者开始就表现为肾病综合征。肾病综合征患者也会出现高血压、SCr 升高和血尿。FSGS 早期阶段，这些症状同微小病变性肾病，肾小球病变也与后者很相似。为明确诊断，必须进行肾活检。大量蛋白尿(>10g/d)、高肌酐水平(>1.3mg/dl)和黑色人种是 ESRD 进展风险上升的预测因素[188,190]。

治疗

糖皮质激素

除 ACEI 或 ARB 和利尿剂外，A. G. 还应使用类固醇，因其患有 FSGS 和肾病综合征[177]。推荐糖皮质激素 1mg/(kg·d)(最大剂量 80mg)或 2mg/kg(最大剂量 120mg)隔天使用，至少使用 4 周，最多不超过 4 个月，完全缓解后逐渐减量，在 6 个月内减停。完全缓解定义为尿白蛋白<0.3g/d，尿检及血清肌酐正常，血清白蛋白>3.5g/dl[177]。中位缓解时间为 3~4 个月，大部分患者达到完全缓解的疗程为 5~9 个月。经 4 个月的尝试性治疗后，蛋白尿仍然无变化的患者，考虑激素抵抗，应在 6 周内迅速减量[177]。

激素抵抗的治疗

钙调磷酸酶抑制药

如果 A. G. 对激素抵抗，不耐受长期激素治疗，严重肾病，频繁复发或激素依赖，可考虑增加细胞毒药物(CYC、TAC)。支持这些药物治疗 FSGS 的数据很有限。

回顾性研究表明细胞毒药物的使用可使 50% 的患者达到完全缓解。这些药物治疗时间的长度可预测 FSGS 的缓解率。最近的前瞻性研究支持长时间治疗。支持环孢素（CsA）安全有效治疗 FSGS 的证据来源于随机对照研究。除了用于激素抵抗患者，CINs 能减少激素敏感性 FSGS 患者的激素用量。在 CNIs 中，研究最多的是环孢素。环孢素的治疗反应很大程度取决于前期类固醇的治疗反应。激素敏感患者使用环孢素可达到 73% 的完全缓解率[190]。与此相反，现已发现激素抵抗患者使用环孢素 5mg/（kg·d），持续 6~12 个月也有效，并可使缓解率达 69%[191]。环孢素的推荐剂量为 3~5mg/（kg·d），分 2 次使用，获得缓解后需继续治疗 1 年。然而，如果治疗 6 个月仍未获得缓解则停用环孢素。环孢素治疗的限制包括撤药后的高复发率（23%~100%）、副作用多（肾毒性，高血压）及治疗抵抗。他克莫司治疗 FSGS 的临床试验较少，并且缺乏随机对照试验。目前推荐他克莫司（TAC）的起始剂量为 0.1~0.2mg/（kg·d），分两次使用。与环孢素相比，他克莫司有相似的副作用[190]。西罗莫司与肾毒性有关，故不推荐在 FSGS 中使用。

霉酚酸酯

霉酚酸酯（MMF）有减少类固醇用量的作用，但易复发。在激素抵抗且对环孢素不耐受的患者中，推荐 MMF 联合大剂量地塞米松治疗。在一个小型研究中，给予对类固醇、细胞毒药物或两者和环孢素都抵抗的 FSGS 患者服用 MMF6 个月[177]。6 个月结束时，44% 的患者蛋白尿改善，但没有患者达到完全缓解。其他观察 MMF 剂量最多 2 000mg/d 的治疗作用的研究发现，其在缓解率上没有显著作用[192]。

（沈蕾 译，易玲 校，缪丽燕 审）

参考文献

1. Kidney Disease: Improving Global Outcomes (KDIGO) CKD Work Group. KDIGO 2012 clinical practice guideline for the evaluation and management of chronic kidney disease. *Kidney Int Suppl (2011)*. 2013;3(1):1–163.
2. Steinberg EP. Improving the quality of care—can we practice what we preach? *N Engl J Med*. 2003;348(26):2681–2683.
3. United States Renal Data System. *USRDS 2014 Annual Data Report: Epidemiology of Kidney Disease in the United States*. Bethesda, MD: National Institutes of Health, National Institute of Diabetes and Digestive and Kidney Diseases; 2014.
4. National Kidney Foundation. Kidney Early Evaluation Program (KEEP) 2012 summary figures. *Am J Kidney Dis*. 2013;61(4, Suppl 2):S33–S56.
5. Healthy People 2020. Chronic kidney disease. http://www.healthypeople.gov/2020/topics-objectives/topic/chronic-kidney-disease/objectives. Accessed July 6, 2015.
6. Manley HJ et al. Medication-related problems in ambulatory hemodialysis patients: a pooled analysis. *Am J Kidney Dis*. 2005;46(4):669–680.
7. Cardone KE et al. Medication-related problems in CKD. *Adv Chronic Kidney Dis*. 2010;17(5):404–412.
8. Aspinall SL et al. Impact of pharmacist-managed erythropoiesis-stimulating agents clinics for patients with non-dialysis-dependent CKD. *Am J Kidney Dis*. 2012;60(3):371–379.
9. Pai AB et al. Health-related quality of life is maintained in hemodialysis patients receiving pharmaceutical care: a 2-year randomized, controlled study. *Hemodial Int*. 2009;13(1):72–79.
10. Pai AB et al. Reduced drug use and hospitalization rates in patients undergoing hemodialysis who received pharmaceutical care: a 2-year, randomized, controlled study. *Pharmacotherapy*. 2009;29(12):1433–1440.
11. Zandi-Nejad K, Brenner BM. Strategies to retard the progression of chronic kidney disease. *Med Clin N Am*. 2005;89(3):489–509.
12. Hogan SL et al. Association of cigarette smoking with albuminuria in the United States: the third National Health and Nutrition Examination Survey. *Ren Fail*. 2007;29(2):133–142.
13. Jafar TH et al. Progression of chronic kidney disease: the role of blood pressure control, proteinuria, and angiotensin-converting enzyme inhibition: a patient-level meta-analysis. *Ann Intern Med*. 2003;139(4):244–252.
14. Parsa A et al. APOL1 risk variants, race, and progression of chronic kidney disease. *N Engl J Med*. 2013;369(23):2183–2196.
15. Segelmark M, Hellmark T. Autoimmune kidney diseases. *Autoimmun Rev*. 2010;9(5):A366–A371.
16. Andreev E et al. A rise in plasma creatinine that is not a sign of renal failure: which drugs can be responsible? *J Intern Med*. 1999;246(3):247–252.
17. Appel GB et al. Analysis of metabolic parameters as predictors of risk in the RENAAL study. *Diabetes Care*. 2003;26(5):1402–1407.
18. Boes E et al. Apolipoprotein A-IV predicts progression of chronic kidney disease: the mild to moderate kidney disease study. *J Am Soc Nephrol*. 2006;17(2):528–536.
19. Bianchi S et al. A controlled, prospective study of the effects of atorvastatin on proteinuria and progression of kidney disease. *Am J Kidney Dis*. 2003;41(3):565–570.
20. Henrich WL et al. Analgesics and the kidney: summary and recommendations to the Scientific Advisory Board of the National Kidney Foundation from an Ad Hoc Committee of the National Kidney Foundation. *Am J Kidney Dis*. 1996;27(1):162–165.
21. Bennett WM et al. The renal effects of nonsteroidal anti-inflammatory drugs: summary and recommendations. *Am J Kidney Dis*. 1996;28(1, Suppl 1):S56–S62.
22. Kuo HW et al. Analgesic use and the risk for progression of chronic kidney disease. *Pharmacoepidemiol Drug Saf*. 2010;19(7):745–751.
23. Roberts E et al. Paracetamol: not as safe as we thought? A systematic literature review of observational studies. *Ann Rheumat Dis*. 2016;75(3):552–559.
24. Perneger TV et al. Risk of kidney failure associated with the use of acetaminophen, aspirin, and nonsteroidal antiinflammatory drugs. *N Engl J Med*. 1994;331(25):1675–1679.
25. Grunfeld JP, Rossier BC. Lithium nephrotoxicity revisited. *Nat Rev Nephrol*. 2009;5(5):270–276.
26. Shine B et al. Long-term effects of lithium on renal, thyroid, and parathyroid function: a retrospective analysis of laboratory data. *Lancet*. 2015;386(9992):461–468.
27. Nyman HA et al. Comparative evaluation of the Cockcroft-Gault Equation and the Modification of Diet in Renal Disease (MDRD) study equation for drug dosing: an opinion of the Nephrology Practice and Research Network of the American College of Clinical Pharmacy. *Pharmacotherapy*. 2011;31(11):1130–1144.
28. Sherman DS et al. Assessing renal function in cirrhotic patients: problems and pitfalls. *Am J Kidney Dis*. 2003;41(2):269–278.
29. Myers GL et al. Recommendations for improving serum creatinine measurement: a report from the Laboratory Working Group of the National Kidney Disease Education Program. *Clin Chem*. 2006;52(1):5–18.
30. Cockcroft DW, Gault MH. Prediction of creatinine clearance from serum creatinine. *Nephron*. 1976;16(1):31–41.
31. Schwartz GJ et al. The use of plasma creatinine concentration for estimating glomerular filtration rate in infants, children, and adolescents. *Pediatr Clin North Am*. 1987;34(3):571–590.
32. Levey AS et al. A more accurate method to estimate glomerular filtration rate from serum creatinine: a new prediction equation. Modification of Diet in Renal Disease Study Group. *Ann Intern Med*. 1999;130(6):461–470.
33. Stevens LA et al. Evaluation of the modification of diet in renal disease study equation in a large diverse population. *J Am Soc Nephrol*. 2007;18(10):2749–2757.
34. Levey AS et al. A new equation to estimate glomerular filtration rate. *Ann Intern Med*. 2009;150(9):604–612.
35. Stevens LA et al. Estimating GFR using serum cystatin C alone and in combination with serum creatinine: a pooled analysis of 3,418 individuals with CKD. *Am J Kidney Dis*. 2008;51(3):395–406.
36. Poortmans JR et al. Renal protein excretion after exercise in man. *Eur J Appl Physiol Occup Physiol*. 1989;58(5):476–480.
37. Stack AG. Impact of timing of nephrology referral and pre-ESRD care on mortality risk among new ESRD patients in the United States. *Am J Kidney Dis*. 2003;41(2):310–318.
38. Keane WF, Lyle PA, Reduction of Endpoints in NwtAIIRALs. Recent advances in management of type 2 diabetes and nephropathy: lessons from the RENAAL study. *Am J Kidney Dis*. 2003;41(3, Suppl 1):S22–S25.
39. Wen CP et al. Relative risks of chronic kidney disease for mortality and

end-stage renal disease across races are similar. *Kidney Int.* 2014;86(4):819–827.

40. Brandle E et al. Effect of chronic dietary protein intake on the renal function in healthy subjects. *Eur J Clin Nutr.* 1996;50(11):734–740.

41. Menon V et al. Effect of a very low-protein diet on outcomes: long-term follow-up of the Modification of Diet in Renal Disease (MDRD) Study. *Am J Kidney Dis.* 2009;53(2):208–217.

42. Pedrini MT et al. The effect of dietary protein restriction on the progression of diabetic and nondiabetic renal diseases: a meta-analysis. *Ann Intern Med.* 1996;124(7):627–632.

43. Klahr S et al. The effects of dietary protein restriction and blood-pressure control on the progression of chronic renal disease. Modification of Diet in Renal Disease Study Group. *N Engl J Med.* 1994;330(13):877–884.

44. Levey AS et al. Effects of dietary protein restriction on the progression of advanced renal disease in the Modification of Diet in Renal Disease Study. *Am J Kidney Dis.* 1996;27(5):652–663.

45. Fouque D et al. Nutrition and chronic kidney disease. *Kidney Int.* 2011;80(4):348–357.

46. Kidney Disease: Improving Global Outcomes (KDIGO) Blood Pressure Work Group. KDIGO clinical practice guideline for the management of blood pressure in chronic kidney disease. *Kindey Inter Suppl.* 2012;2: 337–414.

47. James PA et al. 2014 evidence-based guideline for the management of high blood pressure in adults: report from the panel members appointed to the Eighth Joint National Committee (JNC 8). *JAMA.* 2014;311(5):507–520.

48. Peterson JC et al. Blood pressure control, proteinuria, and the progression of renal disease. The Modification of Diet in Renal Disease Study. *Ann Intern Med.* 1995;123(10):754–762.

49. Wright JT Jr et al. Effect of blood pressure lowering and antihypertensive drug class on progression of hypertensive kidney disease: results from the AASK trial. *JAMA.* 2002;288(19):2421–2431.

50. Lea J et al. The relationship between magnitude of proteinuria reduction and risk of end-stage renal disease: results of the African American study of kidney disease and hypertension. *Arch Intern Med.* 2005;165(8):947–953.

51. Hart PD, Bakris GL. Hypertensive nephropathy: prevention and treatment recommendations. *Exp Opin Pharmacother.* 2010;11(16):2675–2686.

52. Brenner BM et al. Effects of losartan on renal and cardiovascular outcomes in patients with type 2 diabetes and nephropathy. *N Engl J Med.* 2001;345(12):861–869.

53. Lewis EJ et al. Renoprotective effect of the angiotensin-receptor antagonist irbesartan in patients with nephropathy due to type 2 diabetes. *N Engl J Med.* 2001;345(12):851–860.

54. Suzuki K et al. Renoprotective effects of low-dose valsartan in type 2 diabetic patients with diabetic nephropathy. *Diabetes Res Clin Pract.* 2002;57(3):179–183.

55. Fried LF et al. Combined angiotensin inhibition for the treatment of diabetic nephropathy. *N Engl J Med.* 2013;369(20):1892–1903.

56. Mann JF et al. Renal outcomes with telmisartan, ramipril, or both, in people at high vascular risk (the ONTARGET study): a multicentre, randomised, double-blind, controlled trial. *Lancet.* 2008;372(9638):547–553.

57. Parving HH et al. Cardiorenal end points in a trial of aliskiren for type 2 diabetes. *N Engl J Med.* 2012;367(23):2204–2213.

58. Schroten NF et al. Effect of additive renin inhibition with aliskiren on renal blood flow in patients with Chronic Heart Failure and Renal Dysfunction (Additive Renin Inhibition with Aliskiren on renal blood flow and Neurohormonal Activation in patients with Chronic Heart Failure and Renal Dysfunction). *Am Heart J.* 2015;169(5):693–701.e693.

59. Bakris GL et al. Differential effects of calcium antagonist subclasses on markers of nephropathy progression. *Kidney Int.* 2004;65(6):1991–2002.

60. Smith AC et al. Differential effects of calcium channel blockers on size selectivity of proteinuria in diabetic glomerulopathy. *Kidney Int.* 1998;54(3):889–896.

61. UK Prospective Diabetes Study Group. Efficacy of atenolol and captopril in reducing risk of macrovascular and microvascular complications in type 2 diabetes: UKPDS 39. *BMJ.* 1998;317(7160):713–720.

62. Chiu DY et al. Sudden cardiac death in haemodialysis patients: preventative options. *Nephrology (Carlton).* 2014;19(12):740–749.

63. Rubinger D et al. Sympathetic nervous system function and dysfunction in chronic hemodialysis patients. *Semin Dial.* 2013;26(3):333–343.

64. Weir MA et al. beta-Blocker dialyzability and mortality in older patients receiving hemodialysis. *J Am Soc Nephrol.* 2015;26(4):987–996.

65. Qunibi WY. Dyslipidemia in dialysis patients. *Semin Dial.* 2015;28(4):345–353.

66. Palmer SC et al. HMG CoA reductase inhibitors (statins) for people with chronic kidney disease not requiring dialysis. *Cochrane Database Syst Rev.* 2014;(5):CD007784.

67. Kidney Disease: Improving Global Outcomes (KDIGO) Lipid Work Group. KDIGO practice guideline for lipid management in chronic kidney disease. *Kidney Inter Suppl.* 2013;3:259–305.

68. Sarnak MJ et al. KDOQI US commentary on the 2013 KDIGO Clinical Practice Guideline for Lipid Management in CKD. *Am J Kidney Dis.* 2015;65(3):354–366.

69. Baigent C et al. The effects of lowering LDL cholesterol with simvastatin plus ezetimibe in patients with chronic kidney disease (Study of Heart and Renal Protection): a randomised placebo-controlled trial. *Lancet.* 2011;377(9784):2181–2192.

70. Gemfibrozil [package insert]. New York: Parke-Davis; 2010.

71. Vanholder R et al. Uremic toxins: do we know enough to explain uremia? *Blood Purif.* 2008;26(1):77–81.

72. KDOQI. KDOQI clinical practice guidelines and clinical practice recommendations for diabetes and chronic kidney disease. *Am J Kidney Dis.* 2007;49(2, Suppl 2):S12–S154.

73. Einhorn LM, Zhan M, Hsu VD, et al. The frequency of hyperkalemia and its significance in chronic kidney disease. Archives of Internal Medicine. 2009;169(12):1156–1162.

74. Bilous R. Microvascular disease: what does the UKPDS tell us about diabetic nephropathy? Diabetic Medicine. 2008;25(Suppl 2):25–29.

75. American Diabetes Association. Standards of medical care in diabetes—2012. *Diabetes Care.* 2012;35(Suppl 1):S11–S63.

76. Mallipattu SK, Uribarri J. Advanced glycation end product accumulation: a new enemy to target in chronic kidney disease? *Curr Opin Nephrol Hypertens.* 2014;23(6):547–554.

77. Agius E et al. Familial factors in diabetic nephropathy: an offspring study. *Diabet Med.* 2006;23(3):331–334.

78. Breyer MD et al. Insight into the genetics of diabetic nephropathy through the study of mice. *Curr Opin Nephrol Hypertens.* 2008;17(1):82–86.

79. McKnight AJ et al. Genetics of diabetic nephropathy: a long road of discovery. *Curr Diab Rep.* 2015;15(7):610.

80. The Diabetes Control and Complications Trial Research Group. The effect of intensive treatment of diabetes on the development and progression of long-term complications in insulin-dependent diabetes mellitus. *N Engl J Med.* 1993;329(14):977–986.

81. UK Prospective Diabetes Study (UKPDS) Group. Intensive blood-glucose control with sulphonylureas or insulin compared with conventional treatment and risk of complications in patients with type 2 diabetes (UKPDS 33). *Lancet.* 1998;352(9131):837–853.

82. Ismail-Beigi F et al. Effect of intensive treatment of hyperglycaemia on microvascular outcomes in type 2 diabetes: an analysis of the ACCORD randomised trial. *Lancet.* 2010;376(9739):419–430.

83. Group AC et al. Intensive blood glucose control and vascular outcomes in patients with type 2 diabetes. N Engl Journal of Medicine. 2008;358(24):2560–2572.

84. Strippoli GF et al. Role of blood pressure targets and specific antihypertensive agents used to prevent diabetic nephropathy and delay its progression. *J Am Soc Nephrol.* 2006;17(4, Suppl 2):S153–S155.

85. Toto RD. Aldosterone blockade in chronic kidney disease: can it improve outcome? *Curr Opin Nephrol Hypertens.* 2010;19(5):444–449.

86. Schaefer TJ, Wolford RW. Disorders of potassium. *Emerg Med Clin N Am.* 2005;23(3):723–747, viii–ix.

87. Gennari FJ, Segal AS. Hyperkalemia: an adaptive response in chronic renal insufficiency. *Kidney Int.* 2002;62(1):1–9.

88. Kraut JA, Madias NE. Metabolic acidosis: pathophysiology, diagnosis and management. *Nat Rev Nephrol.* 2010;6(5):274–285.

89. Goraya N et al. A comparison of treating metabolic acidosis in CKD stage 4 hypertensive kidney disease with fruits and vegetables or sodium bicarbonate. *Clin J Am Soc Nephrol.* 2013;8(3):371–381.

90. Yaqoob MM. Treatment of acidosis in CKD. *Clin J Am Soc Nephrol.* 2013;8(3):342–343.

91. de Brito-Ashurst I et al. Bicarbonate supplementation slows progression of CKD and improves nutritional status. *J Am Soc Nephrol.* 2009;20(9):2075–2084.

92. Kidney Disease: Improving Global Outcomes (KDIGO) CKD-MBD Work Group. KDIGO clinical practice guidelines for the diagnosis, evaluation, prevention, and treatment of chronic kidney disease-mineral and bone disorder (CKD-MBD). *Kidney Int Suppl.* 2009;76(Suppl 113):S1–S130.

93. Kidney Disease: Improving Global Outcomes (KDIGO) Anemia Work Group. KDIGO clinical practice guideline for anemia in chronic kidney disease. *Kidney Int Suppl.* 2012;2:279–335.

94. Kazmi WH et al. Anemia: an early complication of chronic renal insufficiency. *Am J Kidney Dis.* 2001;38(4):803–812.

95. Cerasola G et al. Epidemiology and pathophysiology of left ventricular abnormalities in chronic kidney disease: a review. *J Nephrol.* 2011;24(1):1–10.

96. Pfeffer MA et al. A trial of darbepoetin alfa in type 2 diabetes and chronic kidney disease. *N Engl J Med.* 2009;361(21):2019–2032.

97. Singh AK et al. Correction of anemia with epoetin alfa in chronic kidney disease. *N Engl J Med.* 2006;355(20):2085–2098.

98. Drueke TB et al. Normalization of hemoglobin level in patients with chronic

kidney disease and anemia. *N Engl J Med.* 2006;355(20):2071–2084.

99. Foley RN et al. Erythropoietin therapy, hemoglobin targets, and quality of life in healthy hemodialysis patients: a randomized trial. *Clin J Am Soc Nephrol.* 2009;4(4):726–733.

100. Collins AJ. Influence of target hemoglobin in dialysis patients on morbidity and mortality. *Kidney Int Suppl.* 2002(80):44–48.

101. Pascual J et al. Regression of left ventricular hypertrophy after partial correction of anemia with erythropoietin in patients on hemodialysis: a prospective study. *Clin Nephrol.* 1991;35(6):280–287.

102. Chertow GM et al. Update on adverse drug events associated with parenteral iron. *Nephrol Dial Transplant.* 2006;21(2):378–382.

103. Blaustein DA et al. The safety and efficacy of an accelerated iron sucrose dosing regimen in patients with chronic kidney disease. *Kidney Int Suppl.* 2003(87):S72–S77.

104. Agarwal R et al. A randomized trial of intravenous and oral iron in chronic kidney disease. *Kidney Int.* 2015;88(4):905–914.

105. INFeD (iron dextran injection, USP) [package insert]. Sorham Park, NJ: Schein Pharmaceutical; 2006.

106. Larson DS, Coyne DW. Update on intravenous iron choices. *Curr Opin Nephrol Hypertens.* 2014;23(2):186–191.

107. Wang C et al. Comparative risk of anaphylactic reactions associated with intravenous iron products. *JAMA.* 2015;314(19):2062–2068.

108. Gupta A et al. Effect of different intravenous iron preparations on lymphocyte intracellular reactive oxygen species generation and subpopulation survival. *BMC Nephrol.* 2010;11:16.

109. Schwenk MH. Ferumoxytol: a new intravenous iron preparation for the treatment of iron deficiency anemia in patients with chronic kidney disease. *Pharmacotherapy.* 2010;30(1):70–79.

110. Provenzano R et al. Ferumoxytol as an intravenous iron replacement therapy in hemodialysis patients. *Clin J Am Soc Nephrol.* 2009;4(2):386–393.

111. Feraheme [package insert]. Lexington, MA, AMGA Pharmaceuticals; 2013.

112. Schiller B et al. Safety and effectiveness of ferumoxytol in hemodialysis patients at 3 dialysis chains in the United States over a 12-month period. *Clin Ther.* 2014;36(1):70–83.

113. Epogen [package insert]. Thousand Oaks, CA: Amgen; 2012.

114. Suranyi MG et al. Treatment of anemia with darbepoetin alfa administered de novo once every other week in chronic kidney disease. *Am J Nephrol.* 2003;23(2):106–111.

115. Aranesp (darbepoetin alfa) [package insert]. Thousand Oaks, CA: Amgen; 2012.

116. Vlahakos DV et al. The role of the renin-angiotensin system in the regulation of erythropoiesis. *Am J Kidney Dis.* 2010;56(3):558–565.

117. Casadevall N et al. Pure red-cell aplasia and antierythropoietin antibodies in patients treated with recombinant erythropoietin. *N Engl J Med.* 2002;346(7):469–475.

118. Schmidt RJ. Methoxy polyethylene glycol-epoetin beta: worth waiting for or a novelty worn off? *Exp Opin Pharmacother.* 2009;10(9):1509–1514.

119. Lai S et al. Early markers of cardiovascular risk in chronic kidney disease. *Ren Fail.* 2015;37(2):254–261.

120. Kalpakian MA, Mehrotra R. Vascular calcification and disordered mineral metabolism in dialysis patients. *Semin Dial.* 2007;20(2):139–143.

121. Agarwal R. Hypertension in chronic kidney disease and dialysis: pathophysiology and management. *Cardiol Clin.* 2005;23(3):237–248.

122. Park J et al. A comparative effectiveness research study of the change in blood pressure during hemodialysis treatment and survival. *Kidney Int.* 2013;84(4):795–802.

123. Zager PG et al. "U" curve association of blood pressure and mortality in hemodialysis patients. Medical Directors of Dialysis Clinic, Inc. *Kidney Int.* 1998;54(2):561–569.

124. Wilcox CS. New insights into diuretic use in patients with chronic renal disease. *J Am Soc Nephrol.* 2002;13(3):798–805.

125. Paoletti E et al. Left ventricular geometry and adverse cardiovascular events in chronic hemodialysis patients on prolonged therapy with ACE inhibitors. *Am J Kidney Dis.* 2002;40(4):728–736.

126. Yasunari K et al. Comparative effects of valsartan versus amlodipine on left ventricular mass and reactive oxygen species formation by monocytes in hypertensive patients with left ventricular hypertrophy. *J Am Coll Cardiol.* 2004;43(11):2116–2123.

127. Masuo K et al. The role of sympathetic nervous activity in renal injury and end-stage renal disease. *Hypertens Res.* 2010;33(6):521–528.

128. Furgeson SB, Chonchol M. Beta-blockade in chronic dialysis patients. *Semin Dial.* 2008;21(1):43–48.

129. Gutierrez OM. Fibroblast growth factor 23 and disordered vitamin D metabolism in chronic kidney disease: updating the "trade-off" hypothesis. *Clin J Am Soc Nephrol.* 2010;5(9):1710–1716.

130. Wolf M. Update on fibroblast growth factor 23 in chronic kidney disease. *Kidney Int.* 2012;82(7):737–747.

131. Valle C et al. Cinacalcet reduces the set point of the PTH-calcium curve. *J Am Soc Nephrol.* 2008;19(12):2430–2436.

132. Nigwekar SU et al. Ergocalciferol and cholecalciferol in CKD. *Am J Kidney Dis.* 2012;60(1):139–156.

133. Kalantar-Zadeh K et al. Understanding sources of dietary phosphorus in the treatment of patients with chronic kidney disease. *Clin J Am Soc Nephrol.* 2010;5(3):519–530.

134. Tonelli M et al. Oral phosphate binders in patients with kidney failure. *N Engl J Med.* 2010;362(14):1312–1324.

135. Hill KM et al. Oral calcium carbonate affects calcium but not phosphorus balance in stage 3–4 chronic kidney disease. *Kidney Int.* 2013;83(5):959–966.

136. Renvela [package insert]. Cambridge, MA: Genzyme Corporation; 2011.

137. Renagel [package insert]. Cambridge, MA: Genzyme Corporation; 2011.

138. Block GA et al. Mortality effect of coronary calcification and phosphate binder choice in incident hemodialysis patients. *Kidney Int.* 2007;71(5):438–441.

139. Delmez J et al. A randomized, double-blind, crossover design study of sevelamer hydrochloride and sevelamer carbonate in patients on hemodialysis. *Clin Nephrol.* 2007;68(6):386–391.

140. Finn WF, SPD 405-307 Lanthanum Study Group. Lanthanum carbonate versus standard therapy for the treatment of hyperphosphatemia: safety and efficacy in chronic maintenance hemodialysis patients. *Clin Nephrol.* 2006;65(3):191–202.

141. Hutchison AJ et al. Lanthanum carbonate treatment, for up to 6 years, is not associated with adverse effects on the liver in patients with chronic kidney disease Stage 5 receiving hemodialysis. *Clin Nephrol.* 2009;71(5):286–295.

142. D'Haese PC et al. A multicenter study on the effects of lanthanum carbonate (Fosrenol) and calcium carbonate on renal bone disease in dialysis patients. *Kidney Int Suppl.* 2003(85):S73–S78.

143. Altmann P et al. Cognitive function in Stage 5 chronic kidney disease patients on hemodialysis: no adverse effects of lanthanum carbonate compared with standard phosphate-binder therapy. *Kidney Int.* 2007;71(3):252–259.

144. How PP et al. Efficacy of chewed vs. crushed lanthanum on phosphorus binding in healthy volunteers. *Clin Nephrol.* 2010;73(5):370–373.

145. Fosrenol (lanthanum carbonate) [package insert]. Wayne, PA: Shire US; 2014.

146. Lewis JB, Sika M, Koury MJ, et al. Ferric citrate controls phosphorus and delivers iron in patients on dialysis. *J Am Soc Nephrol.* 2015;26(2):493–503.

147. Velphoro [package insert]. Waltham, MA: Fresenius Medical Care North America; 2013.

148. Matias PJ et al. Cholecalciferol supplementation in hemodialysis patients: effects on mineral metabolism, inflammation, and cardiac dimension parameters. *Clin J Am Soc Nephrol.* 2010;5(5):905–911.

149. Blair D et al. Prevalence of vitamin D [25(OH)D] deficiency and effects of supplementation with ergocalciferol (vitamin D2) in stage 5 chronic kidney disease patients. *J Ren Nutr.* 2008;18(4):375–382.

150. Saab G et al. Targeting parathyroid hormone levels in dialysis patients. *Semin Dial.* 2014;27(6):562–565.

151. Wu-Wong JR. Potential for vitamin D receptor agonists in the treatment of cardiovascular disease. *Br J Pharmacol.* 2009;158(2):395–412.

152. Valdivielso JM, Ayus JC. Role of vitamin D receptor activators on cardiovascular risk. *Kidney Int Suppl.* 2008(111):S44–S49.

153. Zemplar (paricalcitol) [package insert]. Abbott Park, IL: Abbott Laboratories; 2014.

154. Joist HE et al. Differential effects of very high doses of doxercalciferol and paricalcitol on serum phosphorus in hemodialysis patients. *Clin Nephrol.* 2006;65(5):335–341.

155. Andress DL. Vitamin D in chronic kidney disease: a systemic role for selective vitamin D receptor activation. *Kidney Int.* 2006;69(1):33–43.

156. Hectoral (doxercalciferol) injection [package insert]. Cambridge, MA: Genzyme Corporation; 2012.

157. Hectoral (doxercalciferol) capsules [package insert]. Cambridge, MA: Genzyme Corporation; 2011.

158. Kalantar-Zadeh K, Kovesdy CP. Clinical outcomes with active versus nutritional vitamin D compounds in chronic kidney disease. *Clin J Am Soc Nephrol.* 2009;4(9):1529–1539.

159. Rodriguez M et al. The use of calcimimetics for the treatment of secondary hyperparathyroidism: a 10 year evidence review. *Semin Dial.* 2015;28(5):497–507.

160. Sensipar (cinacalcet) [package insert]. Thousand Oaks, CA: Amgen; 2014.

161. Lazar E et al. Long-term outcomes of cinacalcet and paricalcitol titration protocol for treatment of secondary hyperparathyroidism. *Am J Nephrol.* 2007;27(3):274–278.

162. EVOLVE Trial Investigators et al. Effect of cinacalcet on cardiovascular disease in patients undergoing dialysis. *N Engl J Med.* 2012;367(26):2482–2494.

163. Chonchol M et al. A randomized, double-blind, placebo-controlled study to assess the efficacy and safety of cinacalcet HCl in participants with CKD not receiving dialysis. *Am J Kidney Dis.* 2009;53(2):197–207.

164. Block GA et al. Cinacalcet for secondary hyperparathyroidism in patients receiving hemodialysis. *N Engl J Med.* 2004;350(15):1516–1525.

165. Ishani A et al. Clinical outcomes after parathyroidectomy in a nationwide cohort of patients on hemodialysis. *Clin J Am Soc Nephrol.* 2015;10(1): 90–97.

166. Cunningham J et al. Effects of the calcimimetic cinacalcet HCl on cardiovascular disease, fracture, and health-related quality of life in secondary hyperparathyroidism. *Kidney Int.* 2005;68(4):1793–1800.

167. Leavey SF, Weitzel WF. Endocrine abnormalities in chronic renal failure. *Endocrinol Metab Clin N Am.* 2002;31(1):107–119.

168. Holley JL, Schmidt RJ. Sexual dysfunction in CKD. *Am J Kidney Dis.* 2010;56(4):612–614.

169. Hladunewich MA et al. Intensive hemodialysis associates with improved pregnancy outcomes: a Canadian and United States cohort comparison. *J Am Soc Nephrol.* 2014;25(5):1103–1109.

170. Akalin N et al. Comparison of insulin resistance in the various stages of chronic kidney disease and inflammation. *Ren Fail.* 2015;37(2):237–240.

171. Kobayashi S et al. Insulin resistance in patients with chronic kidney disease. *Am J Kidney Dis.* 2005;45(2):275–280.

172. Banerjee D et al. Insulin resistance, inflammation, and vascular disease in nondiabetic predialysis chronic kidney disease patients. *Clin Cardiol.* 2011;34(6):360–365.

173. Bailey JL. Insulin resistance and muscle metabolism in chronic kidney disease. *ISRN Endocrinol.* 2013;2013:329606.

174. Shirazian S, Radhakrishnan J. Gastrointestinal disorders and renal failure: exploring the connection. *Nat Rev Nephrol.* 2010;6(8):480–492.

175. Galbusera M et al. Treatment of bleeding in dialysis patients. *Semin Dial.* 2009;22(3):279–286.

176. Mettang T, Kremer AE. Uremic pruritus. *Kidney Int.* 2015;87(4):685–691.

177. Kidney Disease: Improving Global Outcomes (KDIGO) Glomerulonephritis Work Group. KDIGO clinical practice guideline for glomerulonephritis. *Kidney Int Suppl.* 2012;2:139–274.

178. Greenhall GH, Salama AD. What is new in the management of rapidly progressive glomerulonephritis? *Clin Kidney J.* 2015;8(2):143–150.

179. Weening JJ et al. The classification of glomerulonephritis in systemic lupus erythematosus revisited. *Kidney Int.* 2004;65(2):521–530.

180. Somers EC et al. Population-based incidence and prevalence of systemic lupus erythematosus: the Michigan Lupus Epidemiology and Surveillance program. *Arthritis Rheumatol.* 2014;66(2):369–378.

181. Mok CC et al. Tacrolimus versus mycophenolate mofetil for induction therapy of lupus nephritis: a randomised controlled trial and long-term follow-up. Ann Rheum Dis. 2016;75(1):30–36.

182. Ginzler EM et al. Mycophenolate mofetil or intravenous cyclophosphamide for lupus nephritis. *N Engl J Med.* 2005;353(21):2219–2228.

183. Moroni G et al. Rituximab vs mycophenolate and vs cyclophosphamide pulses for induction therapy of active lupus nephritis: a clinical observational study. *Rheumatology.* 2014;53(9):1570–1577.

184. Contreras G et al. Sequential therapies for proliferative lupus nephritis. *N Engl J Med.* 2004;350(10):971–980.

185. Schilder AM. Wegener's Granulomatosis vasculitis and granuloma. *Autoimmun Rev.* 2010;9(7):483–487.

186. Hiemstra TF et al. Mycophenolate mofetil vs azathioprine for remission maintenance in antineutrophil cytoplasmic antibody-associated vasculitis: a randomized controlled trial. *JAMA.* 2010;304(21):2381–2388.

187. Walters GD et al. Interventions for renal vasculitis in adults. A systematic review. *BMC Nephrol.* 2010;11:12.

188. Lavin PJ et al. Therapeutic targets in focal and segmental glomerulosclerosis. *Curr Opin Nephrol Hypertens.* 2008;17(4):386–392.

189. Genovese G et al. Association of trypanolytic ApoL1 variants with kidney disease in African Americans. *Science.* 2010;329(5993):841–845.

190. Meyrier A. An update on the treatment options for focal segmental glomerulosclerosis. *Exp Opin Pharmacother.* 2009;10(4):615–628.

191. Cattran DC. Cyclosporine in the treatment of idiopathic focal segmental glomerulosclerosis. *Semin Nephrol.* 2003;23(2):234–241.

192. Gipson DS et al. Clinical trial of focal segmental glomerulosclerosis in children and young adults. *Kidney Int.* 2011;80(8):868–878.

29 第 29 章 急性肾损伤

Susan A. Krikorian 和 Oussayma Moukhachen

核心原则	章节案例
① 急性肾损伤(acute kidney injury,AKI)是指肾功能在数小时至数日内急剧下降,从而导致含氮产物在体内聚积(氮质血症)以及体液、电解质和酸碱平衡失调的临床综合征。	案例 29-1(问题 1) 表 29-1
② 发生 AKI 的危险因素包括:高龄、高基线血清肌酐(serum creatinine,SCr)、慢性肾脏病(chronic kidney disease,CKD)、糖尿病、慢性呼吸道疾病、潜在的心血管疾病、心脏手术史、脱水导致的少尿、急性感染和接触肾毒性物质。	案例 29-1(问题 1) 案例 29-2(问题 1 和 2) 案例 29-3(问题 2 和 4) 表 29-5,表 29-6,表 29-7,表 29-8 案例 29-5(问题 2) 案例 29-6(问题 1)
③ AKI 可分为 3 个临床分期:少尿期——肾损伤后尿量进行性减少;多尿期——肾功能开始恢复,蓄积的尿毒症毒素、代谢废物和液体通过尿液排出;恢复期——肾功能的恢复取决于肾损伤的严重程度。	案例 29-1(问题 1~3)
④ 根据引起 AKI 的生理过程,AKI 可分为:肾前性氮质血症——肾血流量下降;功能性——肾小球超滤功能或肾小球内静水压生成受损;肾实质性——肾脏实质受到损害;肾后性——泌尿道的梗阻。	案例 29-1(问题 1 和 2) 案例 29-2(问题 1 和 4) 案例 29-3(问题 1) 案例 29-5(问题 1) 案例 29-6(问题 1) 案例 29-7(问题 1) 案例 29-8(问题 1) 表 29-2
⑤ 尿液分析是区分肾前性氮质血症、肾实质性和梗阻性 AKI 的重要诊断工具。尿液化学分析可用于区分肾前性氮质血症和肾实质性 AKI。	案例 29-1(问题 2) 案例 29-3(问题 1) 案例 29-6(问题 1) 案例 29-7(问题 1) 案例 29-8(问题 1) 表 29-3,表 29-4,公式 29-1
⑥ 影响肾功能的药物[如血管紧张素转化酶(angiotensin-converting enzyme,ACE)抑制药、血管紧张素 Ⅱ 受体拮抗药(angiotensin Ⅱ receptor blockers,ARBs]和氨基糖苷类抗菌药物],在 AKI 的患者中应根据肾功能确定给药剂量,并严密进行监测。应避免使用肾毒性药物。	案例 29-1(问题 3) 案例 29-2(问题 1 和 4) 案例 29-3(问题 5) 案例 29-6(问题 2 和 3) 案例 29-9(问题 1)
⑦ 非少尿型患者的临床预后明显好于少尿型患者,但通过药物干预使少尿型转变为非少尿型并不能改善患者的预后。	案例 29-9(问题 1)

概念

急性肾损伤(acute kidney injury,AKI)是指肾功能在数小时至数日内急剧下降,导致含氮代谢产物在体内聚积(氮质血症)以及体液、电解质和酸碱平衡失调的临床综合征[1]。AKI 是一种由多种危险因素或原因引起的致死性综合征,它与多脏器功能障碍、增加的资源利用率、高成本和死亡率增加相关。类似于慢性肾脏病(chronic kidney disease,CKD),AKI 是非常常见和可以治疗的,而且大部分可以预防的。不仅 CKD 是 AKI 的潜在危险因素,而且 AKI 也有助于 CKD 的进展,并可能导致患者长期依赖透析。减少 AKI 的诱因、重视 AKI 的早期发现和治疗有助于改善 AKI 的预后。因为 AKI 发生后一般没有充裕的时间对其的病因和并发症进行管理和逆转,所以目前临床医师们已经认识到应及早治疗 AKI[2-6]。

人们努力根据实验室检查、每日尿量以及是否需要肾脏替代治疗(renal replacement therapy,RRT)来客观评价 AKI 的程度,但是否使用这些参数还未达成共识。过去的十年里,AKI 的定义逐渐演变。目前,专家意见和共识推荐使用与基线值相比较的血清肌酐(SCr)和尿量的变化来评估 AKI,因为它们是发现、诊断 AKI 以及判断其严重程度的重要临床指标。故患者住院期间需持续密切地监测。2004 年,急性透析质量倡议(Acute Dialysis Quality Initiative,ADQI)国际专家组提出了一套名为 RIFLE 的新的分类系统[7],这个系统定义了 AKI 疾病不同阶段,其中包括高危、损伤、衰竭、丢失(衰竭后至少需要一个月的透析)和终末期肾脏病(ESRD)。2007 年,由于认识到即使 SCr 的改变小于 RIFLE 所定义的范围也可能与不良预后和死亡率有关,急性肾损伤网络工作小组(Acute Kidney Injury Network,AKIN)对 AKI 又进行了新的定义[8]。AKIN 定义的三个 AKI 疾病阶段与 RIFLE 类似但却不完全相同。无论是 RIFLE 还是 AKIN 对肾功能评估的有效性均是科研价值大于临床。2012 年,改善全球肾脏病及预后组织(Kidney Disease Improving Global Outcomes,KDIGO)融合了 RIFLE 和 AKIN 的标准提出了统一的 AKI 临床定义[9]。AKI 被定义为 48 小时内 SCr 升高 > 0.3mg/dl,或在 7 日内 SCr 升高>1.5 倍基线值或尿量减少<0.5ml/(kg·h)超过 6 小时。最新的指南为协助临床医师管理 AKI 提供了有用的工具(表 29-1)。

表 29-1

急性肾损伤的分级/分期标准

期别	SCr 和 GFR 标准	尿量标准
RIFLE 标准		
高危	SCr 升高>1.5 倍或 GFR 下降>25%	<0.5ml/(kg·h)超过 6 小时
损伤	SCr 升高>2 倍或 GFR 下降>50%	<0.5ml/(kg·h)超过 12 小时

表 29-1

急性肾损伤的分级/分期标准（续）

期别	SCr 和 GFR 标准	尿量标准
衰竭	SCr 升高>3 倍或 GFR 下降>75% 或 SCr≥4.0mg/dl 且急性升高至少 0.5mg/dl	<0.3ml/（kg·h）超过 24 小时或无尿超过 12 小时
丢失	肾功能完全丧失（RRT）>4 周	
终末期肾脏病	RRT>3 个月	
AKIN 标准		
1 期	SCr 升高≥0.3mg/d 或升高≥1.5 到 2 倍	<0.5ml/（kg·h）>6 小时
2 期	SCr 升高>2~3 倍	<0.5ml/（kg·h）>12 小时
3 期	SCr 升高>3 倍或 SCr≥4mg/dl 且急性升高至少 0.5mg/dl 或需行 RRT	<0.3ml/（kg·h）24 小时或无尿 12 小时
KDIGO 标准		
1 期	在 48 小时内 SCr 升高≥0.3mg/dl 或在 7 日或更短时间内 SCr 升高 1.5~1.9 倍	<0.5ml/（kg·h）持续 6~12 小时
2 期	SCr 升高 2~2.9 倍	<0.5ml/（kg·h）≥12 小时
3 期	SCr 升高≥3 倍或 SCr≥4mg/dl 或需行 RRT 或 eGFR<35ml/（min·1.73m^2）	<0.3ml/（kg·h）≥24 小时或无尿≥12 小时

SCr，血清肌酐；GFR，肾小球滤过率

这些新的疾病定义相比传统的更有优势，意味着在发现和预防 AKI 上更迈进了一步。未来需要更多的基于临床证据而非意见或共识的研究来前瞻性地评价它们在不同临床环境下的实用性，以及对患者预后的预测作用。无论使用哪种定义，在肾脏不能调节水、电解质、酸碱或氮质平衡时，即使此时 SCr 正常，临床医师都应考虑 AKI 的存在。医疗技术信息系统也正在研究如何在护理期间警示临床医师发生 AKI 的可能性[3,10]。

流行病学

多变量模型已经确认发生 AKI 的危险因素包括高龄、高基线血清肌酐、糖尿病、慢性呼吸道疾病、潜在的心血管疾病、心脏手术史、脱水导致的少尿、急性感染和接触肾毒性物质[11]。社区获得性 AKI（住院前发生的 AKI）只占 1%，其中大约 75% 由肾血流量下降导致的肾前性氮质血症，其他少见的原因如梗阻性尿路改变（占 17%）及肾实质疾病（占 11%）等[12]。社区获得性 AKI 常可在纠正了潜在的容量不足或梗阻问题后好转。医院获得性 AKI 更常见，其发生率和严重程度在重症监护病房（intensive care unit，ICU）或非重症监护病房的情况也不尽相同[13]。一般患者中发生 AKI 的概率约为 2%~5%，最常见的原因是肾前氮质血症、手术并发症或接触肾毒性物质[14,15]。这些患者在其住院的整个过程中可能经历一次或多次这样的肾脏损害。相比之下 ICU 获得性 AKI 则更加普遍且更严重。资料显示，ICU 患者 AKI 发生率大约为 25%，危险因素很多，其中包括高龄、感染、接触肾毒性物质、男性、多脏器功能不全

及需要机械通气[16-18]。严重烧伤、横纹肌溶解、化疗、心脏直视手术也被认为是危险因素。AKI 患者的自然进程包括：①肾功能完全恢复；②发展为进展性的 CKD；③既往存在的 CKD 进展速度加快；④肾功能的不可逆丧失需要长期依赖透析[19]。虽然许多 AKI 3 期患者在初期需要透析治疗，但只有小部分患者会发展为终末期肾病而需要接受长期透析治疗。

预后

虽然透析治疗和复杂的连续性肾脏替代治疗（continuous renal replacement therapy，CRRT）在近几年都得到一些发展，但 AKI 患者的预后仍然比较差。ICU 患者 SCr 的轻度升高增加两倍的死亡风险[20]，危重病患者发生 AKI 使死亡率至少增至 50%。更为严峻的是，每增加一个器官衰竭，患者死亡率相应增加 10%。在过去 50 年间，AKI 的死亡率下降很少，这种缓慢的下降一定程度上可由以下三个重要因素解释：第一，发生 AKI 的患者年龄更大了；第二，患者除 AKI 外常合并其他严重的潜在疾病；第三，目前患者 AKI 的严重程度比以前更高了。在肾脏替代（RRT）广泛应用以前，AKI 患者死亡的最常见原因是水、电解质失衡和严重尿毒症，现在最常见的死因是败血症、心力衰竭和缺血性心脏病导致的心血管疾病、恶性肿瘤和放弃生命支持[21]。

临床分期

AKI 分三个期：少尿期、多尿期和恢复期。少尿期一般 1~2 日内出现，特点是进行性尿量减少。尿量<400ml/d

为少尿,<50ml/d 为无尿。少尿期可持续数日到数周。非少尿型肾功能不全(每日尿量>400ml)同少尿型肾功能不全相比预后较好,其确切机制尚不清楚。同样,少尿期持续时间越短,成功治愈的可能性就越大,这可能是由于这些病例中肾脏损伤(如脱水、接触肾毒性物质、肾后性梗阻)的严重程度较轻。少尿期期间直至肾功能恢复正常前都必须对体液和电解质进行严密地监测和管理。

少尿期后数日内尿量逐渐增加,这段时间称为多尿期,这一期提示肾脏损伤得到了初步修复。形成多尿期部分是由于 GFR 恢复正常早于肾小管重吸收功能完全恢复,部分是尿毒症毒素导致渗透梯度的增高以及少尿期潴留的液体。尽管尿量逐渐增多,但患者在多尿期仍可持续数日明显的氮质血症。如果没有给予足够的替代治疗,尿量的增加可能会导致患者容量不足和电解质流失。所以,

在此期间应根据尿量确定患者每日所需的液体和电解质量。

恢复期根据患者 AKI 的严重程度,可持续数周到数月,这一时期表明肾脏基本功能、排尿及浓缩稀释功能恢复正常。

发病机制

尿液的生成和排泄需要三个基本的生理过程:
- 血流注入肾小球。
- 肾小球和肾小管细胞生成和处理超滤液。
- 尿液通过输尿管、膀胱和尿道排泄。

许多情况和药物可以改变上述生理过程而导致 AKI,据此可分为肾前性氮质血症、功能性、肾实质性和肾后性 AKI(表 29-2),有时多种情况可能合并存在[22,23]。

表 29-2
急性肾损伤的原因

分类	常见临床疾病	分类	常见临床疾病
肾前性氮质血症	**血管容量减少**	功能性急性肾损伤	**出球小动脉血管扩张**
	出血(外科手术、创伤)		血管紧张素转化酶抑制药
	脱水(胃肠液丢失、强利尿剂的应用)		血管紧张素 II 受体拮抗药
	严重烧伤	实质性急性肾损伤	**肾小球疾病**
	低血容量性休克		肾小球肾炎
	第三腔隙液形成(腹膜炎、胰腺炎)		系统性红斑狼疮
	有效循环血量减少		恶性高血压
	肝硬化腹水		血管炎(Wegener 肉芽肿)
	充血性心力衰竭		**急性肾小管坏死**
	低血压、休克综合征		持续肾前性缺血状态
	降压血管扩张药的应用		药物引起(碘化造影剂、顺铂、氨基糖苷类、两性霉素 B、阿德福韦、西多福韦、替诺福韦、HMG CoA 还原酶抑制药、帕米磷酸盐、金盐)
	脓毒症性休克		
	心肌病		**急性间质性肾炎**
	肾血管闭塞或收缩		药物引起(青霉素类、β-内酰胺类抗菌药物、喹诺酮类、质子泵抑制剂、非甾体抗炎药、磺胺类药物)
	双侧肾动脉狭窄		
	孤立肾肾动脉狭窄	肾后性急性肾损伤	**尿路阻塞(双侧、孤立肾单侧)**
	肾动脉或静脉血栓(栓塞、动脉粥样硬化)		恶性肿瘤(前列腺癌或子宫颈癌)
	血管加压药物的应用(苯肾上腺素,去甲肾上腺素)		良性前列腺增生
			抗胆碱能药物(影响膀胱括约肌)
功能性急性肾损伤	**入球小动脉血管收缩**		肾结石
	环孢素		结晶(如甲氨蝶呤、阿昔洛韦、茚地那韦、阿扎那韦、磺胺类抗菌素和乙二醇等药物)
	非甾体抗炎药		

正常的肾功能依赖于充足的肾脏灌注。肾脏接收 25% 以上的心输出量,即大于 1L/min 的血流量。当到达肾脏的血流减少时即发生肾前性氮质血症,是 AKI 最常见的类型。其主要原因包括血管内容量减少[如出血、脱水(包括过度利尿)]、有效循环量减少[如肝硬化或心力衰竭(heart failure,HF)]、低血压(如休克或药物相关性低血压)以及肾血管闭塞或收缩。由于肾实质本身没有结构损伤,纠正潜在的病因后 GFR 即可快速恢复。但如果肾前性因素持续存在,则可导致肾小球缺血而引起急性肾小管坏死(acute tubular necrosis,ATN)。

功能性 AKI 往往由治疗或用药不当,导致肾脏自我调节功能受损而影响肾小球超滤或肾小球内静水压时引起。血液经过入球小动脉进入肾小球产生滤过,然后经出球小动脉排出(图 29-1),入球和出球小动脉协调工作维持足够的肾小球毛细血管静水压以形成超滤。许多药物可导致入球小动脉的收缩或出球小动脉的舒张从而明显降低肾小球内静水压及 GFR(图 29-2)。

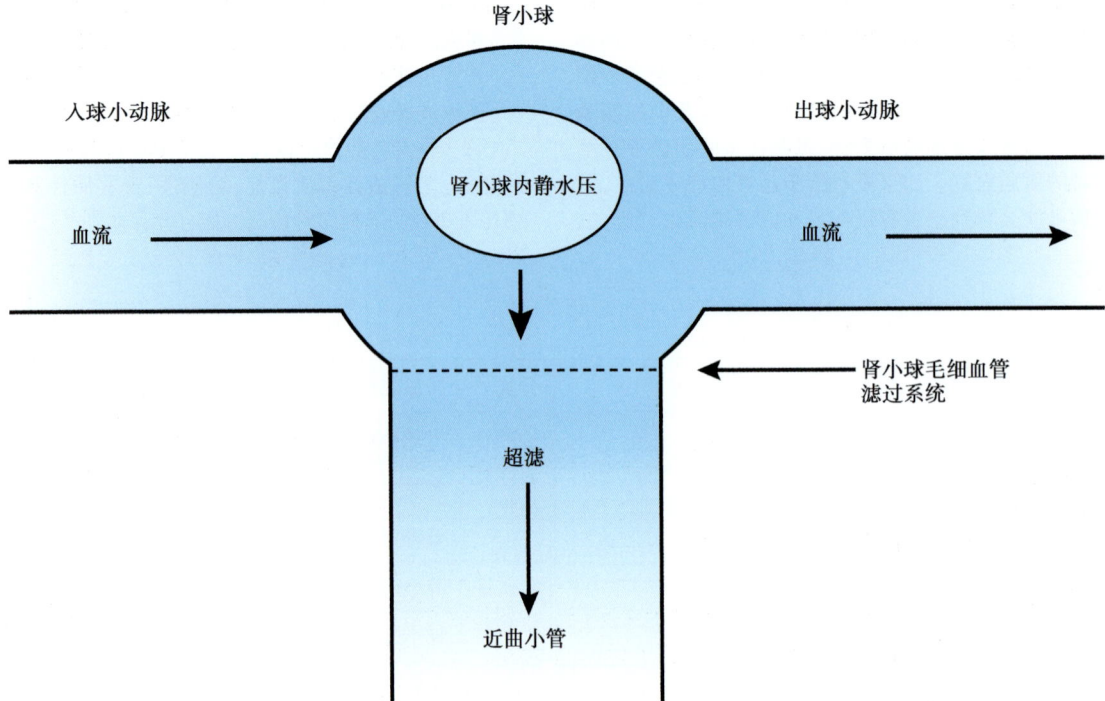

图 29-1　肾血流示意图。血液经入球小动脉进入肾小球。肾小球内静水压导致从肾小球到近曲小管的超滤。未超滤的血液经出球小动脉流出肾小球。肾灌注降低时,出球小动脉收缩使肾小球内静水压升高以维持超滤。入球小动脉舒张也可提高肾小球的血流量

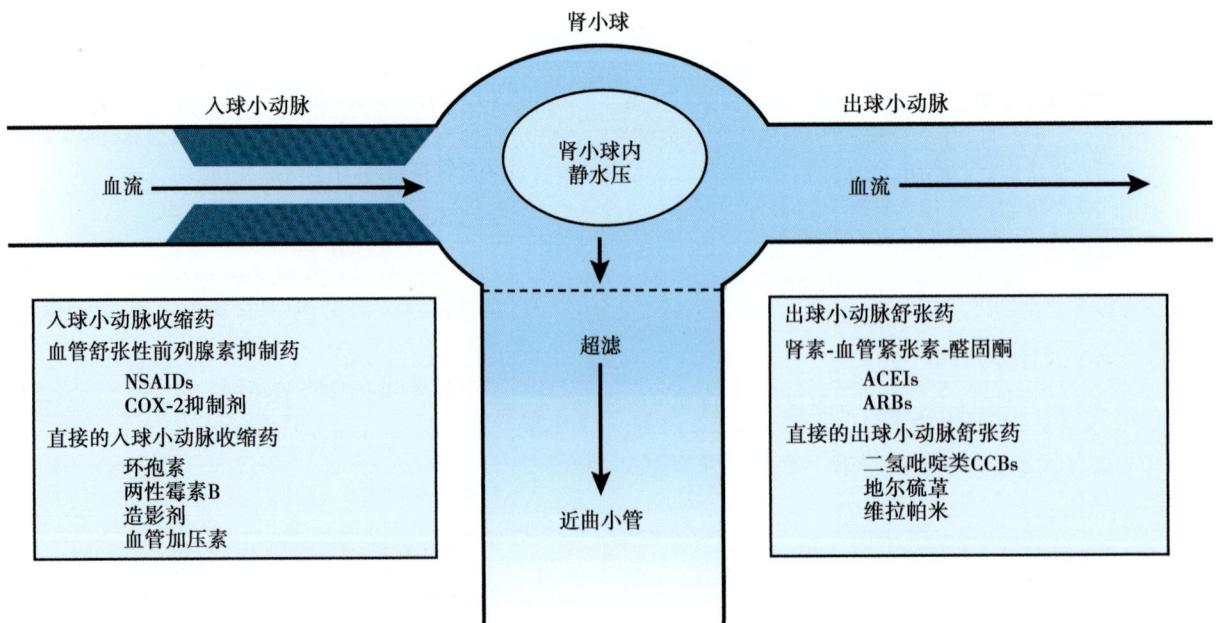

图 29-2　药物通过使入球小动脉收缩或使出球小动脉舒张改变血流动力学。ACEIs,血管紧张素转化酶抑制药;ARBs,血管紧张素 II 受体拮抗药;CCBs,钙离子通道阻滞药;COX-2,环氧化酶-2;NSAIDs,非甾体抗炎药

肾实质性 AKI 可发生在肾单位、肾小球、肾小管或肾间质的微血管水平。血管炎性疾病（如 Wegener 肉芽肿、冷球蛋白血管炎）会影响肾小血管；肾小球肾炎和系统性红斑狼疮等，尽管相对少见，但亦可导致肾小球损伤。ATN 是造成肾实质性 AKI 最常见的原因，实际上 ATN 经常被用来代指 AKI。ATN 发生的原因部分在于肾小管为维持其代谢活性需要较高的氧供，因此任何引起肾小管缺血的情况（如低血压、血流减少）均可导致 ATN。此外，肾小管还可能暴露于超高浓度的肾毒性药物中（如氨基糖苷类）。间质性肾炎、肾实质内的炎症常与药物应用有关（如青霉素类）。

肾后性 AKI 发生于上尿路或下尿路梗阻时，其中下尿路梗阻最常见，可由前列腺增生、前列腺癌、子宫颈癌、抗胆碱能药物引起的膀胱括约肌痉挛或肾结石引起。上尿路梗阻造成 AKI 较少见，只有当双侧输尿管梗阻或单侧有功能肾脏的输尿管梗阻时才会发生。一旦梗阻解除，肾后性 AKI 常会迅速恢复，尿量非常大（可达 3~5L/d）[23]。

临床评价

病史及体格检查

详细的病史和体格检查常可揭示 AKI 的病因，临床医师的责任是提出个体化的、开放式的问题，详细准确地采集患者的主诉、既往病史、就诊史、家族、社会和过敏史以及当前处方药和非处方药的使用情况。此外询问近期手术、接触肾毒性物质或合并用药的有关情况，也可有助于快速确定 AKI 的病因。例如，患者是否先前存在导致肾前性氮质血症的情况，如心力衰竭（heart failure，HF）或肝脏疾病？患者手术前是否预防性应用过抗菌药物？患者手术中是否有失血或者持续低血压？另外，对生命体征记录表中记录的体重下降、低血压、液体出入量等情况进行分析也有助于分析 AKI 的病因。

与病史相结合的全面的体格检查对确定 AKI 的原因也是非常有价值的。首先应对患者体液量的情况作出评估，脱水（如晕厥、体重下降、直立性低血压）或有效循环血量下降的表现（如腹水、肺水肿、四肢水肿、颈静脉充盈）常提示存在肾前性氮质血症。然而，心功能正常伴水肿常为肾病综合征的早期表现。肾病综合征将在第 28 章中进行详细讨论。近期服用抗菌药物的同时出现皮疹和 AKI，提示为药物引起的过敏性间质性肾炎。临床医师对创伤和挤压伤患者同时合并 AKI 的要考虑横纹肌溶解症的可能；疑似 AKI 的患者，早期使用超声诊断的目的是排除少尿的梗阻性原因。前列腺肥大、排尿疼痛和尿量波动大均提示为梗阻性 AKI。其中侧腹和下腹痛提示上尿路梗阻，而尿频、排尿延迟、滴尿和腹胀则提示下尿路梗阻。

实验室检查

肾小球滤过率测定

由于 SCr 波动而且不稳定，因此没有一个公式能够准确地估算 AKI 患者的 GFR。在第 28 章中，已经对 MDRD 公式和 Cockcroft-Gault（CG）公式进行了详述，而两者都需要一个稳定的 SCr 值。MDRD 公式用于评估基线 GFR、发现并对 CKD 进行分期和随访其进展。CG 公式最常用来评估经肾脏排泄药物的合适剂量[9]。CG 公式可能会明显高估 AKI 早期的肾脏功能，而在恢复期则低估[24]。例如 1 例 ATN 合并无尿的患者，最初几日由于肌酐积聚需要一定时间，所以肌酐水平上升缓慢，此时计算的肌酐清除率（creatinine clearance，CrCl）可能仍在正常范围，但实际 GFR 已经下降。在 ATN 恢复期同样存在这样的矛盾，ATN 多尿期时尿量可以很大，但患者明显的氮质血症仍将持续几日，此时使用 CG 公式会低估 CrCl。CG 公式对于低肌肉量人群而言也是不准确的，如老年人、肥胖或恶病质者。对于有肝脏疾病的患者如果使用 SCr 评估肾脏功能也会导致 GFR 的高估[25]，这可能由于肝脏生成的肌酸（肌酐前体）减少，也可能由于肾小管分泌的肌酐增加引起。因此，临床医师必需意识到估算公式都存在一定的局限性和缺陷。过去，曾有很多医师收集不同时间尿液样本以测定 AKI 患者的 CrCl。这似乎是一种简单可行的方法，但实际上该方法容易产生一些严重的错误，尤其是收集时间和患者尿液的完整性等难以保证，故目前已不再常规开展。但对于饮食摄入的肌酸来源变化大（如素食者）或肌肉量少（如营养不良或截肢）的人群，收集 24 小时尿液以评估 GFR 还是合理的[26]。此外，短期或随机尿液收集样品有时可被用于测定肌酐排泄率。

由于肾功能急剧下降的最初几小时并不能通过 SCr 的升高来反映，因此一些新型的血清和/或尿液 AKI 生物标志物有望被用于 AKI 的早期诊断中。中性粒细胞明胶酶相关脂质运载蛋白（neutrophil gelatinase-associated lipocalin，NGAL）、肾脏损伤分子-1（kidney injury molecule-1，KIM-1）、白介素-18（interleukin-18，IL-18）和胱抑素 C 已经被用来发现不同的 AKI 患者。未来需要更多的临床试验进一步明确和验证这些标志物在 AKI 及估算 GFR 中的预测作用[27-31]。

许多药物至少部分由肾脏排泄，所以必须根据肾功能调整使用剂量。第 31 章对肾功能受损情况下如何调整药物给药剂量进行了详细的讨论。AKI 时许多药物的标准剂量和给药间隔可能导致药物活性成分或代谢物的暴露增加。AKI 时推荐合适的药物剂量是非常重要的。当没有更多信息前，一些临床医师会基于 eGFR<15ml/min 为未接受 CRRT 的 AKI 患者进行初始药物剂量调整。应停止使用不必要的药物，以避免 AKI 时潜在的药物毒性。

需要仔细监测与疗效、毒性以及治疗药物监测（therapeutic drug monitoring，TDM）相关的临床和生化指标，尤其是那些经肾脏排泄的治疗窗狭窄的药物。高危治疗药物包括：氨基糖苷类、万古霉素和钙调磷酸酶抑制药（如环孢素、他克莫司），已知具有肾毒性的药物及与超血清治疗浓度相关的其他潜在的药物。AKI 时氨基糖苷、万古霉素、β-内酰胺类抗菌药物（大多数头孢菌素、碳青霉烯类）等分布容量（volume of distribution，Vd）明显增加，因此，可能需要使用更大的药物负荷剂量以避免出现低预期血清浓度的亚治疗反应[32-34]。由于临床上大多数药物无法进行血清检测，因此需要利用肾功能指标（如 SCr、尿量）、容量状态和治疗反应的变化趋势来指导用药剂量。当实施 RRT 时,可能需要进一步调整药物剂量。

血液化验

测定血尿素氮(blood urea nitrogen,BUN)和肌酐浓度对指导 AKI 的诊断、治疗及监测有重要意义,尿素氮的测定将在第 2 章中详述。BUN∶SCr 的值可用来鉴别肾前性 AKI 与肾性、肾后性 AKI。尿素重吸收与尿流率呈反比关系,正常稳定状况下 BUN∶SCr 约为 10∶1,肾前性 AKI 时 BUN∶SCr>20∶1,这是因为肾小管增加对钠和水的重吸收以扩充有效血容量,而水重吸收的增加则导致尿素的重吸收,但肌酐是不被重吸收的,尽管肾小球滤过下降时 SCr 升高,但 BUN 可由于近曲小管重吸收增加而升高得更明显。

高钙血症和高尿酸血症的存在提示血液系统恶性肿瘤。肿瘤溶解综合征(tumor lysis syndrome)发生在白血病患者化疗诱导后,癌细胞的破坏导致大量细胞内容物(如钾、尿酸)释放入血,这些物质可以损害肾脏功能,尤其在脱水的状况下。

其他酶的升高也有助于 AKI 的诊断。AKI 时肌酸激酶或肌红蛋白水平的增加常提示横纹肌溶解症,嗜酸性细胞血症提示药物接触后所致的急性过敏性间质性肾炎,AKI 时存在高水平的循环免疫复合物则提示肾小球疾病[22]。

尿液分析

尿液分析是区分不同类型 AKI(肾前性氮质血症、肾实质性 AKI 或肾后性 AKI)的重要诊断工具(表 29-3)。尿渗透压和比重升高说明尿液浓缩,提示肾前性氮质血症。脱水状态下血管加压素(抗利尿激素)分泌,肾素-血管紧张素-醛固酮系统(renin-angiotensin-aldosterone system,RAAS)被激活,促进了水钠在肾单位集合管的重吸收,从而扩充了有效循环血量以努力维持肾脏灌注。而尿量减少的结果则是尿渗透压和比重的明显增高。肾前性氮质血症和少尿的患者尿渗透压常>500mOsm/kg,最大可超过 1 200mOsm/kg。

表 29-3

急性肾损伤时的尿液检查

尿液检查	肾前性氮质血症	急性肾小管坏死	肾后性阻梗
尿 Na$^+$(mEq/L)	<20	>40	>40
FE$_{Na+}$(%)	<1	>2	>1
尿肌酐/血浆肌酐	>40	<20	<20
尿比重	>1.010	<1.010	不确定
尿渗透压(mOsm/kg)	可高至 1 200	<300	<300

出现蛋白尿和血尿常提示肾小球损害。肾病综合征每日尿蛋白丢失>3.5g/1.73m^2。蛋白尿也可由肾小管损伤引起,但蛋白的丢失量很少>2g/d。蛋白的成分可用来鉴别小球和小管

的损害,低分子量蛋白 β$_2$-微球蛋白经小球自由滤过,在近曲小管被重吸收,所以尿中出现大量 β$_2$-微球蛋白提示为肾小管源性的 AKI,如 ATN。相反,在正常情况下白蛋白不能从肾小球滤过,因此大量白蛋白的出现提示为肾小球源性的 AKI。

尿液显微镜检查可为确定 AKI 的原因提供有用的线索(表 29-4)。色素沉着的颗粒管型多见于缺血或中毒所致的 AKI;白细胞(white blood cell,WBC)和 WBC 管型可提示肾小球炎症过程,如急性间质性肾炎(acute interstitial nephitis,AIN)或肾盂肾炎;红细胞(red blood cell,RBC)和 RBC 管型可由剧烈运动造成,也可提示肾小球肾炎;尿中存在嗜酸性细胞可帮助发现过敏性间质性肾炎;梗阻性 AKI 如肾结石,可由尿中存在结晶确定,其中胱氨酸、亮氨酸、酪氨酸结晶被认为是病理性的,草酸钙结晶的存在提示有毒性物质乙二醇的摄入。

表 29-4

急性肾损伤尿液有形成分的临床意义

有形成分	临床意义
红细胞	肾小球肾炎
	IgA 肾病
	狼疮性肾炎
白细胞	感染(肾盂肾炎)
	间质性肾炎
	肾小球肾炎
	急性肾小管坏死
嗜酸性粒细胞	药物导致的急性间质性肾炎
	肾盂肾炎
	肾移植排斥
透明管型	肾小球肾炎
	肾盂肾炎
	心力衰竭
红细胞管型	急性肾小管坏死
	肾小球肾炎
	间质性肾炎
白细胞管型	肾盂肾炎
	间质性肾炎
颗粒管型	脱水
	间质性肾炎
	肾小球肾炎
	急性肾小管坏死
小管细胞管型	急性肾小管坏死
脂肪管型	肾病综合征
肌红蛋白	横纹肌溶解
结晶	无特殊意义

注:透明管型也可在肾功能正常时检测到

尿液化学分析

分析尿液电解质浓度同时与血清钠、肌酐浓度进行比较可帮助鉴别肾前性氮质血症和 ATN（表 29-3）。钠的排泄分数（the fractional excretion of sodium，FE_{Na}）是一种检测肾脏重吸收钠的活性的方法，通过使用肌酐测得的 GFR 计算滤过的钠排泄入尿液的分数，正常情况下近曲小管重吸收 99% 的滤过钠。FE_{Na} 计算公式如下：

$$FE_{Na}(\%)=\frac{(U_{Na})(SCr)}{(U_{Cr})(S_{Na})}\times100\% \quad （公式 29-1）$$

其中 U_{Na} 为尿钠浓度（mmol/L），SCr 为血清肌酐浓度（mg/dl），U_{cr} 为尿肌酐浓度（mg/ml），S_{Na} 为血清钠浓度（mmol/L）[35]。肾前性氮质血症时近曲小管的功能没有改变，实际上其钠的重吸收能力在循环中血管加压素和激活的 RAAS 的作用下明显增强，FE_{Na} 和尿钠浓度均明显降低（分别为<1% 和<20mmol/L）。相反，在 ATN 时二者均升高，FE_{Na}>2% 和尿钠浓度>40mmol/L，这是由于肾小管失去其重吸收钠功能的缘故，FE_{Na} 在 1% 和 2% 之间时则不好判断。在计算 FE_{Na} 时应确定患者目前没有接受规律噻嗪类或袢利尿剂治疗，因为利尿剂可增加尿钠排出而影响结果的判定。尿素的排泄不受利尿剂的影响，所以对于使用利尿剂的患者，FE_{Urea} 检测肾前性氮质血症的准确性更高。FE_{Na} 公式中，用血和尿的尿素浓度代替血和尿的肌酐浓度。当 FE_{Urea}<35% 和>50% 分别用于鉴别肾前性氮质血症和 ATN[36]。

肾前性和功能性急性肾损伤

慢性心力衰竭和非甾体抗炎药的使用

案例 29-1

问题 1：A. W. 为 71 岁白人男性（身高 183cm，体重 88kg），2 个月前患有 ST 段抬高心肌梗死（ST-segment elevation myocardial infraction，STEMI），目前的射血分数为 15%（正常：50%·60%）。今日为 2 个月随访而就诊，主诉气短、劳力性呼吸困难且尿量减少。既往病史包括高血压、冠心病、骨关节炎以及心梗后近期出现的 CHF，在家服用药物包括：呋塞米 40mg，每日 1 次；赖诺普利 5mg，每日 1 次；琥珀酸美托洛尔 100mg，每日 1 次；地高辛 0.125mg，每日 1 次；阿托伐他汀 40mg，每日 1 次；萘普生 550mg，每日 2 次，所有这些药物均为口服。除了萘普生，A. W. 经常忘记服用其他药物。查体发现双下肢 3+可凹性水肿，肺部湿啰音和哮鸣音，颈静脉怒张和心脏杂音 S_3，生命体征：血压（blood pressure，BP）198/97mmHg，体重较 2 个月前增加了 4kg。上个月他的 BUN 和 SCr 分别为 23mg/dl 和 1.2mg/dl。A. W. AKI 的危险因素有哪些？

A. W. AKI 的危险因素在于 STEMI 导致的心输出量下

降（射血分数 15%）、心力衰竭（HF）以及萘普生的使用。HF 是功能性 AKI 的主要原因[37]。A. W. 心输出量降低导致有效循环血量下降，RAAS 的激活，因而肾灌注不足。在肾灌注不足的情况下，前列腺素 E_2 和 I_2 刺激入球小动脉扩张增加肾血流，而前列腺素的合成多数通过环氧化酶-1（cyclooxygenase-1，COX-1）介导，部分可能通过 COX-2 介导。非甾体抗炎药（NSAIDs）如萘普生作为 AKI 的原因常被忽略，NSAIDs 通过抑制前列腺素的合成发挥其药理学作用，从而抵消了肾脏代偿性的血管扩张。NSAIDs 在危险人群中可导致 GFR 的急剧下降，尤其是患有 HF、肝脏疾病、老年和脱水的患者。图 29-2 列出了通过引起入球小动脉收缩或出球小动脉舒张，从而改变肾脏血流动力的一些常用药。"三重打击"是指当 ACE 抑制药或 ARB 与利尿剂和非甾体抗炎药联合使用时发生 AKI 的风险。这种情况可能出现在患有高血压、充血性心力衰竭、肾脏疾病合并关节炎或者其他轻中度疼痛的患者中[38,39]。

COX-2 抑制药也抑制前列腺素的合成。一项研究比较了罗非昔布（2004 年已退市）、塞来昔布和非选择性 NSAIDs，结果表明它们对肾血管具有相似的作用[40]。在一项大型队列研究中，包含了美国退役军人事务部医疗系统中超过 140 万的服用新型 NSAID 药物的患者，发现非选择性 NSAIDs 相比 COX-2 选择性药物具有更高的 AKI 发生风险（依据 AKIN 标准）[41]。高剂量的阿司匹林（定义为不低于 400mg）发生 AKI 的风险最高，萘普生、吡罗昔康、酮咯酸、依托度酸、吲哚美辛、舒林酸、布洛芬和双水杨酯也存在较高的 AKI 发生风险，而塞来昔布、美洛昔康、双氯芬酸和其他 NSAIDs 和 AKI 的发生没有明显相关性。另外，最高的 AKI 风险发生于使用超过一种和转换使用 NSAID 药物的患者中；而持续使用同一种药物发生 AKI 的风险最小[41,42]。在时间上，起始用药治疗的最初 45 日时风险最高[40]。舒林酸可能具有肾脏保护作用，它是一种前体药物，在肝脏中能转换成活性的硫化代谢物，然后在肾脏中又能被可逆性氧化为其前体化合物，肾脏前列腺素的合成基本不受舒林酸影响。曾有报道肝硬化和腹水的患者服用舒林酸后引起了肾功能异常。

案例 29-1，问题 2：A. W. 的心内科医师检测了他的血地高辛浓度、血和尿电解质、尿液分析，结果血地高辛浓度为"未检测到"（正常 0.5~2.0ng/ml），血清化验值明显异常的是：

Na+：140mmol/L

BUN：56mg/dl

SCr：1.8mg/dl

尿检异常的为渗透压 622mOsm/kg，比重 1.092，尿液电解质明显异常的是 Na+ 12mmol/L，肌酐 102mg/dl。哪些实验室检查结果提示功能性 AKI？定义这个患者诊断 AKI 和 AKI 分期的标准。

A. W. 典型的实验室检查结果提示肾灌流不足（表 29-3）。对比当前和既往的检查结果对于判定肾功能急性改变是很重要的。与 1 个月前的结果相比，A. W. 的肾功能是恶化的,BUN 增高了近 2 倍,肌酐增高了 50%(血肌酐在 7 日内升高了 1.5 倍)。根据 AKIN/KDIGO 标准,患者处于 AKI 1 期。最有可能是功能性 AKI,因为 BUN∶Scr 比值大于 20∶1,提示肾血流减少,其他检查结果也证实了此结论,如尿 Na^+ 12mmol/L,尿比重升高为 1.090,尿渗透压 622mOsm/kg,计算得 FE_{Na} 为 0.1%。这些结果反映肾小管应答血管加压素和醛固酮激素以扩充有效循环血量并维持肾灌注的能力。

另一种考虑是呋塞米引起的容量不足,但未检测到血清地高辛浓度可能意味患者服用药物的依从性差。更可能的解释是由于心力衰竭(低心脏输出量)引起肾灌注不足。

案例 29-1,问题 3:如何治疗 A.W. 的肾前性氮质血症?

容量负荷过量同时存在肾前性氮质血症提示有效循环血量的减少,多数是源于控制不佳的心力衰竭,恢复和提高 A.W. 的心输出量和肾灌注将很快纠正其肾前性氮质血症。可采取以下措施:(a)优化方案,确保心力衰竭药物的依从性(呋塞米、赖诺普利、琥珀酸美托洛尔和地高辛);(b)通过降低前后负荷控制血压在 <140/90mmHg;(c)调整所有影响肾脏血流动力学的药物(如 NSAIDs)。控制血压和增加心输出量的治疗参见第 9 章和第 14 章。A.W. 需停用萘普生,改用对乙酰氨基酚治疗其骨关节炎。上述潜在的致病因素纠正后数日内肾功能将恢复正常。

血管紧张素转化酶抑制药和血管紧张素受体拮抗药导致的急性肾损伤

案例 29-2

问题 1:G.B. 为 53 岁白人女性(身高 160cm,体重 77kg),患有高血压、冠心病、外周血管疾病和糖尿病,每日使用的药物有:氢氯噻嗪 25mg,每日 1 次,口服;阿托伐他汀 10mg,每日 1 次,口服;阿司匹林 81mg,每日 1 次,口服;甘精胰岛素 30U 每日早晨 1 次皮下注射。上周检查时连续两次间隔 20 分钟测得血压分别为 187/96mmHg 和 193/95mmHg,主管医师此时加用赖诺普利 5mg,每日 1 次,口服。其他显著的实验室结果包

括 HgA_{1c} 7.5% 以及尿白蛋白比肌酐(ACR)50mg/g。该地区长期处于温度超过 35℃ 的热浪中并且她声称没有摄入太多液体。1 周后的今日复查时,G.B. 主诉头晕、口干、尿量减少,测得血压 98/43mmHg,实验室检查:

血压:98/43mmHg

Hg:15g/dl

Hct:45%

Na:145mmol/L

K:5.2mmol/L

BUN:62mg/dl

SCr:2.7mg/dl

请问 G.B. 为什么会出现 AKI?

根据 AKIN/KDIGO 指南标准,G.B. 被诊断为 AKI 2 期且最有可能的原因是肾前性氮质血症。RAAS 的抑制导致肾血流减少是患者功能性 AKI 的常见原因,了解 RAAS 对肾脏血流动力学的影响是非常必要的(图 29-3)。当肾灌注不足时,球旁器细胞分泌肾素进入血液和淋巴,肾素分解循环中的血管紧张素原产生血管紧张素 Ⅰ(angiotensin Ⅰ,AT Ⅰ),AT Ⅰ 被血管紧张素转化酶(ACE)分解产生 AT Ⅱ(angiotensin Ⅱ,AT Ⅱ),AT Ⅱ 则通过两个生理事件增加肾脏灌注:第一,直接导致全身血管收缩,分配血液流向重要器官,同时通过血管加压素和醛固酮激素介导间接增加血容量;第二,加强出球小动脉的收缩维持足够的肾小球内静水压。动脉血压或有效循环血量下降时,RAAS 被激活,血浆肾素和 AT Ⅱ 活性增高[43,44]。

案例 29-2,问题 2:有无其他因素易致患者产生 ACE 抑制药引起的 AKI?

冠心病和周围血管病变说明 G.B. 存在多发性动脉粥样硬化。动脉粥样硬化不仅影响大血管也影响肾脏的中小血管,事实上,动脉粥样硬化是肾动脉闭塞、肾灌注减少的主要原因。激活的 RAAS 通过水钠的重吸收及 AT Ⅱ 介导的出球小动脉收缩来维持正常的肾灌注及肾小球内静水压。

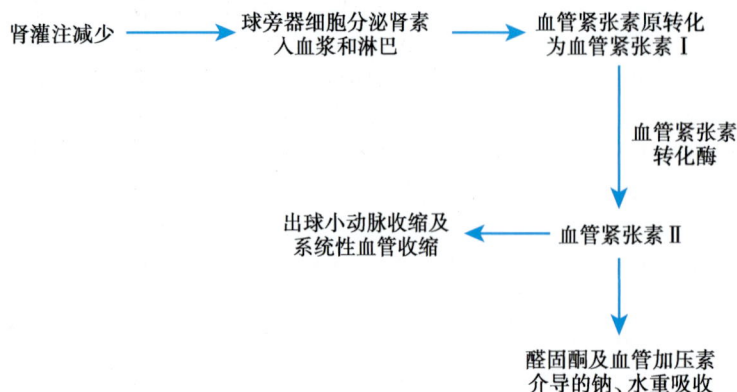

肾灌注减少 → 球旁器细胞分泌肾素入血浆和淋巴 → 血管紧张素原转化为血管紧张素 Ⅰ

血管紧张素转化酶

出球小动脉收缩及系统性血管收缩 ← 血管紧张素 Ⅱ

醛固酮及血管加压素介导的钠、水重吸收

图 29-3 肾灌注下降时的激素代偿机制

ACE 抑制药的应用直接抑制了 AT Ⅱ 的形成,而 AT Ⅱ 对出球小动脉的收缩是至关重要的,维持患者 G. B. 肾血流的代偿机制受到了抑制,降低了其肾小球内静水压及 GFR。ACE 抑制药对双侧肾动脉狭窄或有功能单肾的肾动脉狭窄患者是禁止使用的[45]。除了上述情况,另有三种情况可使ACE 抑制药引起的 AKI 进展。第一,一些水钠缺乏的情况(如脱水、过度利尿、液体入量不足、低钠饮食)可增加出球小动脉对 AT Ⅱ 的依赖,由于使用利尿剂导致的脱水及在热浪期间液体摄取的不足,引起了有效循环血容量下降从而减少了 G. B. 肾血流量。在这些情况下使用 ACE 抑制药,GFR 会显著下降,SCr 将上升,但若此时暂缓给予 ACE抑制药(和/或利尿剂)1 日,并用含钠溶液(例如生理盐水或 0.45% 的盐溶液)补足血容量可避免发生 AKI,充分水化后,当 SCr 回归到基线时,可重新以相同剂量开始使用 ACE抑制药。第二,ACE 抑制药可使平均动脉压降低到肾灌注不能维持的水平。这多发生在应用长效 ACE 抑制药,或ACE 抑制药半衰期延长的情况(如既往已有肾脏疾病)。第三,ACE 抑制药可能会加速 AKI 的形成,这种情况见于患者使用对肾入球小动脉收缩有协同作用的药物时,常见的如环孢素和 NSAIDs。AKI 中,另一个重要的因素是噻嗪类药物(美托拉宗除外)的使用,它们在 CrCl<30ml/min 时效果较差,而肾功能改善后可以重新启动。

案例 29-2,问题 3:对于 G. B. 而言,由于 ACE 抑制药引起的 AKI 该如何治疗?

应用 ACE 抑制药的患者应定期监测血清肌酐及电解质浓度。当开始服用 ACE 抑制药时,会使 SCr 增加 20%~30%[44],这样 SCr 的轻微上升临床医师不用担心,通常在2~3 个月内会恢复正常。但 SCr 的升高超过上述比例并且伴有尿量减少,则可能是 AKI。然而,ACE 抑制药引起的 AKI 通常是可逆的,此时的 AKI 是肾小球毛细血管压力不足造成的,一旦有足量的 AT Ⅱ 合成即可恢复,一般需要 2~3 日可达到再平衡。AKI 在低血压或血容量下降(如心力衰竭应用大剂量利尿剂,体液摄入不足合并使用利尿剂)的患者中比较常见,在这些情况下就应当考虑补充血容量,或暂时停止利尿治疗直至肾功能改善。G. B.的 ACE 抑制药治疗应暂停,当血容量正常、血流动力学稳定以及肾功能恢复至基线或稳定的肾功能建立后可恢复使用。参见第 14 章,其中将讨论关于 ACE 抑制药及利尿剂治疗心力衰竭。

案例 29-2,问题 4:血管紧张素 Ⅱ 受体拮抗药(ARB)同ACE 抑制药相比造成 AKI 的概率小吗?

ARB 竞争性抑制 AT Ⅱ 受体,AT Ⅱ 受体至少有两种亚型:AT_1 和 AT_2。ARBs 多通过 AT_1 受体亚型发挥其药理作用,AT_1 受体对多数 AT Ⅱ 的心血管作用产生应答,如血管收缩、醛固酮释放和 β 肾上腺素能受体激活等。ACE 抑制药和 ARBs 在引起 AKI 发生率方面并无显著差异[45],这两种药物之间的转换使用也无法降低 AKI 发生的风险。更多

讨论,参见第 14 章。

HgA_{1c} 和尿 ACR 的升高。患者可能会因未控制的糖尿病而有患糖尿病肾病的风险。白蛋白尿(指 3 个月内3 次中至少 2 次 ACR 达到 30~300mg/g)被认为是早期CKD 的标志物,伴有或不伴有基线 Scr 的升高。ACE 抑制药和 ARBs 可以用于减少白蛋白尿以及延缓伴或不伴高血压的 CKD 进程,其中 ACE 抑制药是 1 型糖尿病降尿蛋白的首选,然而在 2 型糖尿病以及不能耐受使用 ACE 抑制药后咳嗽的患者中 ARBs 是首选。在 G. B. 的 AKI 恢复后,ACE 抑制药仍可以用来治疗高血压以及延缓 CKD 进程的。

肾实质性急性肾损伤

肾实质性 AKI 一般是指肾实质水平的损伤,ATN 常用来描述这种类型的 AKI,但这只是多种实质损害中的一种组织学诊断。事实上,实质性 AKI 可分为血管性、小球性和小管性损害。

肾脏大血管的异常相对少见,血管炎、动脉粥样硬化栓塞、血栓栓塞、夹层或外科手术中升主动脉夹闭均可导致急性肾动脉或静脉阻塞。要影响 BUN 和肌酐,阻塞必须是双侧的,或者是单侧发生于伴肾功能不全或有功能单肾的患者。肾小血管和肾小球血流量的减少也可导致 AKI,常见的例子如急进性肾小球肾炎(rapidly progressing glomerulonephritis,RPGN)和血管炎。如果上述情况足够严重,便可引起缺血同时导致 ATN,任何产生肾小管缺血的异常情况,如持续低血压或休克综合征,均可导致 ATN。

肾毒性药物是 ATN 的常见原因,尤其脓毒血症或血容量减少患者应用这些药物时。药物导致 ATN 的不同机制将在后面部分详述。药物导致的急性间质性肾炎(acute interstitial nephritis,AIN)虽然少见但也可能是一种实质性AKI,它是由药物-抗体复合物形成并沉积在肾小球膜上引起的高敏反应。

急性肾小球疾病

链球菌感染后肾小球肾炎

案例 29-3

问题 1:B. M. 是一名 18 岁白人男性,大学一年级学生(身高 173cm,体重 68kg),既往体健,最近患了链球菌性咽炎,服用了 10 日的阿莫西林,炎症消除。但他此时返回学生健康中心主诉眼睑浮肿、下肢浮肿、咳嗽咳白痰、尿量减少、茶色尿,除了阿莫西林他没有服用其他任何药物。2 个月前常规体检记录显示其血清 BUN 和肌酐分别为 10mg/dl 和 0.8mg/dl,血压 120/80mmHg。今日体检 BP 176/95mmHg,四肢水肿 2+ 以及双肺啰音,尿液分析:肉眼血尿、肾病范围的蛋白尿、RBC 和 WBC管型、可见上皮细胞,SCr 升至 7.1mg/dl。根据病史、体格检查和实验室检查结果,该患者 AKI 最可能的原因是什么?

B. M. 近期有链球菌感染和目前 AKI 的表现提示其患有链球菌感染后肾小球肾炎(poststreptococcal glomerulonephritis, PSGN)。PSGN 是由抗链球菌抗原抗体形成所致,链球菌抗原免疫复合物沉积于肾小球,引起补体、细胞因子和凝血级联反应的激活,中性粒细胞和单核细胞攻击肾小球导致肾小球肾炎。PSGN 多在咽部感染后的 7~21 日发生,是最常见的急性起病、免疫介导的弥漫性肾小球疾病。虽可发生于任何年龄,但以儿童多见,且男性多于女性。血清亚型 A 组的溶血性链球菌被认为可引起 PSGN,该菌株被称为"致肾炎菌株(nephitogenic strains)"。位于细菌细胞壁上的 M 和 T 蛋白被用于链球菌分类,部分 M 型的血清亚型显示出具有致肾炎性(如 1、2、4、12、18、25、49、55、57 和 60)[46]。导致咽部感染的还有 1、3、4、6、12、25 和 49 型菌株,其中 49 型是世界上流行最广的菌株。当 M 型 49 亚型存在于喉部时,发生 PSGN 的总风险约为 5%,而如果发现于皮肤则增加至 25%。在美国以外的地区,急性 PSGN 也报道出现于血清 C 组链球菌感染之后[47]。PSGN 的诊断需要确定病原为致肾炎菌株,尿液客观检查结果提示肾小球损伤,如蛋白尿、血尿和管型等,同时有链球菌抗体滴度的升高。

B. M. 具有典型的 PSGN 相关的体格检查和实验室检查结果。阳性体检结果包括眼睑、肺和四肢水肿、茶色尿、高血压以及尿量减少。水肿是常见的临床表现,眼睑水肿常是首先出现的典型体征。GFR 下降、蛋白尿和肾脏对钠的重吸收都可引起水肿。当蛋白,主要是白蛋白,通过尿液流失,血管内渗透压下降导致液体流向血管外间质,血管内容量丢失刺激肾脏通过醛固酮和血管加压素重吸收钠和水,从而产生 1~2 级的高血压。

B. M. 的实验室检查结果中存在 SCr 升高以及血尿、蛋白尿、WBC 管型、上皮细胞等尿检异常。血尿可见于几乎所有 PSGN 病例,是尿液呈红棕色或茶色的原因。其他尿的有形成分一般有细胞管型、透明管型和颗粒管型。少尿在 PSGN 常见,而无尿则少见。

由于 B. M. 已经接受了 10 日阿莫西林的治疗,咽部培养出致肾炎 A 组溶血性链球菌的可能性很小,但即使没有症状,密闭接触培养链球菌菌株也可能是阳性。循环中存在致肾炎链球菌株的抗体提示近期有暴露史,临床可检测抗链球菌溶血素 O(antistreptolysin O, ASO)、抗透明质酸酶(antihyaluronidase, AHase)、抗脱氧核糖核酸酶 B(antideoxyribonuclease B, ADNase B)及抗烟酰腺苷酸二核苷酸酶(antinicotyladenine dinucleotidase, ANADase)抗体的滴度。ASO 在咽部感染后 2 周开始上升,4 周时达到高峰,1~6 个月缓慢下降。ASO 升高水平与肾脏病变程度没有相关性,实际上,ASO 滴度在早期应用抗菌药物或链球菌皮肤感染的患者中并不升高,此时应用 ADNase 和 AHase 滴度对确定近期感染具有更高的特异性。

案例 29-3,问题 2:有无其他可用于确诊 PSGN 的实验室检查?

链球菌酶的检测使用多种抗链球菌抗体,可用于临床快速筛选,但由于抗体和正常胶原间有交叉反应常会导致假阳性和假阴性。

连续补体的检测对诊断 PSGN 是有价值的,几乎所有 PSGN 患者都有补体 C3 和补体溶血活性(CH50)的下降,血清 C3 水平在感染的前几周中可下降至正常的 50%,并在感染后 8 周内恢复正常,但 C3 下降的水平与肾炎严重程度之间没有相关性。急性感染的患者可发现 C3 的循环免疫复合物。

PSGN 很少需要肾活检,但当患者存在一些不典型症状时,如无尿、持续少尿、血尿、明显的氮质血症持续大于 3 周或链球菌抗体阴性,应谨慎考虑是否进行肾活检。

案例 29-3,问题 3: PSGN 的治疗目标和方法是什么?

对 B. M. 的治疗目标是减少肾脏进一步损害并缓解症状。对于潜在的链球菌感染应给予适当的抗菌药物治疗,但正如 B. M. 所经历的,这对预防 PSGN 没有任何作用。家庭成员和与受感染患者密切接触的人也应使用抗菌药物进行预防。每日蛋白摄入限制在 0.8g/kg 对存在明显蛋白尿的患者是有利的,并短期应用降压药控制血压。限制水和钠的摄入对减轻水肿有利,症状性肺水肿或四肢水肿可应用袢利尿剂,应用时应严密监测电解质。PSGN 很少需要透析治疗。由于 B. M. 年轻且既往身体健康,他的预后很好。通常年轻的 PSGN 患者预后很好,但老年和存在其他 CKD 风险如糖尿病、高血压的患者预后较差[47]。

急进性肾小球肾炎

案例 29-3,问题 4: 有其他可导致 AKI 的肾小球疾病吗?

有。急进性肾小球肾炎(RPGN)又称新月体性肾小球肾炎,是一种肾功能快速减退(数日到数周)伴血尿、肾病综合征伴蛋白尿、肾活检提示广泛肾小球新月体(>50% 肾小球)的临床综合征。RPGN 患者常常表现为数周内 GFR 下降 50%,RPGN 是内科急症,治疗成功与否取决于治疗开始的早晚,如果不治疗,发展至终末期肾病或死亡几乎是必然的。

根据免疫荧光显微镜所见,原发性 RPGN 可分为三型。Ⅰ 型原发 RPGN 有免疫球蛋白,多为 IgG,沿肾小球基底膜(glomerular basement membrane, GBM)线性沉着,提示为抗 GBM 抗体;Ⅱ 型 RPGN 有颗粒状免疫球蛋白和补体在肾小球毛细血管和系膜区沉积,提示为免疫复合物沉积;Ⅲ 型 RPGN 也称寡疫沉积型,缺乏特征性的免疫球蛋白及补体沉积,而以循环中存在抗中性粒细胞胞浆抗体(antineutrophil cytoplasmic antibodies, ANCA)为特征。Ⅳ 型被称为双抗体病,以同时存在 Ⅰ 型和 Ⅲ 型 RPGN 中抗 GBM 抗体和 ANCA 为特征[48]。

多系统的血管炎性疾病导致肾小球毛细血管炎症是 RPGN 最常见的原因[49]。许多患者存在不典型的流感症状,如发热、体重减轻、肌痛、伴有蛋白尿和血尿的不适等[50],严重病例可发生尿毒症症状。AKI 伴肺淤血、咳嗽、咯血或呼吸困难提示 Wegener 肉芽肿。RPGN 的治疗常包括不同方案的免疫抑制药的应用,包括皮质类固醇单药治疗(口服或"脉冲"静脉注射)以及联合环磷酰胺或利妥昔单抗。利妥昔单抗可改善 Ⅲ 型特发性 PRGN 的肾脏预后。除了抗 B 细胞治疗外,针对 T 细胞的治疗亦可改善肾脏预后[51]。在部分患者中,血浆置换也是一种非药物治疗的选择。肾小球肾炎已在第 28 章中详述。

NSAIDs 导致的肾小球疾病

案例 29-3,问题 5:有哪些药物可导致肾小球疾病?

微小病变和膜性肾病与 NSAIDs 的使用有关[52],其机制可能与 NSAIDs 导致环氧化酶通路抑制相关,从而造成花生四烯酸代谢增加和致炎产物白三烯增多有关。NSAIDs 导致肾病的特点是肾病范围的蛋白尿。一旦停用 NSAIDs,肾病将于数月后缓慢恢复。

小管间质性疾病

急性肾小管坏死

ATN 常由缺血或药物引起,持续的肾前性因素如低血压、手术、严重的脓血症或大面积烧伤,可导致缺血性 ATN[53]。与肾前性氮质血症不同,ATN 存在小管细胞坏死,迅速补充体液量并不能逆转这种损伤。ATN 的发病机制复杂且尚不明确。目前认为小管细胞死亡后脱落入管腔并形成管型,这些管型完全阻塞管并使小管内压力增高,进一步导致跨肾小管基底膜的超滤液反渗(图 29-4)。上述过程由多种物质介导,包括钙离子、磷酸酶、生长因子、活性基团和蛋白酶激活也可能参与其中。

应用利尿剂和多巴胺治疗

案例 29-4

问题 1:V. B. 是一位 86 岁的白人男性(身高 157cm,体重 63kg),由于严重的主动脉狭窄而入院行主动脉瓣置换术。在手术中发生低血压进行了大量的液体复苏。V. B. 现在 ICU 病房,使用血管加压素以维持其血流动力学,他今日的 BUN 为 88mg/dl,SCr 为 3.5mg/dl,近 3 日来肾脏功能检测结果维持同一水平,手术前基线 SCr 为 1.2mg/dl。尽管予以静脉补液,但 D. F. 依然少尿,尿量为 15ml/h(350ml/d)。利尿剂和多巴胺对 ATN 有治疗作用吗?

如前所述非少尿型肾功能不全的预后比少尿型好,这可能是由于非少尿型患者较少有严重的肾脏损害,可较好的维持水和电解质平衡。袢利尿剂常被用于 ATN 以转变少尿状态为非少尿状态,尽管缺乏确凿证据证实其益处。但许多临床试验均证实少尿患者接受袢利尿剂治疗除了可增加尿量外,并不能改善死亡率或缩短氮质血症的时间[9]。两项对主要文献进行的大型系统性回顾显示,利尿治疗不能改变 AKI 病程和减少住院时间,也不能帮助恢复肾脏功

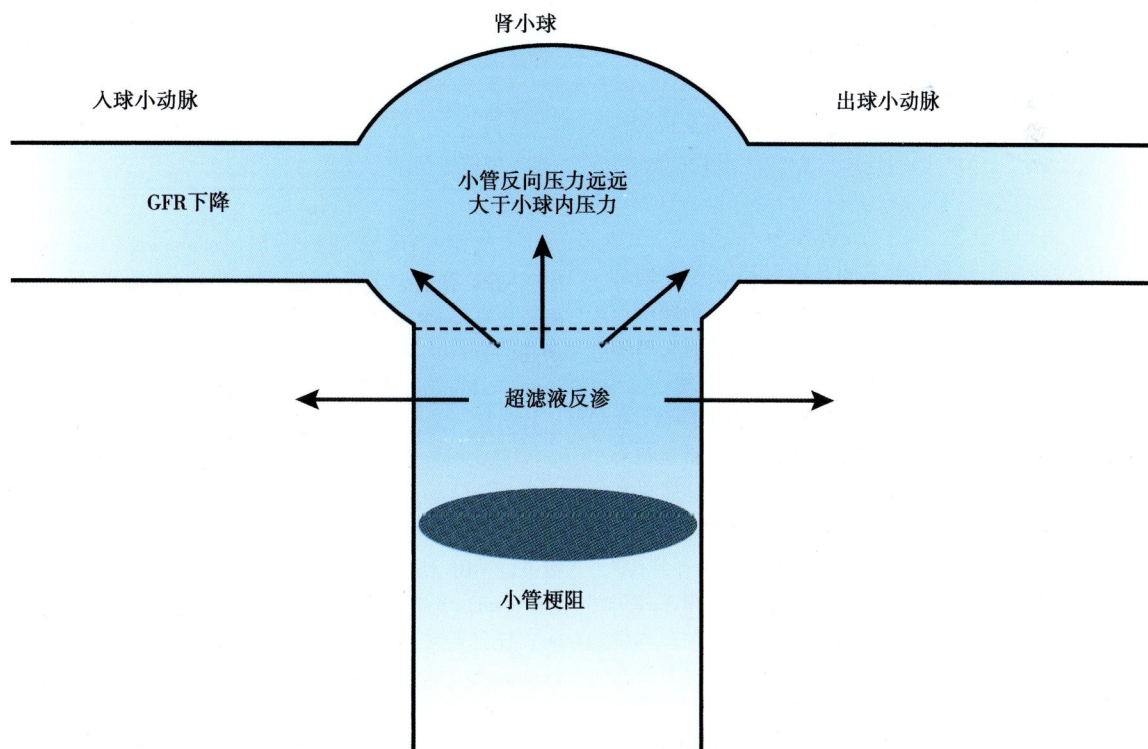

图 29-4 ATN 发病示意图。发病过程起始于缺血或肾毒性物质暴露导致肾小管细胞死亡,细胞碎片脱落后阻塞近曲小管腔。一旦肾单位被阻塞,就会出现跨肾小管基底膜的肾小球超滤液返渗并破坏肾小球滤过。在 ATN 恢复阶段,阻塞的细胞管型被释放至尿液,滤过开始正常。GFR,肾小球滤过率

能[54,55]。这些数据还显示，尽管非少尿者一般有较好的预后，但通过药物介入由少尿型转为非少尿型并不能改善患者的预后。目前 ATN 患者应用利尿剂的唯一作用是增加尿量，以利于水、电解质平衡及营养支持[9]。

另一个有广泛争议的问题是 ATN 患者应用多巴胺。多巴胺是一种儿茶酚胺，在小剂量时[1~3μg/(kg·min)]刺激多巴胺能受体，大剂量时[5~20μg/(kg·min)]刺激 α 和 β 受体。动物和人体研究表明小剂量多巴胺通过引起入球小动脉扩张增加肾血流量，但没有资料支持在 AKI 中应用多巴胺。一项对包含了近 3 500 位患者的 61 项临床试验进行的 meta 分析，也未能发现多巴胺可以显著改善 AKI 的发生、肾脏替代治疗的需求或死亡率[56]。毫无疑问，多巴胺对 AKI 的预防和治疗没有作用。

其他如非诺多巴或心房利钠肽（atrial natriuretic peptide，ANP）等药物尚未被证实对治疗 AKI 有确切的益处，因此不推荐使用[9]。一旦出现危及生命的体液、电解质、或酸碱平衡变化，使用 RRT 是最合适的选择。

造影剂引起的急性肾小管坏死

案例 29-5

问题 1：K. S. 为 74 岁黑人男性（身高 175cm，体重 95kg），主诉胸部疼痛住入急诊科，既往有严重的 2 型糖尿病并合并视网膜病变、外周血管病和严重的冠心病。根据心肌酶检测结果，K. S. 被认为患有 STEMI，因此将到心脏导管术室接受经皮冠状动脉介入治疗。在手术前，K. S. 口服了碘海醇（由美国新泽西州普林斯顿布拉克公司生产），一种非离子的、低渗的放射性造影剂，以增加心脏动脉的可视性。服用碘海醇前 BUN 为 37mg/dl，SCr 为 1.5mg/dl，2 日后的实验室检查发现 BUN 和 SCr 分别为 60 和 2.0mg/dl，尿量为 700ml/d。为什么 K. S. 会发生 AKI？哪些临床检查可以证实他的诊断结果？

使用放射性造影剂是最常见的药物引起的 ATN 的病因之一。尽管缺乏诊断标准，但一般认为在造影剂使用后出现 SCr 升高 0.5mg/dl 或在 24~48 小时内较基线增加 25%，于 3~5 日内达到峰值并在 1~3 日恢复至基线[57,58]。美国放射学会推荐 AKIN 标准来统一定义造影剂肾病（contrast-induced nephropathy，CIN）[59]，该标准诊断时碘化造影剂使用后 48 小时内血清肌酐变化值更低。造影剂肾病（CIN）通常表现为非少尿型 ATN，如 K. S. 的尿量超过 400ml/d，而且与其他 ATN 也不同的是 FE_{Na} 通常<1%（通常为>2%）。肌酐升高的水平和少尿的程度差异很大。由于缺乏被广泛接受的 CIN 定义，以及临床试验设计与人群研究之间的差异，所以很难评估 CIN 的发病率。没有危险因素的患者发展为 CIN 的风险相对比较小，但具有危险因素的患者的发病率可能达到 50%[60]。

造影剂引起 AKI 的机制比较复杂。首先造影剂引起肾血管扩张及渗透性利尿，但随后在肾脏髓质引起血管强烈收缩，应用造影剂后髓质 PO_2 明显下降说明了这一点[61]。

由于渗透性利尿造成髓质氧耗增加，氧供应和需求的失衡而产生缺血性 ATN，多种血管活性物质可降低髓质血流，其中包括氧自由基、前列腺素、内皮素、氮氧化物、AT Ⅱ 及腺苷。暴露于造影剂的内皮细胞可直接释放内皮素和腺苷这些强效缩血管物质。

案例 29-5，问题 2：K. S. 具有哪些 CIN 的危险因素？

CIN 的危险因素列于表 29-5。任何降低肾血流的情况均增加肾损害的风险。危险人群包括糖尿病肾病、eGFR<60ml/(min·1.73m²)、心力衰竭、血容量不足或服用强效利尿剂的患者。在显影过程中给予的造影剂容量和类型仍然是危险因素之一[62]。同前面讨论的可明显降低肾灌注药物一样（如利尿剂、NSAIDs、COX-2 抑制药、ACE 抑制药和 ARBs），应用离子型高渗或离子型低渗造影剂也可增加肾损害的风险。新的非离子型低渗造影剂可能较老的肾毒性小，但仍具有引起肾脏损害的风险。非离子型等渗或低渗造影剂的耐受性相对较好[63]。

表 29-5
已证明促进造影剂所致急性肾小管坏死发展的危险因素

糖尿病肾病
慢性肾脏疾病
严重的心力衰竭
糖尿病与多发性骨髓病
容量减少和低血压
造影剂应用的剂量和频率
离子型造影剂

有文献显示，含钆造影剂（gadolinium-based contrast，GBC）的肾毒性小于碘化造影剂；然而，当晚期肾脏疾病患者使用高剂量动脉注射 GBC 时，仍可能发生 AKI。更令人关注的是 GBC 可能引起肾源性系统性纤维化（nephrogenic systemic fibrosis，NSF）的发生，NSF 有时可致命而且目前无治疗方法。AKI 或 CKD 中 GFR<30ml/min 的患者在使用 GBC 显影时发生 NSF 的风险较高。美国食品药品管理局（Food and Drug Administration，FDA）发布了一项黑框警告，建议避免在 AKI 和 CKD 4 期及 5 期的患者中使用已经获得批准的 GBC 药物[钆磷维塞三钠（Ablavar），钆特酸葡甲胺（doterem），钆塞酸二钠（eovist），钆喷替酸葡甲胺（magnevist），钆贝葡胺（multihance），钆双胺（omniscan），钆弗塞胺（optimark），钆特醇（prohance）][64-66]。

K. S. 具备造影剂 ATN 的高危因素，入院时的 BUN：SCr>20∶1 提示存在容量不足，其次 SCr 的升高说明其患有潜在的糖尿病肾病。已有视网膜病变、周围血管疾病及冠心病提示糖尿病长期未得到控制，这也是肾病的危险因素。

预防

案例 29-5, 问题 3: 应该采取哪些措施来预防 K. S. 发生 CIN?

人们使用了许多方法来减少或预防 CIN。减少肾小管腔内的造影剂接触时间和浓度可减少其直接毒性作用。尿量越多高危患者发生 CIN 的风险就越低[67,68]。扩容理论上是一种可行的预防肾功能不全的方法，因为人体及动物实验数据表明脱水是造成造影剂肾病的主要危险因素。在高危患者中，静脉注射正常的生理盐水、低渗盐水(0.45% 氯化钠溶液)和含碳酸氢钠的 5% 葡萄糖溶液进行水化，被证明有利于预防 CIN。输注速度通常以 1ml/(kg·h) 开始，维持尿量大于 150ml/h。

碳酸氢钠可能有益，但需要更多的多中心研究来证实其有效性[68]。由于碳酸氢钠能减少肾髓质中的氧自由基从而升高肾髓质的 pH，所以相对其他几种溶液能更有效的降低放射性造影剂肾病的发生。然而，考虑到钠超载的问题，碳酸氢钠应避免用于心脏有损伤的患者。

数据显示，正常生理盐水应该至少在影像学检查前 6 小时和检查后 12 小时输注，以充分降低患肾病的风险；相比之下，碳酸氢钠应该在造影前 1 小时以及造影后 6 小时输注。抗氧化剂 N-乙酰半胱氨酸 (N-acetylcysteine, NAC) 相对于放射性造影剂有一定的肾脏保护作用，但它在预防 CIN 中的作用尚不明确[69]。NAC 被认为是通过保护肾小管细胞免受与活性氧相关的凋亡而起作用的[70]。尽管有大量的数据，但其中的很多研究具有明显缺陷，如样本量小、实验设计为单中心、患者人群异质性高、剂量剂型和 NAC 治疗安排不一致、水化治疗方案不相同。考虑到高危患者的安全性、最小成本影响和与 CIN 相关的显著发病率，持续使用 NAC 是不恰当的。因此，目前很难从这些文献中得出一个一致性的结论，以及推荐一个明确的 NAC 的剂量。目前被众多机构所接受的给药方案为在造影前一日或当日后口服 600mg 或 1 200mg，每日 2 次，到达总共 4 次剂量并同时进行水化治疗[71]。高危患者(合并 CKD 或者 HF)中可能需要使用更大的剂量(48 小时内总量达 6 000mg)，而且有待更多的研究支持[72]。

目前正在进行一项大型的随机、双盲、多中心的 PRESERVE 试验[73] (The Prevention of Serious Adverse Events following Angiography, PRESERVE)，将比较静脉注射碳酸氢盐与生理盐水、口服 NAC 与安慰剂在预防造影剂引起的 AKI 中的疗效。该试验(临床试验在 clinicalTrials. gov 上的登记号：NCT 01467466)将招募 8 680 名接受冠状动脉或非冠状动脉造影的高危患者。

此外，应避免使用利尿剂如甘露醇和呋塞米[74]，这些利尿剂会导致容量下降和肾髓质需氧增加，从而削弱水化的作用。

其他也有很多关于预防 CIN 的研究。一项系统性的回顾和 meta 分析证实了氨茶碱和茶碱对潜在的慢性肾脏病患者有一定的肾脏保护作用，但缺乏大型临床试验数据证实[75]。使用钙离子通道阻滞药预防造影剂引起的 ATN 理论上是可行的，但相应的临床数据有限。因为具有抗氧化和抗炎的作用，HMG CoA 还原酶抑制药被建议用来预防 CIN，但近期的一些研究未发现获益[76,77]。少量数据显示，在造影前后使用抗坏血酸可以利用其抗氧化作用预防 CIN[78]。然而在最近的一篇报道中，相比于抗坏血酸，高剂量的 N-乙酰半胱氨酸 (N-acetylcysteine, NAC) 更能降低 AIN 的风险[79]。当患者不能接受口服 NAC 的不适感时，高危患者可短期使用抗坏血酸药，但应避免长期大剂量的使用，因为这会带来高草酸尿症、草酸尿结石和肾脏损害的风险。

首先应尽可能避免使用造影剂，如果可能，可尝试其他不需要使用造影剂的成像技术；如果不可避免，应使用最小有效剂量的非离子型等渗或低渗性造影剂。联合应用药物可导致肾灌注不足，如利尿剂、NSAIDs、COX-2 抑制药、ACE 抑制药及 ARBs，这些药物应在造影剂使用前 1 日及后 1 日期间停用。二甲双胍也是一个危险因素，它虽然不是肾毒性药物，但它与 AKI 的进展、系统性并发症和偶有致死病例有关。给予造影剂前 1 日应停用二甲双胍，并至少持续到造影后 2 日，因为如果发生 AKI，二甲双胍可引起乳酸酸中毒。如果患者因治疗心血管疾病而服用钙离子通道阻滞药则无须改变或停药。所有患者在造影前后均应使用生理盐水或碳酸氢钠溶液进行水化来预防 CIN。可选择是否加用 NAC。

案例 29-5, 问题 4: 对造影剂所致 ATN 有哪些治疗措施？

目前造影剂所致 ATN 治疗方面的资料还很少，紧急处理多为支持治疗，包括严格控制液体和电解质管理，以预防严重后果。大约 25% 的患者需要临时透析治疗，少尿的患者一般需要长期的透析治疗。前述已提及使用呋塞米或甘露醇试图将少尿转为非少尿是非常不成功的。

氨基糖苷类引起的急性肾小管坏死

案例 29-6

问题 1: T. G. 为 81 岁，体重 80kg 的白人男性(身高 178cm)，因牛链球菌感染的人工瓣膜心内膜炎而接受治疗。T. G. 患有收缩性充血性心衰，射血分数为 25%。T. G. 有低血压为 90/50mmHg，心率为 110 次/min。入院以来，T. G. 接受头孢曲松 2g 静脉注射，每日 1 次；庆大霉素 80mg 静脉注射，每 8 小时 1 次。今日(入院第 7 日)重要的实验室检查如下：

BUN: 67mg/dl

SCr: 5.4mg/dl (基线为 0.9mg/dl)

WBC 计数: 16 700/μl 伴核左移

FE_{Na}: 3%

最近的 2 日，T.G. 的尿量持续下降，今日达到 700ml/24h。尿常规：大量 WBC，3%RBC 管型，可见刷状缘细胞和颗粒管型，渗透压为 250mOsm/kg。最后一次使用庆大霉素获得的血清谷浓度为 6mg/L（目标值 <1.0mg/L）。根据病史和实验室检查，T.G. 患有 AKI 的可能原因是什么？

该病例 AKI 的发生是多因素的（表 29-2），首先低射血分数引起的肾脏低灌注可导致长期肾脏缺血。其次 T.G. 接受了 1 周的肾毒性药物庆大霉素的治疗，发生氨基糖苷类药物所致肾毒性的危险因素列于表 29-6。最近测得的庆大霉素谷浓度 6mg/L，远远高出细菌性心内膜炎协同治疗的常规每日 3 次给药方案<1mg/L 的目标值[80]。根据实验室检查数据（表 29-3）以及持续低血压、升压药和氨基糖苷类药物的应用等情况，T.G. 最可能的诊断为非少尿型 ATN。

表 29-6

促进氨基糖苷类药物肾毒性的危险因素

患者因素
老年
潜在肾脏疾病
脱水
低血压/休克综合征
肝肾综合征
氨基糖苷类药物因素
药物的选择：庆大霉素>妥布霉素>阿米卡星
治疗时间>3 日
每日多次给药
血清低谷值>2mg/L
近期接受过氨基糖苷类药物治疗
联合用药
两性霉素-B
顺铂
环孢素
膦甲酸
呋塞米
造影剂
万古霉素

临床表现

案例 29-6，问题 2： 氨基糖苷类药物如何导致 ATN 及其毒理学机制如何？

T.G. 病例存在典型的氨基糖苷类药物致肾毒性表现，这类药物的肾毒性通常发生在治疗 5~7 日后，多表现为低渗尿、SCr 缓慢升高的非少尿型肾功能不全[81]。由于肾小管坏死，尿液分析常可见低分子量蛋白、小管细胞管型、上皮细胞、白细胞和刷状缘细胞[82]。T.G. 血浆及尿液的实验室指标与表 29-3 所列 ATN 的特点相符。

氨基糖苷类药物致 ATN 的机制很复杂。大约 5% 肾小球滤过的氨基糖苷类药物被近曲小管细胞主动重吸收，这些药物为多价阳离子，可与小管腔刷状缘细胞的负电荷结合。一旦结合，这些药物通过胞饮作用进入细胞内，引发复杂的生化反应，导致髓样小体形成。随着髓样小体的不断形成，刷状缘细胞肿胀破裂，释放出高浓度的氨基糖苷类药物和溶酶体酶进入小管腔，开始进一步小管破坏的级联反应[81,83]。总结人和动物的数据，肾毒性排序为：新霉素（neomycin）>庆大霉素（gentamicin）= 妥布霉素（tobramycin）= 阿米卡星（amikacin）= 奈替米星（netilmicin）>链霉素（streptomycin）[82]。

延长间隔给药

案例 29-6，问题 3： 氨基糖苷类药物延长间隔给药是否比每日多次给药的肾脏毒性要小？

延长间隔给药是指使用氨基糖苷类药物时，每日单次大剂量给药，而非每日多次给药。这种方式既利用其浓度依赖性杀伤活性及抗菌后作用，同时又减少其时间依赖性毒性作用，这种给药方式目的就是既提高了疗效，又降低药物的毒性作用。氨基糖苷类药物的肾毒性可通过延长给药间隔来减小，这是由于近曲小管具有饱和摄取的特性，即小管内无论存在多少氨基糖苷类药物，它们仅以最大剂量转运入小管细胞内，随后一旦发生饱和，剩余的氨基糖苷类药物可通过近曲小管而不被吸收，并随尿液排出，因此可避免聚积[84]。这一概念得到一些研究的支持。这些研究表明与延长间隔给药相比，持续速率注射庆大霉素可维持低的血浆浓度，近曲小管的摄取量和肾毒性均增大。这可能是因为其获得的药物浓度比摄取饱和量要低得多。延长间隔给药可产生较高的高峰浓度，增加了药物的有效性，而下次给药前的低谷浓度则一般检测不出，因此减少了药物的蓄积。大量的临床试验和 meta 分析对氨基糖苷类药物延长间隔和常规每日多次给药方案的有效性和毒性进行了对比。由于氨基糖苷类药物（如 1mg/kg 每 8 小时 1 次或是 3mg/kg 每日 1 次的庆大霉素）与 β-内酰胺类抗菌药物有协同作用，美国心脏协会推荐在部分细菌性心内膜炎病例中需根据肾功能而调整用药剂量。延长间隔给药在心内膜炎中的研究资料较少[80]。总之，氨基糖苷类药物延长间隔给药似乎具有类似或者更好疗效，而毒性则相同或更小。从治疗药物监测、准备、管理成本方面考虑,这种给药方式也更经济。虽然对肾功能正常的患者,经典的延长间隔给药为每 24 小时给药 1 次,但在肾功能不全的患者中,给药间隔可延长至数日。

药物引起的急性间质性肾炎

药物引起的急性间质性肾炎(AIN)约占 AKI 的 1%~3%[85-89]。许多抗菌药物如青霉素、头孢菌素、喹诺酮类、特别是环丙沙星、磺胺类及利福平,以及 NSAID,髓袢利尿剂、噻嗪类利尿剂、质子泵抑制剂是引起 AIN 的常见药物。其病理生理学过程尚不十分清楚,可能与体液和/或细胞介导的免疫机制有关[90]。体液免疫反应发生于药物暴露后数分钟到数小时内,药物或其代谢产物作为半抗原与宿主蛋白结合使之成为抗原,药物-蛋白抗原在肾小管沉积,发起炎症级联反应。细胞介导的损伤多发生在药物暴露后数日到数周,可通过存在单核细胞炎症反应且缺乏免疫复合物来确定。这是一种迟发高敏反应而非源于所给药物的直接细胞毒性作用。两种免疫机制可能对药物引起的 AIN 的发展都有作用。

青霉素类药物引起的急性间质性肾炎

案例 29-7

问题 1:J. S. 为 50 岁的西班牙裔女性(身高 160cm,体重 73kg),因右手被汽车门夹伤后蜂窝组织炎 3 日入院治疗。其血液及伤口处细胞培养为对甲氧西林(methicillin)敏感的金黄色葡萄球菌(staphylococcus aureus)。入院后给予萘夫西林(nafcillin)2g IV,每 4 小时 1 次共 2 日后,出院前给予双氯西林(dicloxacillin)500mg,每日 4 次(QID)口服共 14 日。出院 10 日后 J. S. 返回急诊科主诉不适、发热、弥漫性皮疹、血尿及尿量减少,下列实验室检查指标明显异常:

BUN 39mg/dl

SCr 2.3mg/dl

WBC 计数 18 500/μl,其中嗜酸性粒细胞占 18%

尿液分析:比重升高,WBC、RBC 增高,嗜酸细胞尿,FE_{Na} 为 3%。哪些客观检查数据提示为药物性 AIN?

J. S. 最初的症状就提示药物性 AIN。结合本例,青霉素类所致 AIN 的发生一般在药物暴露后的 6~10 日。抗菌药物相关的 AIN 的主观症状包括发热、斑疹及不适,发热几乎存在于所有 AIN 患者中,发生皮疹的患者占 25%~50%。相反,NSAIDs、质子泵抑制剂以及利福平则很少出现皮疹、发热和嗜酸性粒细胞增多;且在药物暴露后,AIN 的发病可能出现在数周到数月后甚至更长时间[89,90]。J. S. 提示 AIN 的客观检查实验室数据包括氮质血症、SCr 升高、蛋白尿、细胞管型、嗜酸细胞血症和嗜酸细胞尿。其 FE_{Na} 为 3% 提示间质性肾脏疾病,嗜酸细胞尿及嗜酸细胞血症则提示免疫介导的过敏反应。药物 AIN 一般为非少尿型,但在严重的 AIN 患者中可出现无尿。

案例 29-7,问题 2:如何治疗 J. S. 的青霉素类引起的 AIN?

首先应立即停用双氯西林,因为多数患者一经停药肾功能可恢复正常。可以选用克林霉素或多西环素来完成蜂窝织炎的疗程。然而,J. S. 在 14 日的抗菌药物疗程中,已经完成了 12 日,所以是否使用替代药物是可选择的。维持水和电解质平衡等一般性的支持治疗措施是必要的。肾功能的恢复可能需要数周至数月。为缩短 AKI 的持续时间使用糖皮质激素可产生不同结果,目前对这类药物尚无临床指南说明何时使用及使用多久。一些临床医师更倾向于使用泼尼松 1mg/(kg·d) 共 7 日,在以后数周内逐渐减停。一些患者对糖皮质激素的反应可能延迟或缺失。无尿的患者可能需要透析,非少尿型的患者一般不需要。医师需在 J. S. 的病例中记录 J. S. 的过敏反应是由青霉素引起的,避免再给她使用相似化学结构的抗菌药物,因为重复接触可导致相同的反应。

肾后性急性肾损伤

由任何原因导致泌尿道任何部位尿路梗阻而产生的急性肾损伤称为肾后性 AKI。肾后性 AKI 常见的原因有肾结石(结石形成)、结晶的形成、潜在的前列腺或子宫颈癌、前列腺增生及双侧输尿管狭窄,其中导致膀胱出口阻塞的情况(如前列腺增生)是肾后性 AKI 最常见的原因。其征象或症状的发生是逐渐的,经常表现为尿流力量的下降、尿淋漓或多尿。药物也可导致尿液中形成不溶性结晶,应被列入不同的诊断。

肾结石

肾结石一般包括尿酸、胱氨酸、磷酸镁铵(也称磷酸铵镁盐或三磷酸肾结石)及钙盐,其中钙盐结石最多[91]。钙盐结石大约占所有肾结石的 70%~80%[92],其中主要为草酸钙和磷酸钙结石。在钙盐结石发展中,基因因素起着重要的作用。易患人群是 30~50 岁男性,其他危险因素包括尿量少、水化不足(如生活在热带气候和喝水不足)、高尿钙、高草酸尿、低枸橼酸尿、高尿酸尿和远端肾小管酸中毒(表 29-7)。一般常有多种情况合并存在。肾结石的诊断和治疗超出了本章讨论的范围,药剂师可以在补水和预防措施方面提供合适的建议。

表 29-7

肾结石的危险因素

低尿量
高钙尿
高草酸尿
高尿酸尿
低枸橼酸尿
持续尿 pH 高或低

结晶形成

结晶引起的 AKI 最常见的原因是急性尿酸性肾病,以及因服用的药物或有毒物质其本身或代谢产物在尿液中可溶性差。此外,一些药物或有毒物质(例如抗坏血酸、乙二醇)可能代谢成不溶于水的产物如草酸盐,这与在肾小管尿液中沉积的草酸钙结晶引起的肾损伤相关[92,93]。

临床表现和治疗

案例 29-8

问题 1: T. C. 是一位既往有精神分裂症病史的 25 岁的男性,入院前 4 日在门诊诊断为带状疱疹,开始口服阿昔洛韦 800mg,每日 5 次。他因腰痛、血尿和排尿困难而被送至急诊科。进行血清生化检查发现只有 BUN 34mg/dl 和 SCr 1.5mg/dl 异常,分别高出其基线水平 15mg/dl 和 0.9mg/dl。留取的尿样在偏光显微镜下可见双折射针状晶体,这与阿昔洛韦引起的肾病是一致的。追问病史,他承认过去一周内因为工作忙没有喝足够多的水,尿量比平时明显要少。哪些药物能在尿中形成结晶并引起 AKI?

许多常用的处方药在尿液中是不溶解的,并可在远曲小管形成结晶(表 29-8)。尿中形成结晶的危险因素包括严重容量不足、潜在的肾功能不全、尿 pH 酸性或碱性。肾脏低灌注的情况下,药物浓度增高而停滞在小管腔内,弱酸性药物(如甲氨蝶呤、磺胺类药物)在酸性尿中发生沉淀,弱碱性药物(如环丙沙星、茚地那韦,其他蛋白酶抑制药)可在碱性尿液中沉淀。药物相关的结晶引起的 AKI 患者通常无特征性症状,肾损伤是通过升高的 SCr 发现的。有些患者像 T. C. 这样在开始使用药物后的 1~7 日内出现肾绞痛或腹痛、恶心或呕吐等症状。尿分析常显示血尿,脓尿和结晶尿。诊断的依据是尿液中发现结晶,而结晶的形态取决于特定的使其形成的药物。预防结晶导致的 AKI 包括对潜在肾功能不全的患者应调整用药剂量、扩充容量增加尿量及碱化尿液以增加弱酸性药物的肾脏排泄或酸化尿液以增强弱碱药物的肾脏排泄。只有小部分患者需要透析。经过合理的药物治疗,结晶所致 AKI 常可逆而没有长期的后遗症[94]。

表 29-8

可导致结晶引起急性肾损伤的常用药物

阿昔洛韦
环丙沙星
茚地那韦
甲氨蝶呤
磺胺类抗菌药物
奥利司他
氨苯蝶呤

急性肾损伤的支持治疗

案例 29-9

问题 1: J. W. 为 75 岁的美国原住民,男性(身高 193cm,体重 91kg),于急诊室主诉气短和逐渐恶化的双下肢浮肿。既往病史包括糖尿病肾纤维化继发的肾病综合征、1 型糖尿病、高血压和慢性阻塞性肺病。既往手术史包括多年前的右肾切除。长期服用的药物为呋塞米 80mg 口服,每日 2 次;美托拉宗 10mg 口服,每日 1 次;赖诺普利 5mg 口服,每日 1 次;地尔硫草缓释剂 120mg 口服,每日 1 次;沙丁胺醇,必要时可吸入,20 单位的甘精胰岛素皮下注射睡前使用和门冬胰岛素餐前使用。生命体征:体温 36.3℃,脉搏 77 次/min,呼吸频率 16 次/min,BP 179/86mmHg。体格检查:眼睑浮肿、颈静脉怒张与颌骨呈 45°角,双侧肺叩诊为浊音,以及四肢 4+ 凹陷性水肿。实验室检查结果如下:

钠:140mmol/L

钾:5.5mmol/L

氯:103mmol/L

碳酸氢根:19mmol/L

葡萄糖:249mg/dl

BUN:67mg/dl

SCr:5.2mg/dl

血清白蛋白:2.0g/dl

尿蛋白/肌酐:350mg/g

1 个月前,他的肾功能测试结果为:BUN 45mg/dl,SCr 3.0mg/dl。J. W. 表现为少尿,尿量为 10ml/h。肾内科医师想首选以优化利尿治疗进行 AKI 支持性治疗,若数小时后尿量没有增加,则进行 RRT。什么是 AKI 的支持治疗?

虽然研究了许多年,但目前仍没有药物可"治愈"AKI。因此,支持治疗主要针对减少其发病率及病死率,措施包括:对患者严密监测,维持液体和电解质平衡,营养支持,治疗威胁生命的情况如肺水肿、高血钾、代谢性酸中毒等,避免应用肾毒性药物以及透析或 CRRT 治疗。

所有 AKI 患者均应进行容量状态评估,因为纠正容量减少或过多可能逆转或改善 AKI。潜在的原因决定了如何处理 AKI,所以处理这些原因非常重要。例如,感染性休克引起的容量减少而诱发的肾前 AKI 需要输液和血管加压素以恢复肾灌注和增加尿量。另一方面,当肾前 AKI 合并充血性心力衰竭的容量过多状态时,需要使用利尿剂来减少前负荷来增加心排血量。

如前所述,利尿剂在防止 AKI 的进展和减少死亡率上没有任何益处,但其可预防并发症,如肺水肿。如果发生水肿,可以静脉注射呋塞米(如 80~120mg),因为这样可以发挥其利尿以及扩张肺部血管的作用。应避免口服呋塞米治疗,因为胃肠水肿会减少其生物利用度。托拉塞米(torsemide)和布美他尼(bumetanide)是另两种袢利尿剂,具有很好的口服生物利用度,且不受胃肠水肿的影响。利尿剂的剂量具有很强的患者特异性，尤其对那些单纯蛋白尿、肾小球肾炎或肾病综合征患者。低血清白蛋白会限制药物运输至肾脏，降低利尿剂的疗效。此外，呋塞米有很强的蛋白质结合力，因此可与滤过的蛋白结合，从而抵消对肾脏的作用。AKI 患者如果发生利尿剂抵抗可联合使用袢利尿剂和噻嗪类利尿剂，这种联合可在 Henle 袢和远曲小管阻断水和钠的重吸收过程中发挥协同作用。其他的方法包括连续袢利尿剂注射，如呋塞米每小时 1mg/kg，注射速率不能超过 4mg/min，因为该药与耳毒性有关，尤其在与氨基糖苷类药物合用时。当给予大剂量袢利尿剂时，应密切监测碳酸氢盐、钾、镁、钙。利尿剂的使用目标是每日减轻 0.5～1.0kg 的体重。如果利尿剂不能使容量过量达到理想的减少值，可以考虑透析或 CRRT。

AKI 患者常发生高钾血症，因为钾的动态平衡由肾脏来调节。高钾血症可能危及生命，它在高代谢或有明显细胞分解的少尿患者中常见，如横纹肌溶解和肿瘤溶解综合征。J.W. 患有轻度高钾血症，但使用呋塞米之后其血清钾浓度即会下降。高钾血症的治疗将在第 27 章中讨论。对于严重的高钾血症，一旦传统药物治疗不可行或疗效不佳时，将进行紧急透析。应避免使用可能导致高钾血症的药物，如 ACE 抑制药、ARBs 或甲氧苄啶。

代谢性酸中毒是 AKI 的常见表现。因为肾脏负责排泄有机酸。其他因素也会引起 AKI 患者存在严重的酸中毒，而且这些患者通常病情危重。例如，由于感染性休克、创伤和多器官衰竭而导致 AKI 的患者常常伴有乳酸或酮酸的生成增加。J.W. 的血清碳酸氢根的浓度提示轻度酸中毒，但这时并不需要纠正。代谢性酸中毒的常用治疗方法包括碳酸氢盐和透析。碳酸氢盐在非危及生命和非容量过多的代谢性酸中毒时可作为首选的治疗方法。无尿或少尿以及容量过多状态下的严重代谢性酸中毒（pH<7.1），应通过透析以纠正，因为使用碳酸氢钠可加重容量过多。

尿毒症会干扰血小板的聚集，从而导致出血性疾病。与服用阿司匹林的正常患者相比，尿毒症患者对阿司匹林的出血敏感性增加。尿毒症和大出血的患者可以通过静脉或皮下使用一到两次去氨加压素（dDAVP）0.3μg/kg 而获益。去氨加压素剂量依赖性地增加 vWF Ⅷ和 t-PA 的水平，缩短活化的抗凝血活酶时间（activated antithromboplastin time，aPTT）及出血时间。出血时间的改善通常从 1 小时至 4~8 小时开始。快速抗药反应通常在第二次给药后发生。其他能改善 AKI 患者血小板功能和减少出血的方法包括透析、结合雌激素和冷沉淀[95]。

医师应每日多次密切监测患者的生命体征（如体重、体温、血压、脉搏及呼吸）。患者的容量状态也需要每日评估，并且所有的液体应依据实验室化验结果所发现的液体和电解质异常、尿量、胃肠道和其他隐性流失而进行调整。药剂师在关注电解质、酸中毒和容量平衡问题的同时应注意 AKI 患者的营养支持，以提供足够的能量、蛋白质和营养。每日应对患者的用药记录进行评估，以估算出肾功能不全情况下合适的用药剂量。由于肾功能变化快者的 CrCl 评估有所困难，在使用治疗窗窄的药物时应注意对其进行监测。应尽可能地避免使用肾毒性药物，但对脓毒血症和低血压的患者很

难不使用具有肾脏毒性的抗菌药物及升压药。应当采取减少 AKI 发生的预防措施，如监测容量状态以确保充足的肾脏灌注、采用肾毒性小的给药方式和药物、避免加重肾脏毒性的药物联合使用（如 NSAIDs 和氨基糖苷类药物）。

体外连续性肾脏替代治疗

对于 AKI 患者，一般不常进行肾脏替代治疗（RRT），A-E-I-O-U 助记符用于帮助记忆 RRT 的适应证，其中"A"表示顽固性酸中毒（intractable refractory acidosis），"E"表示电解质异常（electrolyte abnormalities），特别是伴有心电图改变的钾离子异常，"I"表示水杨酸和乙二醇等毒素的摄入（ingestion of toxins such as salicylates and ethylene glycol），"O"表示液体过量导致的肺水肿（fluid overload causing pulmonary edema），"U"表示伴有意识混乱、血小板功能障碍和严重出血，以及癫痫等症状的尿毒症（symptomatic uremia with confusion, platelet dysfunction and severe bleed, and seizures）。

RRT 的风险包括低血压、心律失常、血管通路植入并发症以及 ESRD 风险的增加，因此，必须慎重考虑是否需要启动 RRT。RRT 目前也没有最合适的起始时间，早期启动可能会降低危重患者的死亡率以及出院时需要永久 RRT 的可能性[96]。

RRT 可分为间断血液透析和连续性肾脏替代治疗（CRRT），如连续性腹膜透析或体外 CRRT。具体决定采取何种方式进行 RRT，多由肾科医师根据经验及患者的舒适程度来决定。对于血流动力学不稳定或需要血管加压素支持的患者，CRRT 可能是首选。体外 CRRT 在溶质清除方面的机制与血透和腹透不同。透析的特征是溶质通过半透膜弥散，而 CRRT 则主要通过对流超滤清除溶质。下面主要讨论体外（血液滤过膜在体外）CRRT 治疗（对腹透和血透的全面阐述见第 30 章）。

并非所有体外 CRRT 都相似[97]，它包括许多形式和方法，如连续性动脉-静脉血液滤过（continuous arteriovenous hemofiltration，CAVH）（现已废弃）、连续性静脉-静脉血液滤过（continuous venovenous hemofiltration，CVVH）、连续性静脉-静脉血液透析（continuous venovenous hemodialysis，CV-VHD）、连续性静脉-静脉血液透析滤过（continuous venovenous hemodiafiltration，CVVHDF，图 29-5），各自的特点见表 29-9。接受这些治疗的患者，尤其是既有血液透析又有血液滤过者（如 CVVHDF），其药物剂量的确定是非常困难的。

估算药物清除量

> **案例 29-9，问题 2：** 有没有计算体外 CRRT 药物清除的方法？

最近的一些综述对 CRRT 时的用药进行了很好的阐述[9,32,98-100]。药物在血滤及血透中的清除是基本一致的。CRRT 过程中的药物清除可通过对流、扩散和吸附来实现。对流和扩散对药物清除的影响最大。药物的清除和其与蛋白质结合的比例成反比。如果药物与>80% 的血浆蛋白结合，很少会被清除。这一原理适用于对流和扩散。超滤和透析流速比（UFR/DFR）也影响药物清除。由于 CRRT 使用

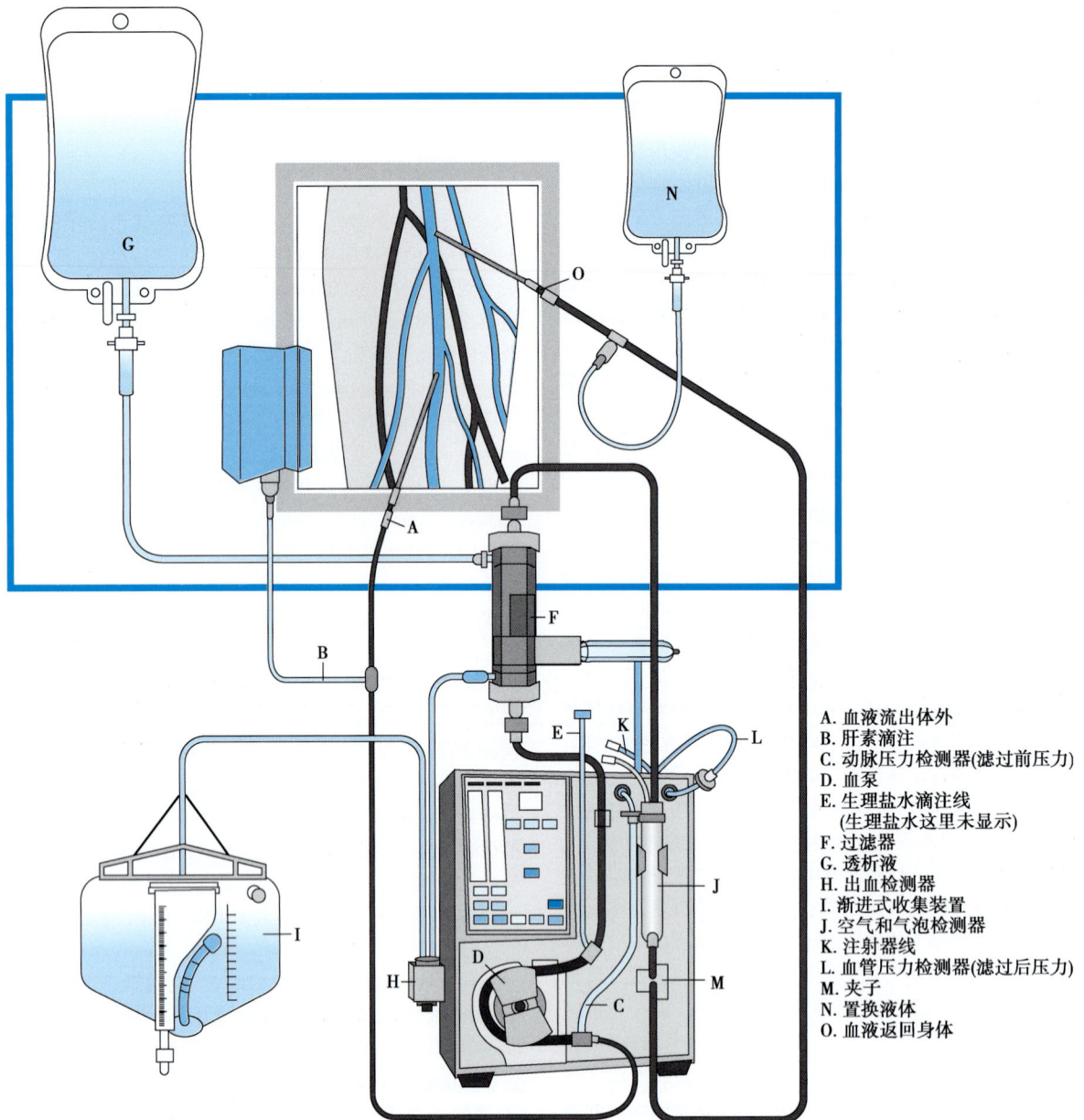

A. 血液流出体外
B. 肝素滴注
C. 动脉压力检测器(滤过前压力)
D. 血泵
E. 生理盐水滴注线
　(生理盐水这里未显示)
F. 过滤器
G. 透析液
H. 出血检测器
I. 渐进式收集装置
J. 空气和气泡检测器
K. 注射器线
L. 血管压力检测器(滤过后压力)
M. 夹子
N. 置换液体
O. 血液返回身体

图 29-5　连续性静脉-静脉血液滤过示意图(CVVHDF)。血液经双腔的中心静脉置管流出并通过滚筒式血泵完成体外循环。血泵保持恒定的静水压以维持超滤,即使在低血压的状态下。透析液逆流流向血流。患者经常在 ICU 中接受 CVVH 并同时进行胃肠外营养

表 29-9

不同体外 CRRT 的比较

对比指标	CVVH	CAVH	CVVHD	CVVHDF
高血压患者容量控制效果	好	不固定	好	好
高代谢患者溶质控制效果	充分	不充分	充分	充分
低血压患者血流速率	充足	不足	充足	充足
药物剂量的确定	可根据已发资料	困难	困难	困难
溶质的弥散清除	无	无	中量	中量
溶质的对流清除	好	好	极少	中量
相当于 GFR 值(ml/min)	15~17	10~15	17~21	25~26
血泵	需要	不需要	需要	需要

表 29-9

不同体外 CRRT 的比较（续）

对比指标	CVVH	CAVH	CVVHD	CVVHDF
置换液	需要	需要	需要	需要
花费	高	高	高	高

GFR，肾小球滤过率

的是高渗透析膜，大多数药物的分子量（molecular weight，MW）对整体清除影响不大。在对非结合药物的对流清除过程中，CVVH 可以很容易地清除 MW<15 000Da 的化合物。在 CVVHD 中，MW 对药物清除的影响大于在 CVVH 中的影响。CVVHD 中溶质的清除依赖于扩散，鉴于扩散与 MW 成反比，最大的影响出现在 MW<500Da 的药物中。许多药物的分子量都很低，因此 CVVHD 可以显著影响其清除。CVVH 中的清除是通过对流过程完成的，所产生的超滤液会被部分或全部更换。在 CVVH 期间清除的未结合药物可能较多，所以需要调整剂量以防止剂量不足。

一种药物的筛选系数（sieving coefficient，SC）是指血浆中该药非蛋白结合形式所占的比例，SC 的范围是从 0 到 1（0 代表没有对流清除）。例如 SC 为 0.8，即血浆中该药有 80% 是未结合的。药物的 SC 可从文献中获得，或通过同时测定预滤血液和超滤液中的药物浓度而算得，超滤液和血液中浓度比即为 SC。药物的清除量可用超滤率乘以 SC 进行计算。例如患者以 1L/h 的超滤速率进行 CVVH 治疗，同时应用万古霉素（SC 为 0.8）1g/d，则通过 CVVH 清除的万古霉素为 0.8×1 000ml/h=800ml/h 或 13ml/min。

在血液透析滤过方式（CVVHDF）中计算药物清除率非常困难，因为对流和弥散均参与药物的清除，很难精确预计药物的清除量。对小分子量药物使用 SC 有益，但像万古霉素这样的较大分子药物，使用该方法计算时其精确性会下降。在可能的情况下，治疗药物的监测可维持治疗浓度并使治疗效果最大化。

药物参考资料，如治疗肾衰竭的药物处方，以简洁的表格形式提供了有用的指南[101]。

（周玲 译，易玲 校，缪丽燕 审）

参考文献

1. Bellomo R et al. Acute kidney injury. *Lancet*. 2012;380:756.
2. Tolwani A. Continuous renal-replacement therapy for acute kidney injury. *N Engl J Med*. 2012;367:2505.
3. Thomas ME et al. The definition of acute kidney injury and its use in practice. *Kidney Int*. 2015;87:62.
4. Lakhmir S et al. Acute kidney injury and chronic kidney disease as interconnected syndromes. *N Engl J Med*. 2014;371:58.
5. Murugan R et al. Acute kidney injury: what's the prognosis? *Nat Rev Nephrol*. 2011;7:209.
6. Coca SG et al. Chronic kidney disease after acute kidney injury: a systematic review and meta-analysis. *Kidney Int*. 2012;81:442.
7. Bellomo R et al. Acute renal failure—definition, outcome measures, animal models, fluid therapy and information technology needs: the Second International Consensus Conference of the Acute Dialysis Quality Initiative (ADQI) Group. *Crit Care*. 2004;8:R204.
8. Mehta RL et al. Acute Kidney Injury Network: report of an initiative to improve outcomes in acute kidney injury. *Crit Care*. 2007;11:R31.
9. Kidney Disease: Improving Global Outcomes (KDIGO) Acute Kidney Injury Work Group. KDIGO Clinical Practice Guideline for Acute Kidney Injury. *Kidney Int Suppl*. 2012;2:1.
10. Colpaert K et al. Impact of real-time electronic alerting of acute kidney injury on therapeutic intervention and progression of RIFLE class. *Crit Care Med*. 2012;40:1164.
11. Waikar SS et al. The incidence and prognostic significance of acute kidney injury. *Curr Opin Nephrol Hypertens*. 2007;16:227.
12. Kaufman J et al. Community-acquired acute renal failure. *Am J Kidney Dis*. 1991;17:191.
13. Nash K et al. Hospital-acquired renal insufficiency. *Am J Kidney Dis*. 2002;39:930.
14. Lameire N et al. The changing epidemiology of acute renal failure. *Nat Clin Pract Nephrol*. 2006;2:364.
15. Chertow GM et al. Acute kidney injury, mortality, length of stay, and costs in hospitalized patients. *J Am Soc Nephrol*. 2005;16:3365.
16. Chawla LS et al. The severity of acute kidney injury predict progression to chronic kidney disease. *Kidney Int*. 2011;79:1361.
17. Zarjou A et al. Sepsis and acute kidney injury. *J Am Soc Nephrol*. 2011;22:999.
18. Brochard L et al. An official ATS/ERS/ESICM/SCCM/SRLF Statement: prevention and management of acute renal failure in the ICU patient: an International Consensus Conference in Intensive Care Medicine. *Am J Respir Crit Care Med*. 2010;181:1128.
19. Cerda J et al. Epidemiology of acute kidney injury. *Clin J Am Soc Nephrol*. 2008;3:881.
20. Thakar CV et al. Incidence and outcomes of acute kidney injury in intensive care units: a Veterans Administration study. *Crit Care Med*. 2009;37:2552.
21. Selby NM et al. Defining the cause of death in hospitalized patients with acute kidney injury. *PLoS One*. 2012;7(11):e48580.
22. Rahman M. Acute kidney injury: a guide to diagnosis and management. *Am Fam Physician*. 2012;86:631.
23. Hilton R. Acute renal failure. *BMJ*. 2006;333:786.
24. Brouchard J. Comparison of methods for estimating glomerular filtration rate in critically ill patients with acute kidney injury. *Nephrol Dial Transplant*. 2010;25:102.
25. Caregaro L et al. Limitations of serum creatinine level and creatinine clearance as filtration markers in cirrhosis. *Arch Intern Med*. 1994;154:201.
26. KDIGO 2012 Clinical Practice Guidelines for the evaluation and management of chronic kidney disease. *Kidney Int Suppl*. 2013;3:136.
27. Hewitt SM et al. Discovery of protein biomarkers for renal diseases. *J Am Soc Nephrol*. 2004;15:1677.
28. Vaidya VS et al. Urinary kidney injury molecule-1: a sensitive quantitative biomarker for early detection of kidney tubular injury. *Am J Physiol Renal Physiol*. 2006;290:F517.
29. Parikh CR et al. Urinary IL-18 is an early predictive biomarker of acute kidney injury after cardiac surgery. *Kidney Int*. 2006;70:199.
30. Mishra J et al. Identification of neutrophil gelatinase-associated lipocalin as a novel early urinary biomarker for ischemic renal injury. *J Am Soc Nephrol*. 2003;14:2534.
31. Herget-Rosenthal S et al. Early detection of acute renal failure by serum cystatin C. *Kidney Int*. 2004;66:1115.
32. Matzke GR et al. Drug dosing consideration in patients with acute and chronic kidney disease—a clinical update from Kidney Disease: Improving Global Outcomes (KDIGO). *Kidney Int*. 2011;80:1122.
33. Roberts JA et al. Pharmacokinetic issues for antibiotics in the critically ill patient. *Crit Care Med*. 2009;37:840.
34. Perazella MA. Drug use and nephrotoxicity in the intensive care unit. *Kidney Int*. 2012;81:1172.
35. Diskin CJ et al. The comparative benefits of the fractional excretion of urea and sodium in various azotemic oliguric states. *Nephron Clin Pract*. 2010;114:c145.
36. Carvounis CP et al. Significance of the fractional excretion of urea in the differential diagnosis of acute renal failure. *Kidney Int*. 2002;62:2223.
37. Chittineni H et al. Risk for acute renal failure in patients hospitalized for decompensated heart failure. *Am J Nephrol*. 2007;27:55.
38. Loboz KK et al. Drug combinations and impaired renal function—the "triple whammy." *Br J Clin Pharmacol*. 2005;59:239.

39. Lapi F et al. Concurrent use of diuretics, angiotensin converting enzyme inhibitors, and angiotensin receptor blockers with non-steroidal anti-inflammatory drugs and risk of acute kidney injury: nested case control study. *BMJ*. 2013;346:e8525.

40. Schneider V et al. Association of selective and conventional nonsteroidal antiinflammatory drugs with acute renal failure: a population based, nested case-control analysis. *Am J Epidemiol*. 2006;164:881.

41. Lafrance JP et al. Selective and non-selective non-steroidal anti-inflammatory drugs and the risk of acute kidney injury. *Pharmacoepidemiol Drug Saf*. 2009;18:923.

42. Winkelmayer WC et al. Nonselective and cyclooxygenase-2-selective NSAIDs and acute kidney injury. *Am J Med*. 2008;121:1092.

43. Gradman AH. Evolving understanding of the renin-angiotensin-aldosterone system: pathophysiology and targets for therapeutic intervention. *Am Heart J*. 2009;157(6 Suppl):S1.

44. Schoolwerth AC et al. Renal considerations in angiotensin converting enzyme inhibitor therapy: AHA Scientific Statement. *Circulation*. 2001;104:1985.

45. Mangrum AJ et al. Angiotensin converting enzyme inhibitors and angiotensin receptor blockers in chronic renal disease: safety issues. *Semin Nephrol*. 2004;24:168.

46. Rodríguez-Iturbe B et al. Pathogenesis of poststreptococcal glomerulonephritis a century after Clemens von Pirquet. *Kidney Int*. 2007;71:1094.

47. Rodriguez-Iturbe B et al. The current state of poststreptococcal glomerulonephritis. *J Am Soc Nephrol*. 2008;19:1855.

48. Levy JB et al. Clinical features and outcome of patients with both ANCA and anti-GBM antibodies. *Kidney Int*. 2004;66:1535.

49. Papiris SA. Bench-to-bedside reviews: pulmonary-renal syndromes—an update for the intensivist. *Crit Care*. 2007;11:213.

50. Couser WG. Glomerulonephritis. *Lancet*. 1999;353:1509.

51. Berden AE et al. Tubular lesions predict renal outcome in antineutrophil cytoplasmic antibody-associated glomerulonephritis after rituximab therapy. *J Am Soc Nephrol*. 2012;23:313.

52. Ravnskov U. Glomerular, tubular and interstitial nephritis associated with non-steroidal antiinflammatory drugs. Evidence of a common mechanism. *Br J Clin Pharmacol*. 1999;47:203.

53. Taber S et al. Drug-associated renal dysfunction. *Crit Care Clin*. 2006;22:357.

54. Davis A et al. Best evidence topic report. The use of loop diuretics in acute renal failure in critically ill patients to reduce mortality, maintain renal function, or avoid the requirements for renal support. *Emerg Med J*. 2006;23:569.

55. Bagshaw SM et al. Loop diuretics in the management of acute renal failure: a systematic review and meta-analysis. *Crit Care Resusc*. 2007;9:60.

56. Friedrich JO et al. Meta-analysis: low-dose dopamine increases urine output but does not prevent renal dysfunction or death. *Ann Intern Med*. 2005;142:510.

57. Lakhal S et al. Acute kidney injury network definition of contrast-induced nephropathy in the critically ill: incidence and outcome. *J Crit Care*. 2011;26:593.

58. McCullough A. Contrast-induced acute kidney injury. *J Am Coll Cardiol*. 2008;51:1419.

59. Davenport MS et al. Contrast material-induced nephrotoxicity and intravenous low-osmolality iodinated contrast material: risk stratification by using estimated glomerular filtration rate. *Radiology*. 2013;268:719.

60. Lameire NH. Contrast-induced nephropathy—prevention and risk reduction. *Nephrol Dial Transplant*. 2006;21(Suppl 1):i11.

61. Heyman SN et al. Reactive oxygen species and the pathogenesis of radiocontrast-induced nephropathy. *Invest Radiol*. 2010;45:188.

62. Marenzi G et al. Contrast volume during primary percutaneous coronary intervention and subsequent contrast-induced nephropathy and mortality. *Ann Intern Med*. 2009;150:170.

63. Aqeel I et al. Relative nephrotoxicity of different contrast media. *Interv Cardiol Clin*. 2014;3:349.

64. Idée JM et al. The role of gadolinium chelates in the mechanism of nephrogenic systemic fibrosis: a critical update. *Crit Rev Toxicol*. 2014;44:895.

65. Deo A et al. Nephrogenic systemic fibrosis: a population study examining the relationship of disease development to gadolinium exposure. *Clin J Am Soc Nephrol*. 2007;2:264.

66. U.S. Food and Drug Administration website. FDA drug safety communication: new warnings for using gadolinium-based contrast agents in patients with kidney dysfunction. **www.fda.gov/Drugs/DrugSafety/ucm223966.htm**. Published December 2010. Accessed June 13, 2015.

67. Solomon R et al. Contrast-induced acute kidney injury. *Circulation*. 2010;122:2451.

68. Massicotte A. Contrast medium-induced nephropathy: strategies for prevention. *Pharmacotherapy*. 2008;28:1140.

69. Pannu NM et al. Systematic review of the impact of N-acetylcysteine on contrast nephropathy. *Kidney Int*. 2004;65:1374.

70. Romano G et al. Contrast agents and renal cell apoptosis. *Eur Heart J*. 2008;29:2569.

71. Kshirsagar AV et al. N-acetylcysteine for the prevention of radiocontrast induced nephropathy: a meta-analysis of prospective controlled trials. *J Am Soc Nephrol*. 2004;15:761.

72. Briguori C et al. Standard vs double dose of N-acetylcysteine to prevent contrast agent associated nephrotoxicity. *Eur Heart J*. 2004;25:206.

73. Weisbord SD et al. Prevention of contrast-induced AKI: a review of published trials and the design of the prevention of serious adverse events following angiography (PRESERVE) trial. *Clin J Am Soc Nephrol*. 2013;8:1618.

74. Majumdar SR et al. Forced euvolemic diuresis with mannitol and furosemide for prevention of contrast-induced nephropathy in patients with CKD undergoing coronary angiography: a randomized controlled trial. *Am J Kidney Dis*. 2009;54:602.

75. Bagshaw SM. Theophylline for prevention of contrast induced nephropathy: a systematic review and meta-analysis. *Arch Intern Med*. 2005;165:1087.

76. Toso A et al. Usefulness of atorvastatin (80 mg) in prevention of contrast-induced nephropathy in patients with chronic renal disease. *Am J Cardiol*. 2010;105:288.

77. Bouzas-Mosquera A et al. Statin therapy and contrast-induced nephropathy after primary angioplasty. *Int J Cardiol*. 2009;134:430.

78. Spargias K. Ascorbic acid prevents contrast-mediated nephropathy in patients with renal dysfunction undergoing coronary angiography or intervention. *Circulation*. 2004;110:2837.

79. Jo SH et al. N-acetylcysteine versus ascorbic acid for preventing contrast-induced nephropathy in patients with renal insufficiency undergoing coronary angiography NASPI study—a prospective randomized controlled trial. *Am Heart J*. 2009;157:576.

80. Baddour LM et al. Diagnosis, antimicrobial therapy, and management of complications: a statement for healthcare professionals from the Committee on Rheumatic Fever, Endocarditis, and Kawasaki Disease, Council on Cardiovascular Disease in the Young, and the Councils on Clinical Cardiology, Stroke, and Cardiovascular Surgery and Anesthesia, American Heart Association. *Circulation*. 2005;111:e394.

81. Mingeot-Leclercq M et al. Aminoglycosides: nephrotoxicity. *Antimicrob Agents Chemother*. 1999;43:1003.

82. Barclay ML et al. Once daily aminoglycoside therapy: is it less toxic than multiple daily doses and how should it be monitored? *Clin Pharmacokinet*. 1999;36:89.

83. Swan SK. Aminoglycoside nephrotoxicity. *Semin Nephrol*. 1997;17:27.

84. Rybak MJ et al. Prospective evaluation of the effect of an aminoglycoside dosing regimen on rates of observed nephrotoxicity and ototoxicity. *Antimicrob Agents Chemother*. 1999;43:1549.

85. González PM. Acute interstitial nephritis. *Kidney Int*. 2010;77:956.

86. Ray S. Proton pump inhibitors and acute interstitial nephritis. *BMJ*. 2010;341:c4412.

87. Blank ML et al. A nationwide nested case–control study indicates an increased risk of acute interstitial nephritis with proton pump inhibitor use. *Kidney Int*. 2014;86:837.

88. Naughton CA. Drug-induced nephrotoxicity. *Am Fam Physician*. 2008;78:743.

89. Rossert J. Drug-induced acute interstitial nephritis. *Kidney Int*. 2001;60:804.

90. Sierra F et al. Systematic review: proton pump inhibitor-associated acute interstitial nephritis. *Aliment Pharmacol Ther*. 2007;26:545.

91. Goldfarb DS. In the clinic. Nephrolithiasis. *Ann Intern Med*. 2009;151:ITC2.

92. Manthey DE et al. Nephrolithiasis. *Emerg Med Clin North Am*. 2001;39:383.

93. Brent J. Current management of ethylene glycol poisoning. *Drugs*. 2001;61:979.

94. Frassetto L et al. Treatment and prevention of kidney stones: an update. *Am Fam Physician*. 2011;84:1234.

95. Hedges SJ et al. Evidence based treatment recommendations for uremic bleeding. *Nat Clin Pract Nephrol*. 2007;3:138.

96. Karellas C et al. A comparison of early versus late initiation of renal replacement therapy in critically ill patients with acute kidney injury: a systematic review and meta-analysis. *Crit Care*. 2011;15:R72.

97. Cerda J et al. Modalities of continuous renal replacement therapy: technical and clinical considerations. *Semin Dial*. 2009;22:114.

98. Churchwell MD et al. Drug dosing during continuous renal replacement therapy. *Semin Dial*. 2009;22:185.

99. Heintz BH et al. Antimicrobial dosing concepts and recommendations for critically ill adult patients receiving continuous renal replacement therapy or intermittent hemodialysis. *Pharmacotherapy*. 2009;29:562.

100. Schetz M. Drug dosing in continuous renal replacement therapy: general rules. *Curr Opin Crit Care*. 2007;13:645.

101. Aronoff GR et al. *Drug Prescribing in Renal Failure: Dosing Guidelines for Adults*. 5th ed. Philadelphia, PA: American College of Physicians—American Society of Internal Medicine; 2007.

30 第 30 章　肾脏透析

Myrna Y. Munar

核心原则		章节案例
1	终末期肾病(end-stage renal disease,ESRD),指肾功能在几个月到几年期间内呈进行性丢失,直至肾脏不能清除废物,浓缩尿液,维持水、电解质、酸碱平衡,亦不能发挥其他重要机体功能的阶段。	案例 30-1(问题 1)
2	透析是帮助清除体内过多的水和溶质,这两者在肾功能不全时会蓄积。血液中的溶质可通过扩散和对流得以清除;蓄积的水则会通过超滤进行清除。	案例 30-1(问题 1) 图 30-1
3	透析器清除溶质和水的能力由它的组成成分、孔径、表面积和构型决定。	案例 30-1(问题 1) 图 30-1
4	透析液是类似于血浆的电解质溶液。透析液中电解质的浓度可人为调节,以控制电解质从血液到透析液的扩散程度,从而维持体内平衡。代谢性酸中毒可以通过在透析液中加入碳酸氢盐来进行控制。	案例 30-1(问题 1) 图 30-1
5	多种类型的血管通路可以选择:动静脉瘘(arteriovenous,AV)、动静脉移植人工血管(AV graft)、双腔导管或隧道导管。首选动静脉瘘,因其具有更长的存活率和更低的并发症发生率。	案例 30-1(问题 2)
6	在血液透析(hemodialysis,HD)时为了防止血液在体外管路凝固,抗凝是必需的。多种不增加出血风险的方法已被用来进行充分的抗凝。	案例 30-1(问题 3~5)
7	在 HD 过程中并发症会增加。最常见的并发症是低血压和肌肉痉挛。植入物血栓和植入物感染是常见的慢性并发症。	案例 30-1(问题 6~9) 案例 30-2(问题 1~2)
8	持续性不卧床腹膜透析(continuous ambulatory peritoneal dialysis,CAPD)是将无菌透析液通过手术放置的留置导管注入腹腔来完成的。透析液留置4~8 小时,然后放出并用新鲜的透析液代替。这种注入,留腹和排出在一天中进行 3~4 次,夜间留腹时间长些。	案例 30-3(问题 1) 图 30-2
9	腹透(Peritoneal dialysis,PD)的过程与 HD 类似。只是在这个过程中,覆盖在腹腔内容物上的腹膜是内源性透析膜,嵌在腹膜里的血管系统提供血液供给。通过调整腹透液里的葡萄糖浓度来控制清除液休的渗透压梯度。	案例 30-3(问题 1) 图 30-2
10	在 PD 的患者中,最严重的并发症是腹膜炎。经验性的抗菌药物可以通过腹腔途径给药(intraperitoneal,IP),并且必须覆盖革兰氏阳性和革兰氏阴性菌。	案例 30-3(问题 2 和 4)
11	其他药物也可以 IP 给药。肝素可以加到腹透液中用以防止在腹腔中形成纤维凝块堵塞流出管道。糖尿病患者也可以 IP 普通胰岛素。	案例 30-3(问题 3 和 7)
12	预防导管出口处的感染(和因此引起的腹膜炎)是导管出口护理的主要目的。常规护理包括在接触出口部位前用抗菌肥皂洗手、每日用抗菌肥皂清洗导管出口和在出口部位使用抗微生物乳膏。	案例 30-3(问题 5 和 6)

当肾功能经过几个月到几年时间的进行性丢失,直到肾脏不再能清除废物、浓缩尿液、维持酸碱平衡、调节水和电解质平衡和其他重要身体功能时就出现终末期肾病(end-stage renal disease,ESRD)。ESRD 属于慢性肾脏病(chronic kidney disease,CKD)5 期,指患者的估计肾小球滤过率(estimated glomerular filtration rate,eGFR)小于 15ml/(min·1.73m^2),或者需要透析或移植[1,2]。由于 ESRD 患者有资格享受医疗保险,ESRD 的人口学特点来源于医疗保险和医疗补助中心的数据。当国会将终末期肾病项目作为医保的一项修正案颁布之后,从 1972 年开始医保就覆盖了 ESRD。美国肾脏病数据库系统每年均会报告来自于 ESRD 项目的数据。根据 2014 年的年度报告,糖尿病和高血压继续是 ESRD 的主要原因[3]。种族差异在 ESRD 的患病率中持续存在。ESRD 人群中以 45~64 岁的患者最多。ESRD 的发病率仍然存在着种族差异。从 2000 年开始 ESRD 的发病率在美国原住民中出现下降;但黑色人种/非洲裔美国人的发病率仍然远高于其他人种,约是美国原住民的 2 倍,亚洲人的 2.5 倍,白色人种的 4 倍[3]。

2012 年美国有 636 905 名 ESRD 患者,较 2011 年增加 3.7%。其中,402 514 名患者进行了血液透析(HD),40 605 名患者进行了腹膜透析(PD),17 305 名患者接受了肾移植[3]。肾移植的数量自 2005 年以来保持稳定。接受移植的患者数持续增长,2012 年达到 185 303 名,较 2011 年增加 3.6%。然而,肾脏供体的缺乏和不接受肾移植的 ESRD 患者的存在使得透析的需求始终存在。肾移植将在第 34 章中进一步讨论。

HD 和 PD 是透析的两种主要模式。HD 和 PD 均是通过半透膜清除代谢废物的方法。

HD 是体外循环过程(透析膜在体外),而 PD 利用的是患者的腹膜来清除水和溶质。PD 包括持续性不卧床腹膜透析(continuous ambulatory peritoneal dialysis,CAPD)和自动化腹膜透析(automated peritoneal dialysis,APD),这为患者居家透析治疗提供了极大的灵活性,是患者广泛接受的透析模式。在美国的 443 119 名透析患者中,91% 接受 HD[3]。绝大部分患者在透析中心接受每周 3 次透析,这些透析中心是医院或有独立透析设备的机构,主要服务于稳定的门诊 ESRD 患者。家庭 HD 占透析人群的比例小于 1%。尽管腹膜透析患者通常比血液透析患者少,但是腹透患者也通过透析中心进行常规护理管理。儿童最常用的透析方式是 APD。每位患者在选择透析方式时要考虑几个因素。通常首先考虑的因素是治疗方式与患者生活方式的适应性。如果患者需要从严格日程安排中获得灵活和自由的治疗,他就应该选择 PD 而不是 HD,从而避免在透析中心每周 3 次,每次 3~4 小时的血液透析治疗。其他要考虑的因素还包括血液透析血管通路位置的有效性、患者进行腹透液交换时自我护理的能力,以及患者、家属或照护人员在家操作 APD 的能力。

如果没有透析和肾移植,ESRD 患者将会死于由肾功能不全所引起的各种代谢性并发症。这些年透析患者的存活率提高了。1993 年以后,所有肾脏替代模式的死亡率均有所下降,HD 患者下降 28%,PD 患者下降 47%,移植患者下降 51%[3]。尽管这些数据令人振奋,但仅 54% 的 HD 患者

和 65% 的 PD 患者在 ESRD 发病后可存活超过 3 年。透析患者的全因死亡率比一般人群高 6.7~7.8 倍,在透析的第 2 个月和第 3 个月最高。透析患者的预期寿命是同龄普通人的 1/3。移植患者预期寿命约是普通人群的 83%~87%。

透析患者数量的快速增加引起了透析专业执业医师需求的增加。本章就 HD 和 PD 的基本临床问题加以阐述,包括原理、并发症和处理。整个章节内容,参考了美国肾脏基金会(National Kidney Foundation)制定的肾脏病预后质量倡议(the Kidney Disease Outcomes Quality Initiative,K/DOQI)临床实践指南[4-6]。

血液透析

原理和转运过程

肾功能不全患者体内有过多的水分和毒素蓄积,透析就是将其从体内清除的过程。HD 过程中,患者经过抗凝的血液(从手臂的血管流向透析器)和模拟血浆的电解质溶液(透析液)同时以相反方向引入透析器(人工肾),分别流经透析膜两侧,患者血液中的溶质(如代谢废物、毒素、钾和其他电解质)顺浓度梯度扩散进入透析液。不同溶质从血液中的清除速率是由通过透析器的血液和透析液流速、血液和透析液中每种溶质的相对浓度(由此决定跨膜的浓度梯度)、透析膜的物理特性(如总的可用表面积、厚度和孔径)和被清除溶质的特性(如以道尔顿计的分子大小、分子量、分布容积和蛋白结合率)共同决定的。因为血液和透析液是反向流过透析器,每种溶质的跨膜浓度梯度被扩大了(图 30-1)。这个原理会在透析器特征部分详细阐述。

血液中溶质的清除通过扩散和对流两种方式。扩散(diffusion)就是溶质分子通过透析膜孔顺浓度梯度运动的过程[7]。一旦透析膜两侧溶质的浓度达到平衡,溶质从血液向透析液移动的速率等于透析液向血液的移动速率,溶质的净移动为零。对大多数的溶质而言,这种转运平衡并不存在,原因一方面是血液和透析液流速太快,另一方面是由于溶质分子太大不容易通过透析膜孔。

过多的水通过超滤过程清除。通过控制半透膜两边的压差可允许水通过膜孔的同时也携带溶质进入透析液,从而进一步加强溶质的清除。流量(flux)是水通过透析器的速率。对流(convection)是透析中通过从血液中超滤水来清除毒素和其他已溶解溶质的过程。通常在超滤期间,对流方式清除的溶质相对于扩散方式要少。

透析器的特征

透析器特性取决于很多因素,如透析膜的成分、面积的大小和溶质清除能力。它们的主要部分是透析膜,透析膜类型包括纤维素膜(如铜铵纤维素)、改良纤维素膜(如醋酸纤维素,三乙酸纤维素)、合成纤维素膜、多聚合成膜(如聚砜类,聚丙烯腈和聚甲基丙烯酸甲酯)[8]。这些膜不仅成分不同,而且膜的面积、厚度和透析器内的构型也不尽相同。透析器最常见的构型是中空纤维(hollow fiber),透析膜由数以千计的中空纤维组成,中空纤维和透析器长度一

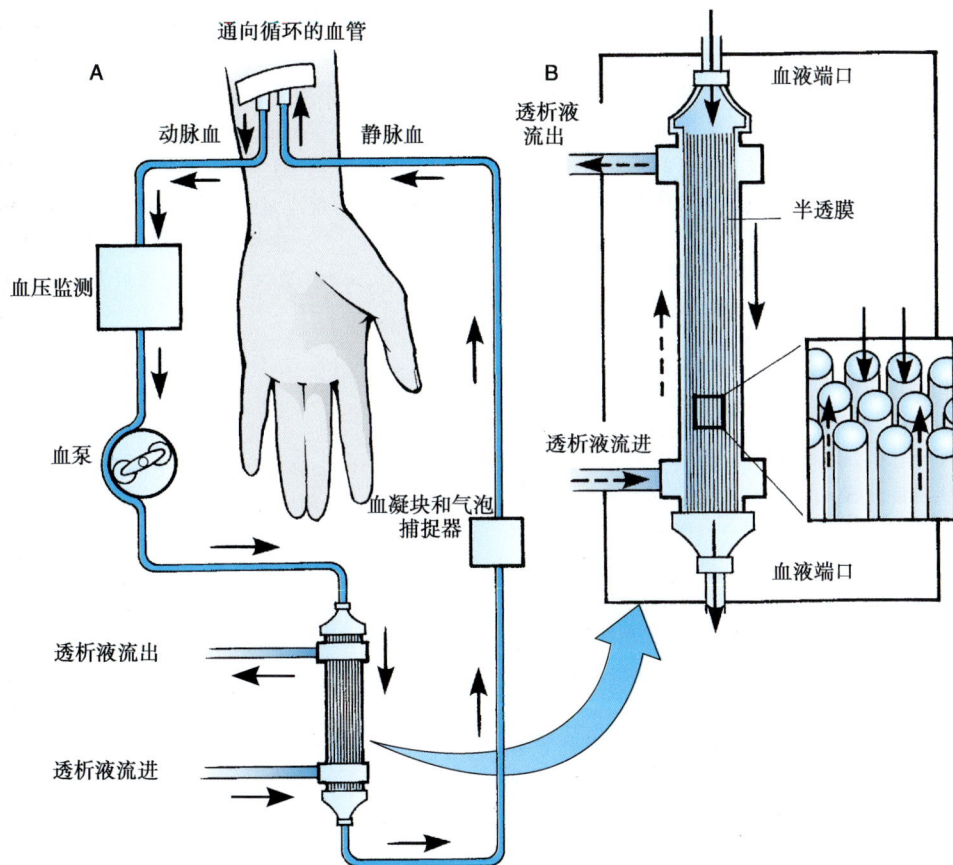

图 30-1 血液透析系统。(A)血液从动脉被泵入一台流经作为半透膜(内置)的透明管的透析器(B)。除了尿素和废物,透析液具有和血液相同的化学组分,流经管周。血液中的废物弥散通过半透膜进入透析液。来源:Adapted with permission from Smeltzer SC, Bare BG. *Textbook of Medical-Surgical Nursing.* 9th ed. Philadelphia, PA:Lippincott Williams & Wilkins;2000.

样。透析器中,血液在纤维中流动,透析液在纤维周围的间隙内流动。结果,这样的模式极大增加了扩散的表面积,其扩散能力通过血液和透析液在相反方向上的流动而进一步增加,使得浓度差始终存在,即一直处于非平衡状态。另一种不常见构型设计是平板构型,血液和透析液分别在膜两侧流动。

从功能上讲,可以根据透析滤器清除水和溶质能力的不同对透析器进行分类。流经透析器的水流量与中等分子量大小的分了清除有关。因此,透析器可以根据孔径大小和清除小分子和大分子的能力分为低通量或高通量透析器。一种分类和比较透析器单元效能(通量)的方法是体外和体内清除不同分子大小溶质标志物的相对速率。这个信息通常印在透析器表面或包装说明书中(规格参数表中)。例如,尿素(分子量 60Da)是小分子跨膜转运的标记物。尿素[血液中是尿素氮(BUN)]自由分布于体液中,即使使用标准的低通量透析器时,也可被快速清除。因为大部分透析器膜的孔径足够大,可以让这种小分子物质自由扩散。尿素清除的限速步骤是流经透析器的血液流速。维生素 B_{12}(VB$_{12}$),具有更大的分子量(分子量 1 355Da),也用作测量透析效能的标记物。因为 VB$_{12}$ 太大而不能轻易通过传统的透析膜。与尿素相比,VB$_{12}$ 的透析清除较少依赖于血液流速,其整体清除更多依赖于膜的类型(如厚度和孔径)和透析时间。比 VB$_{12}$ 分子量更大的 β$_2$-微球蛋白(分

子量 11 800Da)的清除也被用来描述透析器的通量特性[4,8]。高通量透析器(high-flux dialyzers)以 β$_2$-微球蛋白的清除速率至少达 20ml/min 来定义[4]。然而,β$_2$-微球蛋白清除率并不是在所有透析器的规格参数表中均有报道。与低通量膜的小孔径相比,高通量膜具有更大的孔径,能够更有效地清除更大的分子(如中分子 β$_2$-微球蛋白和瘦素)和药物(如万古霉素或 VB$_{12}$,分子量在 1 000~5 000Da 范围)。高通量膜对水也有更好的渗透性,用 KUf 值(后文有定义)>10ml/(h·mmHg)来反映。

与此类似,药物的分子量也是透析清除的预测参数。分子量<500Da(如氨基糖苷类和茶碱)的药物,预期透析率较高。对这些药物,实际透析随蛋白结合率(即可以透过透析膜的游离药物总量)、分布容积(volume of distribution,Vd)(如大的 Vd 提示血液中相对少量的药物会被透过)、通过透析器的血流速率、透析流量和透析器的表面积的变化而变化。分子量在 500~1 000Da(如吗啡和地高辛)的药物不太好透析。如地高辛(digoxin),突出的问题是它的 Vd 较大并且血清药物浓度较低。即使血液中的药物能够有效清除,当透析停止时与组织相结合的药物将会迅速地重新分布回血液,这一现象称为反弹(rebound)。最后,大分子量的药物如万古霉素,普通透析很难被透过,但是运用高通量技术可以清除,这章节稍后会阐述

这一技术。

透析器的效能也与它的表面积有关。高效膜通常具有较大的表面积，能清除大量小分子，如尿素。高效能的透析器也有小孔径或大孔径，导致大分子溶质的低清除或高清除。这些膜的生物相容性也不相同。纤维素膜生物相容性差，当与血液接触时，会引起非修饰纤维素膜上的游离羟基完全激活和细胞因子释放，导致低血压、发热、血小板活化[9]。目前，这些膜的使用率有所下降。当游离羟基被其他化学结构代替时，如醋酸盐，可以改善生物相容性。经修饰后的纤维素膜或纤维素合成膜的生物相容性有所改善，合成膜的生物相容性更好。

一个标准透析器的说明书应提供各种不同分子的清除率（如尿素、肌酐、磷酸盐和维生素 B_{12}）。尿素清除率已经成为比较不同透析膜特性的常用方法；但是清除率也受其他多种因素的影响，如血液和透析液流速。一种更为标准的比较方法是尿素总转运面积系数（KoA_{urea}）。以透析器说明书上尿素清除率数据为基础，KoA_{urea} 可以在一定血流量的基础上加以估算。使用这些信息可以实现透析方案的个体化。

典型的长期血液透析患者是每周透析 3 次，每次 3～4 小时，即每周一、三、五或者每周二、四、六透析。在透析间期，饮食和代谢产生的液体蓄积在患者体内。尽管患者都在饮食上进行了液体限制，但在透析间期，患者液体的蓄积通常达到 1～5L（增加 1～5kg 的体重），必须在下一次透析时清除。

血液和透析液流速

尽管小分子物质的清除主要取决于血流量，但两者的关系并非严格的线性关系。增加血流量只能小幅度增加尿素的清除[10]。这可能是因为在血液和透析液之间没有足够的平衡时间，且透析膜两侧不流动层的增厚也阻碍了分子的扩散。血液透析标准血流速度是 400～500ml/min，这主要取决于透析患者血管通路和心血管系统的状态，一些患者并不能耐受这种高流速，需要使用较低的流速。透析液流速通常是 500ml/min，高流量透析时透析液流速能够增加到 800ml/min，此时尿素的清除可以增加约 10%[11]。

案例 30-1

问题 1：R. W.，男性，55 岁，因控制不佳的高血压导致 CKD 4 期，到肾脏科进行肾功能的重新评价。患者身高 177.8cm，体重 70kg。从 3 个月前最后一次就诊至今，他的肌酐清除率（CrCl）从 22ml/min 下降到 12ml/min，血浆尿素氮（BUN）升高到 89mg/dl。血清钾离子（K）浓度 4.5mmol/L，HCO_3 浓度 17mmol/L。他选择了血液透析治疗方式，等待合适的供体进行肾移植治疗。他希望在接下来的 1～3 个月内开始透析治疗。开始透析时，他的透析方案是：每周透析 3 次，每次 4 小时；使用费森尤斯 F-60S 透析器，碳酸氢盐透析液，血液和透析液流速分别为 400ml/min 和 500ml/min。费森尤斯 F-60S 透析器的什么特点使其成为 R. W. 的较好选择？什么决定了透析液的成分？

费森尤斯透析器是高通量透析器。和普通的纤维素膜相比，聚砜膜是一种膜孔径较大的合成膜。F-60S 透析器的 KUf 值 [超滤系数（是每毫米汞柱跨膜压每小时清除水的量）] 是 45ml/(mmHg·h)，表示其具有较高的超滤能力；体外 KoA_{urea} 是 1 064，表明透析器对尿素的清除效率；在 300ml/min 的血流量时，尿素的清除率是 266ml/min；表面积是 1.5m² [2,8]。这些信息主要记录在产品说明书或在一般的透析参考说明中[8]。患者透析方案的个体化需要用到这些数据。

透析液的配方

透析液配方中，电解质含量通常有一定的标准的限制，但必要时允许个体化。透析用水通常是经过反渗装置处理后的公共用水系统，反渗水经过离子交换、活性炭吸附等过程去除水中的污染物，如铝、铜、氯、细菌和内毒素[12]。透析膜可以将血液和透析液分隔开，因此透析溶液不需要消毒。但是可能发生热原反应，特别是高通量透析膜由于膜孔径增大，发生致热反应的危险性也随之增大。

最终透析液中溶质和反渗水在透析机中被配比成透析液所需浓度，形成最终的产品。最终的透析液的标准成分参见表 30-1。通过调整透析液中电解质浓度，可以人工调节特殊化合物的透析效能。如，高钾血症状态的患者，则需要低钾浓度的透析液将钾离子从血液扩散到透析液中。另一方面，如果透析时患者钾是正常的，则透析液的钾浓度就应设定在正常生理浓度，使钾离子跨膜量最小化。如果透析液中的溶质浓度高于血液，则溶质净移动进入血液，而不会从血液中移出。在透析液中加入碳酸氢钠作为缓冲，可以治疗 ESRD 患者由于酸性物质排泄障碍引起的代谢性酸中毒。在输送前，为了避免溶血和保持体温，透析液将被加热到 37℃，过度加热会产生溶血。透析液也会在真空状态下除去溶解在溶液中的空气。

表 30-1

血液透析和 CAPD 透析液的电解质组成

溶质	血液透析（mmol/L）	CAPD（mmol/L）
钠	135～145	132
钾	0～4	0
钙	1.25～1.75	1.75
镁	0.25～0.5	0.75
氯	100～124	102
碳酸氢盐	30～38	
乳酸		35
pH	7.1～7.3	5.5

CAPD，持续性不卧床腹膜透析

血管通路

案例 30-1,问题 2: 为了获得透析中充足的血流量,R.W. 必须有一根血管作为长期血管通路。R.W. 可选择什么作为长期血管通路呢?

一个永久的血管通路可以方便地提供充足的血流量,常规浅静脉穿刺则不行。有多种不同的血管通路可供选择:连接手臂中动脉和静脉形成的动静脉(AV)瘘管,动静脉人造血管,即由聚四氟乙烯合成的连接手臂中动脉和静脉的软管,双腔导管或隧道导管,即通常埋藏在脖子大静脉里的袖口导管。AV 瘘管和人工血管是埋在非惯用手臂上。理想的血管通路应可以满足长期 HD 所需的血流量,可以长期使用并且具有较低的并发症(如感染、狭窄、血栓形成、动脉瘤和肢体缺血)。

AV 内瘘是通过外科手段,将皮下动脉和静脉进行吻合。AV 内瘘并不适合血管条件差的患者,如老年患者或糖尿病、动脉粥样硬化或血管细的患者。K/DOQI 指南提倡瘘管首选在手腕部(桡动脉-头静脉),次选在肘部(肱动脉和头静脉)。当内瘘建立后,在用于 HD 前血管通路需要时间来生长成熟。动静脉内瘘建立 3~4 个月,成熟后方可使用。尽管吻合口的愈合需要两周或更长时间,但人造血管植入后仍可很快使用。在高流量情况下,AV 内瘘较人造血管更难成熟;然而,为了维持长期 HD,人造血管需要每年 4 倍以上的干预(选择性血管成形术、血栓清除术或外科修补术)[13]。由于较高的感染率和闭塞率,对慢性血管通路不鼓励使用中心静脉留置导管。

在透析过程中,使用一根针或者导管放置在内瘘处,将血液引向透析器。通常将去往透析器的称为"动脉管路"(arterial line)。血液从透析器流出,通过第 2 根导管或者针再回到患者内瘘血管处,从透析器出来的被称为"静脉管路"(venous line)。

如果 R.W. 有很好的血管条件,应该创建自体动静脉内瘘作为长期通路。血管通路是长期 HD 的关键,是透析治疗的薄弱环节。血管通路相关并发症是长期 HD 患者的一个重要问题。其中最常见的是血栓形成,这经常是静脉硬化的结果[6]。如果不治疗,血栓将导致内瘘功能的丧失。血管相关并发症不仅是住院主要原因,而且对于临床和医疗经济问题也有重要意义。

抗凝治疗

案例 30-1,问题 3: 在 HD 初始阶段,为 R.W. 推荐一种合理的抗凝方法。高危出血患者的选择是什么?

大多数 HD 患者在透析过程中应用静脉注射肝素(heparin)抗凝。为预防体外循环中的血液凝固,抗凝是必要的。有几种方法被尝试用于提供足够的抗凝作用又不增加出血的风险。抗凝手段包括透析过程中使用适量的肝素来抗凝,或间断注射,或初始剂量后进行持续注射[14]。现代透析输送系统和肝素注入系统已经整合为一,透析中肝

素的注入可以按照设定的程序提供期望的注入速度。

如果患者没有出血性疾病、近期手术史或应用肝素抗凝的其他危险因素,在透析开始前 3~5 分钟,抗凝治疗给予首次剂量 IV 肝素 2 000U,随后以每小时 1 200U 维持[14]。透析过程中目标是活化凝血时间(activated clotting time, ACT)维持在基础值以上的 40%~80%(如,ACT 正常值是 120~150 秒,透析时 ACT 保持在 200~250 秒)。医师应监测出血的指标,并每间隔 1 小时测定 1 次 ACT。为预防透析后的过度出血,在透析结束前 1 小时停止使用肝素。在前述的标准应用剂量范围内,肝素正常清除的半衰期是 50 分钟,和目标 ACT 呈现一个线性的量效关系[14]。

有出血倾向的患者包括近期的外科手术、视网膜病变、消化道出血和脑血管出血的患者。对于这些患者,治疗的目标就是阻止透析体外循环凝血的形成,降低活动性出血的风险。这些患者透析时,可以用"最小剂量"的肝素(需严格监测 ACT),甚至无肝素抗凝。小剂量肝素法是一种个体化的方法:在首剂给予 750U 肝素后,保持 ACT 高于基线值 40%[14]。考虑到肝素在血管内分布完全,给肝素后 3 分钟测定 ACT。如果目标 ACT 水平没有达到,可以根据线性量效关系来调整再次给予肝素的剂量,以取得期望的抗凝效果。如首剂给予 750U 的肝素达到了目标 ACT 值的 75%,则第 2 次 250U 的剂量较为合适。与此类似,初始肝素维持注射速度保持在 600U/h,也可以根据每 30 分钟测定 1 次 ACT 的结果来调整,以保证足够的抗凝效果。注射速度应该和注射剂量成一定比例,以保证 ACT 大于基线的 40%。测定 ACT 的血样应在注射肝素前从动脉管路采集,以反应系统的抗凝效果。

对于具有中到高出血风险或有活动性出血的高血流量透析患者来说,无肝素抗凝是另一种选择[14]。这种方法需要在透析前将透析器用 3 000U/L 浓度肝素生理盐水进行预冲洗,用以覆盖体外循环表面。在透析开始可以在循环管路中用患者的血液或单用生理盐水将含肝素的预冲洗液排出。患者如能耐受,可以设定 300ml/min 至 400ml/min 的高血流量血透。在透析期间,每 15~30 分钟用生理盐水冲洗 1 次透析器,以冲掉已经形成的微血栓。无肝素透析凝血发生率约为 5%。

在动脉端局部使用枸橼酸钠是系统抗凝的一种合理选择。枸橼酸钠可以结合游离钙离子,钙离子是凝血过程必需的因子。枸橼酸钙复合物可以被透析液清除。根据监测的患者血浆钙离子浓度,在静脉端使用氯化钙以补充枸橼酸结合钙的丢失,可防止发生低钙或高钙血症。部分枸橼酸盐进入患者体内,代谢成碳酸氢盐,可能出现代谢性碱中毒。枸橼酸钠也可导致高钠血症。局部使用枸橼酸盐抗凝主要适用于有出血倾向的患者,需要额外监测两路注射系统[14]。在一项 59 例患者的前瞻性研究中,1 009 次连续高通量透析过程中,长期枸橼酸抗凝可获得极好的抗凝效果(99.6%),出现较少不良反应(0.2%),主要是游离钙含量、电解质和酸碱平衡方面[15]。

案例 30-1,问题 4: 低分子肝素(LMWH)可以用于透析吗?

依诺肝素(enoxaparin)、达肝素钠(dalteparin)和亭扎肝素(tinzaparin)均是低分子肝素(low-molecular-weight heparins,LMWH),可以购买,但是尚未经美国食品药品管理局(Food and Drug Administration,FDA)批准用于透析。一项包含 11 个临床随机对照研究的荟萃分析对低分子肝素和普通肝素在进行血液透析和血液滤过的 ESRD 患者中进行了对比,结果显示与普通肝素相比,LMWH 并未显著影响出血事件[相对风险(RR),0.96;95% 置信区间(CI),0.27 ~ 3.43]或影响体外循环的血栓形成(RR,1.15;95% CI,0.70 ~ 1.91)[16]。在一项随机交叉研究中,依诺肝素和标准肝素的安全性和抗凝效能进行对比,1.0mg/kg 剂量的依诺肝素可以减少透析器中小的纤维蛋白或血栓凝块的形成,但是在透析期间经常出现小的出血。依诺肝素剂量减少到 0.7mg/kg 时,可以产生同样的抗凝效能,而没有小出血的发生[17]。高通量时达肝素钠单剂量给予 60U/kg 可以有效预防透析管路中的血栓凝块,同时不发生出血[18]。亭扎肝素在透析前根据体重 IV 给予 75U/kg 的剂量或 IV 给予固定剂量 2 500U,也显示了其作为抗凝剂在 HD 中的有效性[19,20]。

虽然 LMWH 可以用于 HD 期间的血栓预防,但在 HD 患者中使用 LMWH 预防和治疗静脉血栓栓塞时,需要考虑一些因素。因为 LMWH 经肾脏消除,在 ESRD 患者中需要剂量调整,并严密监护患者。LMWH 会抑制 X_a 因子、XII_a 因子和激肽释放酶,而抗 Xa 因子的活性(antifactor Xa activity)是唯一可测定的实验室监测指标;此外,因活性肝素代谢物在透析患者中可以蓄积,而使用 LMWH 后则不能通过 X_a 因子试验来进行代谢物的检测评估,所以这个试验的临床效用尚不清楚[21-23]。

另一个需要关注的是透析患者较健康人对 LMWH 更敏感[23]。此外,在 CKD 4 期和 CKD 5 期的患者中给予固定剂量的 LMWH 而不监测时可出现不可预知的抗凝作用。在一系列伴有急性冠脉综合征的 HD 患者使用 LMWH 的案例中,有 2 例患者仅使用 2~3 次 LMWH,即出现血管通路出血、血尿和大量黑便。另有患者接受了 10 次剂量后出现出血性心包积液,导致死亡。仅有 1 例患者一共接受 5 次剂量,但没有出现出血性并发症[24]。基于这些发现,推荐普通肝素而非 LMWH,用于透析患者中预防和治疗血栓栓塞性疾病[25,26]。

> **案例 30-1,问题 5:** 哪些药物可以用于透析患者出现肝素诱导的血小板减少症(HIT)时抗凝?

据报道,接受肝素抗凝的 HD 患者中,肝素诱导性血小板减少症(heparin-induced thrombocytopenia,HIT)的发生率是 0%~12%。在 HIT 患者中所有形式的肝素必须停药,包括"无肝素"透析。另一类对于 HD 中需要抗凝的患者而言具有潜在利用价值的药物是直接凝血酶抑制药(direct thrombin inhibitors),即阿加曲班和重组水蛭素。这些药用于那些出现 HIT 的患者。阿加曲班(argatroban)是左旋精氨酸的合成衍生物,是被 FDA 批准适用于有 HIT 病史,易发血栓的患者。大多数阿加曲班的给药方案是在 HD 开始时给予首次剂量,然后在透析过程中给予维持剂量[27]。因为阿加曲班通过非肾脏途径消除,故肾衰竭者和肾功能正

常患者的剂量是相同的[28]。然而,肝损伤时需要调整剂量。Murray 等[29]评价了高通量透析中 3 种阿加曲班的给药方案,无论有无 250μg/kg 的首剂,以 2μg/(kg·min)维持注射都可以获得更稳定的抗凝效果(ACT>140% 基线),该输注在 HD 结束前 1 小时停止。在 HD 中,大约 20% 的阿加曲班会被清除。HD 过程中,阿加曲班治疗可以提供适当、安全的抗凝作用,避免血栓形成、出血或其他严重的不良事件发生[29]。

重组水蛭素(lepirudin)是另外一种通过重组 DNA 技术获得的抗凝血酶产品,在生物学上类似于从水蛭的唾液中分离出的水蛭素。与阿加曲班不同,重组水蛭素主要经肾脏清除,也可通过大多数高通量透析器进行清除[30]。有 HIT 病史的间断透析患者为预防透析中的血栓进行抗凝治疗时,需给予负荷剂量 0.2 至 0.5mg/kg(5~30mg),同时需要基于残余肾功能进行个体化方案调整[14,31]。在下次透析前检测活化部分凝血活酶时间比(activated partial thromboplastin time ratio,APTTr),保持 APTTr<1.5 作为目标值,并且如果可以的话,lepirudan 试验目标治疗范围在 0.5~0.8μg/ml 可用于指导剂量调整[14]。尽管对于严重出血是没有解药的,然而,如果出现严重出血时可使用新鲜冰冻血浆或 VIIa 因子浓缩液。比伐卢定是有严重出血风险的 HIT 患者抗凝的另一个潜在选择。比伐卢定的半衰期是 25 分钟(在无肾功能不全的患者中),在直接凝血酶抑制药中最短,但其使用剂量仍需阐明。一项对 24 名进行间断血液透析的 ICU 患者的回顾性队列研究发现,平均剂量 0.07mg/(kg·h)可获得 1.5~2.5 倍基线值的 APTT 目标值[32],而比伐卢定以低至 1.0~2.5mg/h(0.009~0.023mg/(kg·h))的输注速率可获得大约 1.5 的目标 APTTr 以保持血液透析管路通畅[33]。

两种肝素类似物,达肝素钠(danaparoid)和磺达肝癸钠(fondaparinux),也可以用于 HIT 患者的抗凝治疗。然而,达肝素钠已从美国撤市,磺达肝癸钠目前也没批准用于血液透析。初步研究发现磺达肝癸钠仅能用于使用低通量聚砜透析器的患者的抗凝治疗[34]。高通量透析器中血栓风险增加归因于磺达肝癸钠的清除增加,导致抗凝不足。这些新兴药物在长期 HD 患者中的作用仍需进一步研究。

并发症

低血压

> **案例 30-1,问题 6:** R.W. 的干体重是 69.1kg。在最近的透析过程中,透析 3 小时时,他主诉恶心、轻度头痛。他的舒张压从 85mmHg 下降到 60mmHg。停止超滤后,他没有进一步的不适症状,病情很快恢复。R.W. 透析后体重是 69.6kg。他发生低血压可能的病因是什么呢?

除溶质清除外,人工肾还必须能够维持这些患者的液体平衡。一旦进入稳定 HD,绝大多数患者将会出现无尿,需要在透析间期控制液体的摄入。透析清除过多的液体后获得"干体重",或患者低于此数值即会因容量耗竭而出现症状的体重。超滤可以通过调整跨膜压来实现干体重。

R.W. 的干体重设定在 69.1kg。低于这个体重，R.W. 会出现体位性低血压。

透析相关低血压（intradialytic hypotension，IDH）有多种临床症状和体征，包括恶心、呕吐、眩晕、肌肉痉挛和头痛。报道低血压的发生率是 10%～30%。如果患者有糖尿病自主功能紊乱和心脏疾病等特殊危险因素，其发病率会更高。主要原因是血液中的水分清除过多，超过了身体存储水的移动速度。因此，如果患者透析中对容量耗竭引起的血流动力学反应不足，透析后将有低血压或其他相应的临床症状。发现超滤速率 > 10ml/（h·kg）与 IDH 的高发生率（OR = 1.30；p = 0.045）和高死亡风险（RR，1.02；P = 0.02）相关[35]。如果患者有透析后的低血容量及相关症状，那么干体重有必要上调。

低血压的另一重要原因是中心体温升高。交感神经系统激活加强了机体对超滤的反应，导致皮肤血管循环收缩和散热系统的受损。透析过程中出现中心热量的增加，导致中心体温的上升，其影响大于外周血管的收缩，从而出现低血压。透析液过多的热量也会导致血管舒张。尽管许多患者感到不舒服或难以耐受低温效应，但将透析液温度降到略低于体温就可以校正这一问题。透析期间进食导致内脏的血管舒张也可导致血压的降低。通常透析期间禁止进食，对于易出现 IDH 的患者则应在透析开始前禁食。透析前患者的降压治疗可能加重透析低血压现象，故一些患者透析前必须停止降压治疗，透析后再继续。低血压的快速治疗包括将患者倾斜，静脉注射小剂量（100ml）生理盐水，并降低超滤速度。

一些药物已经被建议用于 IDH，这些药物包括盐酸麻黄素、醋酸氟氢可的松、咖啡因、后叶加压素、左旋肉碱、舍曲林和米多君。Perazella[36] 回顾分析了这些药物在治疗透析相关低血压方面的作用，得出结论认为只有左旋肉碱、舍曲林和米多君对患者有潜在的益处。米多君（midodrine）是一种口服药，可以转化为选择性 α_1 受体激动剂脱甘氨酸米多君。透析前 30 分钟口服剂量 10～20mg 对大多数患者来说是有效，但是活动性的心肌缺血是其主要的禁忌证[36]。舍曲林（sertraline）是一种选择性 5-羟色胺再摄取抑制药，它治疗 IDH 的剂量是每日 50～100mg，其机制可能是自主神经功能的改进。然而，无论是米多君还是舍曲林对冷透析液均无额外的效用[37,38]。透析后 IV 左旋肉碱 20mg/kg 可以用来治疗 IDH，其作用机制仍不清楚，可能是与血管平滑肌和心脏功能的改善有关[36]。然而，一项包含 5 个研究的荟萃分析评价了左旋肉碱对 IDH 的辅助作用，结果并未确认有获益[39]。

对 R.W. 干体重的准确评估至关重要。R.W. 额外增加了几磅。如果体重增加与容量的增加有关，那么需要限制钠摄入以减少由于透析间期液体的潴留增加的体重。另外需要考虑的是他的瘦体重。当询问他的饮食时，R.W. 说他食欲改善了。在评价干体重和容量状态时，患者"真实"体重的变化是很重要的。在治疗时如果没有根据 R.W. 增加的真实体重去适当增加干体重，R.W. 就会出现低血容量和低血压。他的干体重应该上调（至约 70kg），直到不再出现低血压症状。

案例 30-1，问题 7： 对于其他血液透析相关并发症必须监测什么，它们应怎样治疗？

肌肉痉挛

透析中出现的肌肉痉挛或许也与液体的移动有关。透析中过度超滤可以导致肌肉组织灌注不足进而引起肌肉痉挛。可以尝试的治疗方法包括减少超滤、静脉注射高渗盐水或葡萄糖（非糖尿病患者中）用以缓解透析快结束时出现的肌肉痉挛[40]。痉挛肢体的锻炼和伸展对改善症状也有帮助。短期每日服用维生素 E 400U，单用或联用维生素 C 可有效减少痉挛的发作[41,42]。维生素 E 可引起出血，和华法林合用时亦会有潜在的出血。维生素 C 的治疗可以引起高草酸尿症、草酸尿结石和肾损伤。因此，维生素 C 补充剂应每日限制在 60～100mg。透析患者服用维生素 E 和维生素 C 的长期有效性仍不清楚。

透析失衡综合征

透析失衡综合征（dialysis disequilibrium）是 30 多年前在透析初始阶段被认识的一种临床综合征。它的病因和脑水肿有关，新近透析的患者由于血浆尿素水平很高，因而有较高的风险[43]。细胞外尿素的快速清除降低血浆渗透压，进而导致自由水进入脑组织。透析过程中细胞内 pH 的降低也是透析失衡综合征的病因。临床症状出现在透析过程中或透析后，包括对中枢神经的影响，例如头痛、恶心、幻视，部分患者出现抽搐和昏迷。治疗的目的在于预防，方法包括在初始透析时新患者采用短时、低血流速度的渐进性透析。直接治疗可以静脉注射高渗盐水或者甘露醇[43]。

血栓形成

血管通路功能丧失是血栓形成最常见的结果，也是静脉狭窄的结果。血管通路功能的前瞻性监测（如血管内流量；静态或动态静脉压；血管内再循环的测定和一些物理体征，例如前臂肿胀、移植血管的凝血、穿刺针拔出后的延迟出血、血管搏动或杂音性质的改变）是预防血栓形成的重要手段。一般讲，内瘘血管血流量比移植血管要大得多，但是，二者都可以发生血栓形成和功能丧失[6]。血管狭窄通过经皮腔内血管成形术（PTA）或必要时外科直视手术加以校正。成功的手术是预防血栓形成的有效方法。一旦有血栓形成，可以通过外科手术进行血栓切除或用溶栓药物去除血栓。阿替普酶（alteplase）、瑞替普酶（reteplase）和萘替普酶（tenecteplase）对溶解血管通路内血栓是有效的[44-46]。有出血倾向的患者应避免溶栓治疗。

据报道，对那些进行隧道血液透析、涤纶套导管血透的患者，他们的溶栓治疗中，瑞替普酶清除闭塞的成功率最高，达88%±4%，其次是阿替普酶，为81%±37%，再次为萘替普酶，41%±5%，均无严重的出血事件[47]。肝素每周 3 次或代替肝素的重组组织型纤维蛋白原激活剂每周中间一次血透时给予 1 次的血液透析封管方案可以减少导管故障和菌血症的发生率[48]。

案例 30-1,问题 8：口服抗凝药或抗血小板药物在预防 R. W. 血液透析血管通路的血栓中有作用吗？

抗凝剂和抗血小板药物被评估用于预防植入物血栓。一项大型、多中心、随机、安慰剂对照试验发现了缓释双嘧达莫（dipyridamole）和小剂量的阿司匹林（aspirin）在减少 HD 移植血管植入后这段时间的血管狭窄，延长血管通畅达 6 周之久[49]。然而，约 3/4 的患者在 1 年时血管不再通畅。治疗组和安慰剂组出血发生率相似（12%）。在一个成本效用分析中，单用阿司匹林被认为是具有最佳成本效用的方法[50]，但没有前瞻性的研究评价单用阿司匹林在预防移植物血栓形成中的作用。在两个独立随机、安慰剂对照试验中，使用低剂量的华法林，控制目标 INR 值在 1.4～1.9 范围，或在使用聚四氟乙烯移植物的患者联合氯吡格雷和阿司匹林，结果在预防血栓形成或延长血管存活时间方面没有显示获益[51,52]。在这两项研究中，接受积极治疗的患者的出血风险显著增加。一个小规模单中心、随机、安慰剂对照临床研究发现鱼油可以减少移植物血栓形成[52]，然而，这个获益在一项大型、多中心、随机对照研究中没有被证实[53]。

基于这些研究，口服抗凝剂或抗血小板药物对预防移植物血栓形成没有明确的作用。

感染

案例 30-1,问题 9：每次治疗时对血液透析穿刺点进行评估，用以辨别任何体征和通路感染的症状。R. W. 应该给予抗菌药物（如，每次透析给予头孢唑林）预防移植物感染吗？说明你的理由。

一般移植血管通路感染概率比自体血管要高，主要由金黄色葡萄球菌或表皮葡萄球菌引起。革兰氏阴性菌和肠球菌感染发生率较低[6]。血管通路的感染可以导致菌血症和脓毒血症，伴或不伴有局部感染灶。

没有证据表明用抗菌药物预防是有价值的。相反，随意使用抗菌药物可引起耐药菌的定植。因此，R. W. 不应该接受抗菌药物预防。然而，如果感染明确，积极处理很重要。K/DOQI 血管通路临床实践指南提倡外科切除感染的移植血管。内瘘感染较少见，一旦出现，应像亚急性细菌性心内膜炎那样使用抗菌药物治疗 6 周[6]。

案例 30-2

问题 1：D. B.，女性，56 岁，75kg。每周进行 3 次高通量透析，现出现发热，寒战和白细胞增多。对怀疑的血液透析导管相关性感染，你推荐什么抗感染经验治疗方案？

应选择在每次透析期间或之后药动学不受透析影响的抗菌药物。开始治疗时经常在透析最后的 60～90 分钟内输注 20mg/kg 负荷剂量的万古霉素（vancomycin），然后在随后的每次透析的最后 30 分钟内给予 500mg，这取决于透析的类型[54]。高通量透析较普通透析可以更多地清除万古霉素。在高通量透析患者透析时给予万古霉素是较为方便的方法。这样可以避免需要额外的静脉通路，也免去长时间待在透析室或是家庭抗菌药物的使用。在耐甲氧西林葡萄球菌发生率较低的透析场所，可以每次透析后给予头孢唑林 20mg/kg 以替代万古霉素[54]。抗菌药物的经验治疗也应覆盖革兰氏阴性杆菌，药物选择应基于当地的细菌谱。如在每次透析后可输注庆大霉素（或妥布霉素）1mg/kg，不超过 100mg 用于经验性覆盖革兰氏阴性菌，同时进行合适的血清药物浓度监测[54]。

案例 30-2,问题 2：对 D. B.，你推荐的静脉用万古霉素和庆大霉素剂量是多少？如何准备输注？

D. B. 体重 75kg，因此她应接受负荷剂量 1 500mg 的万古霉素。注射用万古霉素准备如下：用 96ml 无菌水溶解 10g 无菌万古霉素粉末形成 100mg/ml 浓度的溶液用于注射。取 15ml 的 100mg/ml 浓度的万古霉素溶液稀释到 500ml 葡萄糖或 0.9%氯化钠注射液中，在透析的最后 90 分钟进行输注。对于维持剂量，在随后的每次透析的最后 30 分钟输注万古霉素 500mg IV（预混袋）。D. B. 透析后应给予庆大霉素 75mg，输注需超过 30 分钟。注射用庆大霉素准备如下：庆大霉素 75mg 稀释到 50～100ml 的 5%葡萄糖或 0.9%氯化钠注射液中。万古霉素和庆大霉素剂量应根据下次透析前测定的血清药物浓度进行调整，万古霉素目标浓度是 20mg/ml，庆大霉素是 3mg/ml。随后的抗菌药物治疗方案应根据培养和药敏结果进行调整。抗菌药物治疗应持续到血培养阴性，未发现其他途径的感染，感染的症状和体征得到解决（如发热和白细胞增多缓解）。

其他与 HD 相关的长期并发症还包括铝中毒、淀粉样变性和营养不良。

铝中毒

在透析水处理充分祛除铝之前，透析患者体内铝的蓄积是一个重要的问题。铝中毒（aluminum toxicity）的主要并发症包括铝中毒性痴呆、铝中毒性骨病和贫血。尽管目前和透析用水并无太多关联，但使用含铝抑酸剂和胃肠道磷结合剂的患者仍可出现铝的蓄积（参见第 28 章）。

淀粉样变性

淀粉样变性（amyloidosis）是由含有 β₂-微球蛋白的淀粉样物质在关节和软组织的长期沉积引起，是 ESRD 具有痛感的并发症。腕管综合征是最常见症状，主要表现为由于正中神经受压引起的拇指无力和疼痛。骨囊肿表现为沿关节淀粉样物质沉积，进而引起慢性关节痛、关节活动障碍、骨折和严重残疾。一般而言，透析病程 12 年，淀粉样变的发病率约 50%；透析病程 20 年，淀粉样变发病率接近 100%。β₂-微球蛋白（分子量是 11 800Da）正常在完整的肾单位过滤和小管代谢中清除。肾衰竭时，即使是在透析过程中也能引起 β₂-微球蛋白的清除减少和体内蓄积。高通量滤膜较传统的透析膜能更有效的清除 β₂ 微球蛋白。遗憾的是即使是高通量透析膜，β₂ 微球蛋白的产生也超过了消除。腕管综合征的初始治疗包括用夹板固定手腕和止痛剂缓解疼痛。新一代的透析膜可在减少淀粉样变发展方面带来希望。

营养不良

慢性肾脏病患者处在一个高分解代谢状态,连同 ESRD 的多种因素引起的并发症,都能够导致营养不良。与更高的值相比,血清白蛋白浓度小于 3.0g/dl 可以增加死亡率。饮食摄入不足和透析中氨基酸的丢失引起蛋白营养不良,并导致其他的并发症,例如伤口的愈合障碍、感染的易感性和其他并发症(参见第 28 章)。

左旋肉碱

ESRD 患者补充左旋肉碱来缓解透析相关症状。左旋肉碱(L-carnitine)是一种代谢辅因子,它能促进转运长链脂肪酸进入线粒体并产生能量。血浆和组织中均可以发现这种辅因子以活性成分游离肉碱存在,或以酰基肉碱形式和脂肪酸结合。肉碱主要来源于饮食摄入,主要是红肉和奶制品。肉碱(carnitine)是水溶性小分子,可以透析清除,因此血液透析中其浓度是降低的。目前正在研究长期 HD 患者纠正相对肉碱缺乏的潜在益处。尽管一些研究建议补充肉碱对肌肉痉挛、透析相关低血压(同时减少疲劳、骨骼肌无力、心肌病和对大剂量 EPO 抵抗的贫血)有益,但并没有证据支持长期 HD 患者常规使用肉碱[55]。

腹膜透析

腹膜透析有几种不同的形式,包括最常见的 CAPD。

为了便于液体交换和改善患者操作的方便性,一些特殊装置得到了发展,特别是自动化腹膜透析 APD,包括持续循环腹膜透析(continuous cycling peritoneal dialysis,CCPD)和夜间间断腹膜透析(nocturnal intermittent dialysis, NIPD)。CAPD 是目前长期 PD 的几种最常见形式,但是 APD 的方法也在快速增加,特别是在儿童群体。虽然 APD 的腹膜炎发生率低于 CAPD[56],但是其他结果如转向 HD 的需求和死亡率均相似[57]。

透析原理和转运过程

CAPD 是通过预先手术留置的腹透管将 2~3L 无菌透析液灌入腹腔来实现。透析液在腹腔中留置 4~8 小时,然后引出腹腔,并用新鲜透析液来替换。在患者正常的生活和工作环境中,灌注、留置、引流的过程每日进行 3~4 次,夜间透析液留腹(图 30-2)。从概念上讲,这一过程和 HD 相似,二者都是尿毒症毒素顺浓度梯度通过透析膜扩散进入透析液从而被清除的过程。在这种情况下,覆盖在腹腔内容物表面的腹膜充当了内源性透析膜,埋在腹膜中的脉管系统提供了与透析液平衡的血流。一个最主要的不同是,由于透析液存留腹腔,平均透析液流速非常缓慢,每日引流液体 10L,约相当于 7ml/min。大、中分子通过对流,小分子物质通过扩散方式清除。

血液和透析液流量

血液透析中有连续的新鲜透析液不断灌注,因而整个透析过程始终保持一个较大的浓度梯度。与血液透析不同,

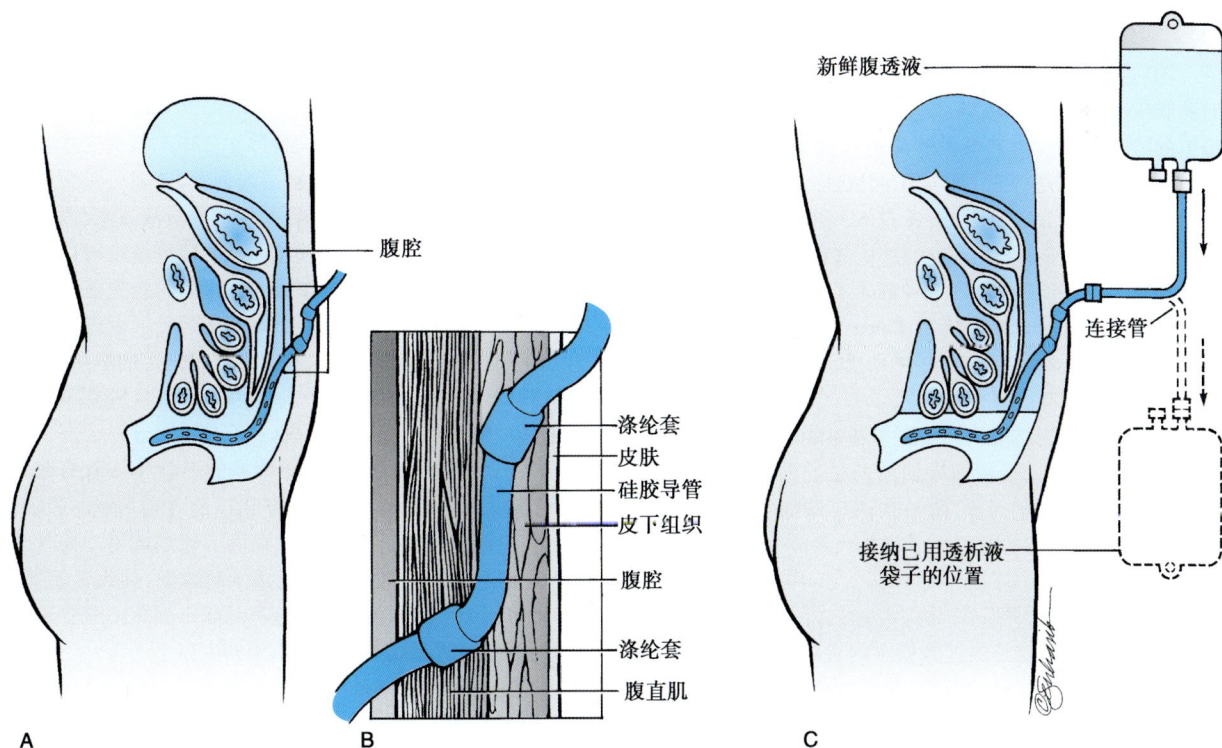

图 30-2　持续不卧床腹膜透析。(A)腹透管通过腹壁植入体内。(B)涤纶套和皮下隧道提供防止细菌感染的保护。(C)透析液靠重力流经腹透管进入腹腔。在规定的时间后,腹透液靠重力排出并丢弃。然后新的腹透液再注入腹腔,直到下一次排液期。如此,透析可以持续 24 小时。患者可以自由活动,进行他或她的日常活动。来源:Textbook of Medical-Surgical Nursing. 9th ed. Philadelphia,PA:Lippincott Williams & Wilkins;2000.

在典型的 CAPD 留腹期中,透析液中尿素和其他物质相对于非结合的血浆浓度出现增加。日间 4 小时的留腹期,透析液和血浆尿素浓度几乎相等,因而溶质清除率非常小。新鲜透析液的注入将重新建立浓度梯度,增加尿素的清除。对于每日交换 4 次,每次交换 2L 的腹膜透析患者而言,如果透析液和血浆尿素浓度相等,超滤除水 2L,尿素的清除率约为 7ml/min。这一尿素清除率大幅低于 HD 的尿素清除率,因此 CAPD 必须每周持续(即每日)进行以取得足够的尿素清除量。溶质的清除取决于血流量、透析液流量和腹膜的特性,例如膜的大小、渗透性和厚度。透析液流量是改善溶质清除的唯一便于调控的变量。在急性腹膜透析时,为获得相对较高的溶质清除率,在透析液循环过程中透析液保留存腹的 30~60 分钟就进行交换,从而有效提高溶质的清除率。CCPD 就是利用这一概念,在睡眠期用自动的灌注、留腹和引流程序,缩短留腹时间,而日间则将高糖透析液存留腹腔,直到下一个循环开始前。NIPD 是相似的,它是夜间交换,日间空腹或干腹。因此 NIPD 的尿素清除率较低,但是或许适合更多患者,特别是全天腹腔容量负荷过重的 CCPD 患者[58]。透析液中电解质浓度接近于生理浓度,来预防血清电解质的重大变化(表 30-1)。相对于 HD,PD 的潜在优势是大、中分子量物质的持续透析清除,进而消除它们的毒性效应。随着水的超滤,大、中分子通过对流清除,这些分子的清除较少依赖于血液和透析液流量,而更多依赖于透析时间。尽管 PD 溶质清除率低,但 PD 是一个持续的过程,与血透提供的间断治疗相比,更符合患者的生理条件。

液体的清除

HD 过程中,调整跨膜压,液体可以通过超滤清除。PD 时跨膜压并不容易调整,因此可以改变透析液渗透压实现液体的清除。依据患者需要清除液体的量来增加葡萄糖(水合葡萄糖)到透析液中形成不同浓度,进而实现对液体的超滤。透析液浓度包括 1.5%、2.5% 和 4.25% 葡萄糖浓度。1.5% 和 2.5% 葡萄糖浓度的透析液在 4 小时的存腹时间中净除水量分别是 200ml 和 400ml,4.25% 葡萄糖浓度透析液留腹整夜后的出水量约为 700ml[59]。如果持续留腹,葡萄糖可以被吸收,并且被血液中析出水分所稀释,因此超滤主要发生在透析液留腹的早期。

碳酸氢盐和透析液中钙镁离子是不相容的,二者结合可以产生沉淀,因此透析液中使用的是乳酸盐。在体内,透析液中乳酸盐可被吸收,随后代谢成碳酸氢盐,达到酸碱平衡。

透析通路

透析液注入腹腔是通过腹壁上内置的腹透管来实现。最常见的设计是 Tenckhoff 导管,由硅胶或聚氨基甲酸乙酯制成。导管分成直管和卷曲管两种类型,导管末端有许多微孔以供液体出入。导管可以有一个或两个涤纶套(cuff),涤纶套可以在内外附着处刺激纤维组织的生长,帮助固定导管;涤纶套的另一作用是阻止细菌迁移。对原来导管改进的产品已经在市场上出现,大多数改进品尝试着去克服

透析液引流相关的问题。保持腹透管的通畅是腹膜透析成功的必要条件。

透析液通过腹透管的灌入使用了 Y 形连接管和双袋系统。Y 转接头使用三臂结构,新鲜透析液和 Y 形连接管的上臂相连,另一空袋和下臂相连,主干与导管相连。夹闭流入管,打开主干和出液口,将废液从腹腔引流进空袋。将夹子反向夹闭,在新鲜透析液冲洗管路后就可以向腹腔内注入新鲜透析液。夹闭腹透管就可以去除 Y 形管和废液袋。双袋系统使用预先连接的空袋,分别连接 Y 形管路的两臂,而与腹透管则只单向连接。Y 形管的使用降低了腹膜炎的发病率,从过去的每 9~12 患者-月 1 例降低到 24~36 患者-月 1 例[60]。周期性的 PD 仅包含两个分离的系统,而 CAPD 有 4 个。

透析处方

案例 30-3

问题 1:M.J.,女性,27 岁,胰岛素依赖性糖尿病病史 14 年,身高 165.1cm,体重 65kg。糖尿病的并发症之一是导致 ESRD,需要透析治疗。到目前为止,她进行 CAPD 治疗 1 年,治疗进展顺利,没有出现任何并发症。透析方案是每日 1.5% 的葡萄糖透析液交换 3 次,第 4 次是夜间使用 4.25% 的葡萄糖透析液。使用双涤纶套 Tenckhoff 导管,透析液交换使用 Y 形连接管。患者血压控制良好,无水肿表现,无残余肾功能。对 M.J. 的透析额外增加 1.5% 葡萄糖透析液的目的是什么?为什么有时候要使用高达 4.25% 浓度的透析液?

大多数患者初始 CAPD 方案是白天用 1.5% 葡萄糖的透析液交换 3 次,第 4 次为夜间使用 4.25% 葡萄糖的透析液留腹过夜。按照白天每次交换除水 200ml,夜间交换除水 700ml 的量,每日透析预期除水量约为 1 300ml。依据患者体液负荷状态的评估,可根据需要增减透析液方案,以保持患者液体平衡。增加白天交换透析液葡萄糖浓度可以改善患者水潴留,开始用 2.5% 的来替换 1.5% 的腹透液。这种方法能够增加 200ml 的清除量,如果有必要可以进一步调整。对于水清除过度的患者,只要保证有充足的溶质清除,就可以减少每日交换液体的次数。如果每日需要交换 4 次,液体的摄入可以更自由,以保持充足的水分。

右旋葡萄糖(dextrose)是葡萄糖的右旋体。葡萄糖是小分子物质,可以迅速通过腹膜扩散。随着葡萄糖的吸收,腹透液的渗透压梯度逐步消失,降低了超滤效果。长时间留腹结束时,吸收的腹透液可能多于超滤量,导致负超滤,即排出体积小于注入体积。这种负超滤是临床上需要避免的。更多的超滤和液体管理可以预测生存率[61]。

艾考糊精(icodextrin)是一种在透析液中可代替葡萄糖的渗透剂,它是由淀粉衍生出来的,水溶性葡萄糖聚合物,大约 40% 被吸收并被代谢成麦芽糖低聚糖。艾考糊精在美国被批准在 CAPD 或 APD 患者的留腹期间使用。与葡萄糖不同,艾考糊精不容易扩散通过腹膜,但可以通过对流被腹膜淋巴管缓慢吸收而从腹腔清除[62],在超滤方面优于葡

萄糖透析液[63]。与葡萄糖的 PD 透析液相比,艾考糊精透析具有较少的葡萄糖吸收、碳水化合物暴露、脂肪蓄积和体重增加[64]。

使用艾考糊精时需要考虑如下因素。一方面,在较长的留腹期间用艾考糊精代替葡萄糖,则胰岛素的需求可能会降低。另一方面,更令人担忧的是,艾考糊精能导致葡萄糖监测仪不能区分葡萄糖和麦芽糖,从而造成葡萄糖浓度的假性升高[65]。这种情况下,胰岛素和其他降糖药物可能会不必要的增加,进而导致医源性的低血糖。一份药物警戒报告确认了使用艾考糊精进行腹膜透析的患者中有 3 名患者出现了医源性的低血糖[66]。艾考糊精的其他非预期作用还包括皮疹、无菌性腹膜炎以及血清淀粉酶浓度的假性降低使得胰腺炎的诊断变得复杂[65]。

腹膜炎

案例 30-3,问题 2:M. J. 在透析门诊主诉腹部压痛和云雾状引流液。透析液检查显示白细胞计数(WBC)330 个/μl,中性粒细胞百分比 62%,透析液细菌涂片为革兰氏阳性球菌。在白天每袋透析液中加入 10U 的胰岛素,夜间透析液加入 15U 胰岛素留腹后,她的糖尿病可以得到控制。在等待培养结果时,开具了头孢唑林和头孢他啶的医嘱。该方案覆盖合适吗?请为 M. J. 的感染给出剂量和给药方式。

PD 患者最严重的并发症是腹膜炎。患者经常表现为腹痛、恶心、呕吐、发热伴或不伴有透析液混浊。腹透流出液应送到实验室进行细胞计数,革兰染色和培养,在此期间开始抗菌药物治疗。细菌性腹膜炎通常伴有透析液 WBC 计数升高,WBC>100/μl,中性粒细胞百分比>50%。国际腹膜透析协会腹膜炎管理咨询委员会一致的推荐意见请登录 http://www.ispd.org[67]。

经验性治疗必须同时覆盖革兰氏阳性和革兰氏阴性菌[67]。万古霉素耐药性菌株越来越普遍,促使经验治疗从万古霉素转向一代头孢菌素(头孢唑林、头孢噻吩)。如果没有革兰染色的结果,初始治疗应将头孢唑林(cefazolin)或头孢噻吩(cephalothin)(覆盖革兰氏阳性菌)与头孢他啶(ceftazidime)(覆盖革兰氏阴性菌)联合加入到同一袋腹透液中,腹腔内(IP)给药,剂量为 15mg/kg(约 500mg),每日 1 次[67]。M. J. 体重 65kg,因此 1g 头孢唑林和头孢他啶 IP 是合适的。两药均为 1g 的小瓶规格。为了准备 IP 给药的剂量,每种无菌抗菌药物粉末用 3~10ml 无菌水溶解并充分摇晃。用注射器将该溶液抽出并注射到腹透液中。必须使用不同注射器将抗菌药物加入透析液中。也可以应用氨基糖苷类抗菌药物以代替头孢他啶,未发现氨基糖苷类对残余肾功能有不利影响[68]。在使用庆大霉素的腹膜炎患者中发现,此类患者体内庆大霉素的系统吸收较高,药物半衰期延长,这可导致药物蓄积[69]。短期使用庆大霉素似乎是安全和有效的,但长期治疗仍有潜在的毒性风险,如耳和/或前庭毒性。庆大霉素(gentamicin)、妥布霉素(tobramycin)或奈替米星(netilmicin)都可以选用,剂量是每袋 0.6mg/kg,每日 1 次。而阿米卡星(amikacin)的剂量是每

袋 2mg/kg,每日 1 次。抗菌药物应该留腹至少 6 小时,最少治疗疗程为 2 周[67]。M. J. 应在过夜的腹透液中加入抗菌药物,因为过夜腹透的留腹时间最长。随后的抗菌药物治疗应该以细菌培养的结果和药物敏感性试验结果为依据,按照治疗指南制定针对性治疗方案。

这是 M. J. 首次发作腹膜炎。最有可能的病原菌是葡萄球菌,和革兰氏阳性染色的结果一致。治疗方案为单独使用头孢唑林(或头孢噻吩)每日腹腔给药 15mg/kg。头孢他啶应停用。万古霉素不宜经验性使用,但可应用于甲氧西林耐药金黄色葡萄球菌的感染以及甲氧西林耐药表皮葡萄球菌感染,或 M. J. 对经验性治疗无反应时再使用万古霉素。

案例 30-3,问题 3:M. J. 的透析液中增加了肝素的医嘱。原因是什么?她也接受腹腔胰岛素治疗。这合适吗?或者她是否应该调整为皮下给予胰岛素?

除抗菌药物外,肝素 500U/L 应加入到每次更换的透析液中用以预防纤维凝块的形成,腹膜腔流出受阻和腹透管的堵塞[67]。由于感染可以引起胰岛素抵抗,腹膜炎又会使葡萄糖和胰岛素吸收增加,因此治疗中应监测 M. J. 的血糖。血糖浓度不易控制的患者需暂时停止腹腔内(IP)注射胰岛素,并进行其他途径给药。参见案例 30-3,问题 7,关于胰岛素给药的其他考虑。

案例 30-3,问题 4:如果 M. J. 接受 APD 取代 CAPD,对于感染的治疗有何不同?

APD 中循环机器自动循环透析液进出腹腔。CCPD 的患者在睡眠时使用循环机夜间通常需要交换 3~5 次,每次持续约 2 小时。日间透析液存留腹腔,夜间重复这一过程。NIPD 的患者白天干腹,不需要持续透析,每晚交换 6~8 次,每次交换留置时间 1~2 小时,由于增加了透析液的流量,因此小分子物质清除率明显增加[58]。

由于 APD 患者腹膜炎感染的病原微生物和 CAPD 患者相似,因此 APD 患者一线抗菌药物的选择和 CAPD 患者一样。但是两者药物给药方案不同,因为 CCPD 患者和 NIPD 患者只在夜间进行腹膜透析,并且 NIPD 患者腹透液白天并不留腹。APD 的快速交换可能会导致没有足够的时间来达到治疗药物浓度。APD 患者的白天腹透长时间留腹期间,头孢唑林的剂量是每日 20mg/kg(约 500mg)[67]。M. J. 应在漫长的白天留腹时间里 IP 头孢唑林 1 500mg。这样操作有个问题,即患者在漫长的白天留腹时间里接受了单剂量的头孢菌素,可能会导致晚上 IP 水平低于大多数致病菌的 MIC,这会无法抑制生物被膜相关的致病菌,导致复发性腹膜炎[67]。更安全的方法是在 APD 每次交换中均添加头孢菌素。由于缺乏 APD 患者使用其他抗菌药物的临床试验,从 CAPD 的文献进行类推是有必要的。有一篇新的综述详述了 APD 患者腹膜炎时抗菌药物的药代动力学相关知识[70]。

腹透管出口的感染：预防

案例 30-3，问题 5：腹透管出口感染是出现腹膜炎的重要危险因素。教育 M. J. 每日进行导管护理时应提供哪些信息？为 M. J. 推荐合适的抗菌药物乳膏涂抹在导管出口处。

预防导管出口处的感染（和因此发生的腹膜炎）是出口处护理的主要目的。一些预防措施很重要：如恰当的置管、精心的术后导管护理和出口处的日常护理。透析护士使用无菌技术对新放置的导管进行敷料更换，直到出口部位完好愈合，这通常需要 2 周时间。一旦出口部位愈合良好，就需要对 M. J. 进行教育，培训出口处的常规护理。常规护理包含在接触出口部位前用含至少 70% 乙醇或抗菌肥皂搓双手至少 15 秒[71]。每日需用抗菌肥皂清洗出口部位，尽管使用防腐剂（如，聚维酮碘或氯己定）也是一种合理选择，只要其使用浓度无细胞毒性[72]。过氧化氢因会导致干燥而应避免作为常规防腐剂。每日清洗后，可以要求 M. J. 用棉签将抗微生物乳膏（如莫匹罗星、庆大霉素）涂在导管出口周围。莫匹罗星（mupirocin）油膏，而非乳膏，会导致聚氨酯导管的结构破坏，应避免在使用这些导管的患者中应用该制剂[72]。

导管出口处感染最常由金葡菌和铜绿假单胞菌属引起[67]。在一项随机、双盲试验中，发现含 0.1% 硫酸庆大霉素乳膏与含 2% 莫匹罗星乳膏在预防金葡菌感染具有同等效果[73]。庆大霉素乳膏在减少铜绿假单胞菌和其他革兰氏阴性菌引起的导管感染也有较好效果，而莫匹罗星乳膏则不是。使用庆大霉素还可以延长第一次导管感染出现的时间，减少特别是革兰氏阴性菌引起的腹膜炎。基于这些原因，PD 患者每日在出口部位使用庆大霉素乳膏被认为是预防的较好选择，将是 M. J. 治疗的优先选择。最后，导管应该用小块辅料和胶带固定，防止牵拉和损伤出口部位，导致感染。

腹透管出口的感染：治疗

案例 30-3，问题 6：尽管精心护理导管，但如果 M. J. 出现导管出口处感染，需要口服治疗或腹腔治疗吗？

出口部位感染的经验治疗应立即开始，通常覆盖金葡菌。除耐甲氧西林的金葡菌感染外，口服抗菌药物治疗和 IP 治疗同样有效[67]。单纯的出口局部红斑可以使用经典药物来治疗，但如果有脓性分泌物则表明感染严重需要系统的抗菌药物治疗。革兰氏阳性菌可口服一代头孢或口服耐青霉素酶的青霉素。感染治疗缓慢可以加用口服利福平（rifampin）600mg/d（单次或分次）。避免单用或在结核流行的地区使用利福平。利福平是药物代谢酶的诱导剂，合用时应评估潜在的药物相互作用。在治疗铜绿假单胞菌导致的导管出口感染时，口服喹诺酮类抗菌药物是一线用药。铜绿假单胞菌感染很难治疗，通常需要联合两种抗菌药物并延长治疗，不推荐单药治疗，因为耐药发展很快。如果感染治疗缓慢或复发（recurrence）的情况下，则应增加第二种抗铜绿假单胞菌的药物（如头孢他啶，IP）。革兰氏阴性菌可以用口服环丙沙星 500mg，每日 2 次治疗[74]。安排喹诺酮服用的时间表很重要，因其可与其他药物或食物在胃肠道内形成螯合物，需避免。潜在的螯合物包括钙剂、铁剂、多种维生素、抗酸药、锌、硫糖铝和奶制品。抗菌药物治疗应持续至少 2 周，直到出口部位完全恢复正常。

体重增加

案例 30-3，问题 7：M. J. 注意到自从腹透开始后体重出现增加。除了液体潴留之外，体重增加的其他可能的原因有哪些？这可能会如何影响她的胰岛素需求呢？

葡萄糖在透析液中主要是作为渗透剂使用，每次交换时清除液体。高浓度的葡萄糖透析液可清除更多的液体。每日约 500~1 000kcal 的热量从腹透液中以葡萄糖的形式被机体吸收，这会导致患者体重增加。一些患者需要调整口服热量的摄入，以避免过度增重。一般来讲，由于额外的能量摄入，糖尿病患者胰岛素的需要量明显增加。经腹腔内注射给药时，胰岛素的生物利用度会降至 20%~50%，因此所用剂量是通常皮下给药剂量的 2~3 倍。参见案例 30-3，问题 3，有关胰岛素剂量的其他考虑。

（杭永付 译，易玲 校，缪丽燕 审）

参考文献

1. The National Kidney Foundation–Kidney Disease Outcomes Quality Initiative. NKF-K/DOQI clinical practice guidelines for chronic kidney disease: evaluation, classification, and stratification. *Am J Kidney Dis*. 2002;39:S1.
2. Andrassy KM. KDIGO clinical practice guideline for the evaluation and management of chronic kidney disease. *Kidney Int Suppl*. 2013;3(1):1.
3. U.S. Renal Data System. *USRDS Annual Data Report: An Overview of the Epidemiology of Kidney Disease in the United States*. Bethesda, MD: National Institutes of Health, National Institute of Diabetes and Digestive and Kidney Diseases; 2014.
4. The National Kidney Foundation–Kidney Disease Outcomes Quality Initiative. NKF-K/DOQI clinical practice guidelines for hemodialysis adequacy: update 2006. *Am J Kidney Dis*. 2006;48(Suppl 1):S2.
5. The National Kidney Foundation–Kidney Disease Outcomes Quality Initiative. NKF-K/DOQI clinical practice guidelines for peritoneal dialysis adequacy: update 2006. *Am J Kidney Dis*. 2006;48(Suppl 1):S91.
6. The National Kidney Foundation–Kidney Disease Outcomes Quality Initiative. NKF-K/DOQI clinical practice guidelines for vascular access. *Am J Kidney Dis*. 2006;48(Suppl 1):S176.
7. Yeun JY et al. Hemodialysis. In: Brenner BM et al, eds. *Brenner and Rector's The Kidney*. Philadelphia, PA: Elsevier Saunders; 2012:2294.
8. Ahmad S et al. Hemodialysis apparatus. In: Daugirdas JT et al, eds. *Handbook of Dialysis*. Philadelphia, PA: Wolters Kluwer Health; 2015:66.
9. Uda S et al. Biocompatible characteristics of high-performance membranes. *Contrib Nephrol*. 2011;173:23.
10. Daugirdas JT et al. A nomogram approach to hemodialysis urea modeling. *Am J Kidney Dis*. 1994;23:33.
11. Hauck M et al. In vivo effects of dialysate flow rate on Kt/V in maintenance hemodialysis patients. *Am J Kidney Dis*. 2000;35:105.
12. Ward RA et al. Dialysis water and dialysate. In: Daugirdas JT et al, eds. *Handbook of Dialysis*. Philadelphia, PA: Wolters Kluwer Health; 2015:89.
13. Allon M. Current management of vascular access. *Clin J Am Soc Nephrol*. 2007;2(4):786.
14. Davenport A et al. Anticoagulation. In: Daugirdas JT et al, eds. *Handbook of Dialysis*. Philadelphia, PA: Wolters Kluwer Health; 2015:252.
15. Apsner R et al. Citrate for long-term hemodialysis: prospective study of 1,009 consecutive high-flux treatments in 59 patients. *Am J Kidney Dis*. 2005;45:557.
16. Lim W et al. Safety and efficacy of low molecular weight heparins for hemodialysis in patients with end-stage renal failure: a meta-analysis of

randomized trials. *J Am Soc Nephrol.* 2004;15(12):3192.

17. Saltissi D et al. Comparison of low-molecular-weight heparin (enoxaparin sodium) and standard unfractionated heparin for hemodialysis anticoagulation. *Nephrol Dial Transplant.* 1999;14:2698.

18. Sridharan S et al. Dalteparin dosing in high-flux haemodialysis and haemodiafiltration. *Nephron Clin Pract.* 2012;122(1/2):53.

19. Hainer JW et al. Intravenous and subcutaneous weight-based dosing of the low molecular weight heparin tinzaparin (Innohep) in end-stage renal disease patients undergoing chronic hemodialysis. *Am J Kidney Dis.* 2002;40:531.

20. Bramham K et al. Comparison of Tinzaparin and unfractionated heparin as anticoagulation on haemodialysis: equal safety, efficacy and economical parity. *Nephron Clin Pract.* 2008;110(2):c107.

21. Harenberg J. Is laboratory monitoring of low-molecular weight heparin therapy necessary? Yes. *J Thromb Haemost.* 2004;2:547.

22. Bounameaux H et al. Is laboratory monitoring of low-molecular weight heparin therapy necessary? No. *J Thromb Haemost.* 2004;2:551.

23. Brophy DF et al. The pharmacokinetics of enoxaparin do not correlate with its pharmacodynamic effect in patients receiving dialysis therapies. *J Clin Pharmacol.* 2006;46:887.

24. Farooq V et al. Serious adverse incidents with the usage of low molecular weight heparins in patients with chronic kidney disease. *Am J Kidney Dis.* 2004;43:531.

25. Hirsh J et al. Heparin and low-molecular weight heparin: the Seventh ACCP Conference on Antithrombotic and Thrombolytic Therapy. *Chest.* 2004;126:188S.

26. Garcia DA et al. Parenteral anticoagulants: antithrombotic therapy and prevention of thrombosis, 9th ed: American College of Chest Physicians Evidence-Based Clinical Practice Guidelines. *Chest.* 2012;141(2 Suppl):e24S.

27. Hursting MJ et al. Argatroban anticoagulation in renal dysfunction: a literature analysis. *Nephron Clin Pract.* 2008;109(2):c80.

28. Tang IY et al. Argatroban and renal replacement therapy in patients with heparin-induced thrombocytopenia. *Ann Pharmacother.* 2005;39(2):231.

29. Murray PT et al. A prospective comparison of three argatroban treatment regimens during hemodialysis in end-stage renal disease. *Kidney Int.* 2004;66:2446.

30. Benz K et al. Hemofiltration of recombinant hirudin by different hemodialyzer membranes: implications for clinical use. *Clin J Am Soc Nephrol.* 2007;2(3):470.

31. Bucha E et al. R-hirudin as anticoagulant in regular hemodialysis therapy: finding of therapeutic R-hirudin blood/plasma concentrations and respective dosages. *Clin Appl Thromb Hemost.* 1999;5:164.

32. Tsu LV et al. Bivalirudin dosing adjustments for reduced renal function with or without hemodialysis in the management of heparin-induced thrombocytopenia. *Ann Pharmacother.* 2011;45(10):1185.

33. Davenport A. What are the anticoagulation options for intermittent hemodialysis? *Nat Rev Nephrol.* 2011;7(9):499.

34. Sombolos KI et al. Use of fondaparinux as an anticoagulant during hemodialysis: a preliminary study. *Int J Clin Pharmacol Ther.* 2008;46(4):198.

35. Saran R et al. Longer treatment time and slower ultrafiltration in hemodialysis: associations with reduced mortality in the DOPPS. *Kidney Int.* 2006;69:1222.

36. Perazella MA. Pharmacologic options available to treat symptomatic intradialytic hypotension. *Am J Kidney Dis.* 2001;38(Suppl 4):S26.

37. Cruz DN et al. Midodrine and cool dialysate are effective therapies for symptomatic intradialytic hypotension. *Am J Kidney Dis.* 1999;33(5):920.

38. Brewster UC et al. Addition of sertraline to other therapies to reduce dialysis-associated hypotension. *Nephrol.* 2003;8(6):296.

39. Lynch KE et al. Effects of L-carnitine on dialysis-related hypotension and muscle cramps: a meta-analysis. *Am J Kidney Dis.* 2008;52(5):962.

40. Raymond CB et al. Treatment of leg cramps in patients with chronic kidney disease receiving hemodialysis. *Cannt J.* 2011;21(3):19.

41. El-Hennawy AS et al. A selected controlled trial of supplementary vitamin E for treatment of muscle cramps in hemodialysis patients. *Am J Ther.* 2010;17(5):455.

42. Khajehdehi P et al. A randomized, double-blind, placebo-controlled trial of supplementary vitamins E, C and their combination for treatment of haemodialysis cramps. *Nephrol Dial Transplant.* 2001;16:1448.

43. Arieff AI. Dialysis disequilibrium syndrome: current concepts on pathogenesis and prevention. *Kidney Int.* 1994;45:629.

44. Tseke P et al. Thrombolysis with alteplase: a non-invasive treatment for occluded arteriovenous fistulas and grafts. *Artif Organs.* 2011;35(1):58.

45. Falk A et al. Reteplase in the treatment of thrombosed hemodialysis grafts. *J Vasc Interv Radiol.* 2001;12:1257.

46. Falk A et al. Tenecteplase in the treatment of thrombosed hemodialysis grafts. *Cardiovasc Intervent Radiol.* 2005;28(4):472.

47. Hilleman D et al. Efficacy, safety, and cost of thrombolytic agents for the management of dysfunctional hemodialysis catheters: a systematic review. *Pharmacotherapy.* 2011;31(10):1031.

48. Hemmelgarn BR et al. Prevention of dialysis catheter malfunction with recombinant tissue plasminogen activator. *N Engl J Med.* 2011;364(4):303.

49. Dixon BS et al. Effect of dipyridamole plus aspirin on hemodialysis graft patency. *N Engl J Med.* 2009;360(21):2191.

50. Nee R et al. Cost-effectiveness of antiplatelet therapy to prolong primary patency of hemodialysis graft. *Clin Nephrol.* 2014;81(1):38.

51. Crowther MA et al. Low-intensity warfarin is ineffective for the prevention of PTFE graft failure in patients on hemodialysis: a randomized controlled trial. *J Am Soc Nephrol.* 2002;13:2331.

52. Schmitz PG et al. Prophylaxis of hemodialysis graft thrombosis with fish oil: double-blind, randomized, prospective trial. *J Am Soc Nephrol.* 2002;13(1):184.

53. Lok CE et al. Effect of fish oil supplementation on graft patency and cardiovascular events among patients with new synthetic arteriovenous hemodialysis grafts: a randomized controlled trial. *JAMA.* 2012;307(17):1809.

54. Mermel LA et al. Clinical practice guidelines for the diagnosis and management of intravascular catheter-related infection: 2009 Update by the Infectious Diseases Society of America. *Clin Infect Dis.* 2009;49(1):1.

55. Wasserstein AG. L-carnitine supplementation in dialysis: treatment in quest of disease. *Semin Dial.* 2013;26(1):11.

56. Rabindranath KS et al. Automated vs continuous ambulatory peritoneal dialysis: a systematic review of randomized controlled trials. *Nephrol Dial Transplant.* 2007;22(10):2991.

57. Cnossen TT et al. Comparison of outcomes on continuous ambulatory peritoneal dialysis versus automated peritoneal dialysis: results from a USA database. *Perit Dial Int.* 2011;31(6):679.

58. Brophy DF et al. Automated peritoneal dialysis: new implications for pharmacists. *Ann Pharmacother.* 1997;31:756.

59. Blake PG, ed. Adequacy of peritoneal dialysis and chronic peritoneal dialysis prescription. In: Daugirdas JT et al, eds. *Handbook of Dialysis.* Philadelphia, PA: Wolters Kluwer Health; 2015:464.

60. Port FK et al. Risk of peritonitis and technique failure by CAPD connection technique: a national study. *Kidney Int.* 1992;42:967.

61. Brown EA et al. Survival of functionally anuric patients on automated peritoneal dialysis: The European APD Outcome Study. *J Am Soc Nephrol.* 2003;14:2948.

62. Moberly JB et al. Pharmacokinetics of icodextrin in peritoneal dialysis patients. *Kidney Int.* 2002;62(Suppl 81):S23.

63. Finkelstein F et al. Superiority of icodextrin compared to 4.25% dextrose for peritoneal ultrafiltration. *J Am Soc Nephrol.* 2005;16:546.

64. Cho KH et al. Effect of icodextrin dialysis solution on body weight and fat accumulation over time in CAPD patients. *Nephrol Dial Transplant.* 2010;25(2):593.

65. Silver SA et al. Practical considerations when prescribing icodextrin: a narrative review. *Am J Nephrol.* 2014;39(6):515.

66. Firanek CA et al. Avoidable iatrogenic hypoglycemia in patients on peritoneal dialysis: the risks of nonspecific glucose monitoring devices and drug-device interaction. *J Patient Saf.* 2014;10(4):218.

67. Li PK et al. Peritoneal dialysis-related infections recommendations: 2010 update. *Perit Dial Int.* 2010;30(4):393.

68. Badve SV et al. Use of aminoglycosides for peritoneal dialysis-associated peritonitis does not affect residual renal function. *Nephrol Dial Transplant.* 2012;27(1):381.

69. Varghese JM et al. Pharmacokinetics of intraperitoneal gentamicin in peritoneal dialysis patients with peritonitis (GIPD study). *Clin J Am Soc Nephrol.* 2012;7(8):1249.

70. Manley HJ et al. Treatment of peritonitis in APD: pharmacokinetic principles. *Semin Dial.* 2002;15:418.

71. Piraino B et al. ISPD position statement on reducing the risks of peritoneal dialysis-related infections. *Perit Dial Int.* 2011;31(6):614.

72. Piraino B et al. ISPD guidelines/recommendations. Peritoneal dialysis-related infections recommendations: 2005 update. *Perit Dial Int.* 2005;25:107.

73. Bernardini J et al. Randomized, double-blind trial of antibiotic exit site cream for prevention of exit site infection in peritoneal dialysis patients. *J Am Soc Nephrol.* 2005;116:539.

74. Keane WF et al. Adult peritoneal dialysis-related peritonitis treatment recommendations: 2000 update. *Perit Dial Int.* 2000;20:396.

核心原则

		章节案例
①	许多药物的药动学和药效学在肾功能受损(如肾小球滤过率下降)或正在进行肾脏替代治疗的患者中都发生了改变。	案例31-1(问题1和2) 案例31-2(问题1) 案例31-3(问题1和3) 案例31-4(问题1和2) 案例31-5(问题1和4) 案例31-8(问题1~3)
②	临床医师应了解肾功能不全情况下需要调整剂量的药物,以避免药物不良事件和患者治疗结果不佳。	案例31-1(问题1和2) 案例31-3(问题1和3) 案例31-4(问题1和2) 案例31-5(问题1和4)
③	经肾脏排泄的药物剂量应根据患者的肾功能进行调整(如肌酐清除率)。初始剂量可根据厂家的处方信息、已出版的指南或发表的文献来决定。	案例31-1(问题1和4) 案例31-3(问题3) 案例31-4(问题1) 案例31-5(问题1、4和5)
④	许多药物的治疗窗比较窄(即,获得所需疗效的药物浓度范围)。这些药物在亚治疗浓度水平达不到疗效,高于治疗范围又会出现不良事件,所以需要进行治疗药物浓度监测以达到所需的靶浓度。	案例31-1(问题2和3) 案例31-5(问题2) 案例31-7(问题1) 案例31-8(问题3)
⑤	肾脏替代治疗(如血液透析、连续性静脉-静脉血液滤过)对药物的体外清除有重大影响。临床医师应该了解肾脏替代治疗的方法及对药物剂量的影响。	案例31-1(问题5~8) 案例31-2(问题1和2) 案例31-3(问题1和4) 案例31-5(问题3和4) 案例31-6(问题1)
⑥	药物的生物转化在肾功能不全患者中可能会发生改变。活性或毒性代谢产物在肾功能不全患者中可能会蓄积,从而导致不良影响。辅料如稀释剂在肾功能不全情况下也会蓄积,从而产生毒性。	案例31-3(问题2) 案例31-8(问题1和2)

基本原则

肾脏在许多药物的处置中发挥着重要作用。对肾功能损伤的患者而言,制定个体化的药物治疗方案非常重要。如果不对这些患者进行仔细的药物治疗方案调整与监测,则可能发生药物或毒性代谢产物的蓄积,导致严重的药物不良反应。许多患者同时接受多种药物治疗,故需要更多地关注这些患者药物剂量的调整。

除药物清除的改变外,许多和肾脏疾病有关的因素可影响药物的药动学和药效学特征,导致这些患者易于出现潜在的药物毒性反应。如与尿毒症相关的生理学变化能改变药物的吸收、蛋白结合率、分布或清除。这些生理学的影响能够改变血浆或者血液中的药物浓度及其在靶组织的药物活性,从而影响药物的疗效和毒性。

关于肾脏病对药物药效学影响的研究较少,如药理作用或毒性作用的产生与药物浓度是否相关尚不清楚。肾脏病患者可能对一些药物更敏感，发生不良反应的频率也更高。

肾功能不全对药物分布的影响

生物利用度

虽然多种因素可潜在影响肾病患者的药物吸收过程，但描述生物利用度变化的数据却有限。例如，尿毒症患者的药物吸收因恶心、呕吐、腹泻、胃炎和胃肠（gastrointestinal，GI）道水肿（肾病综合征的一种并发症）而受损。尿毒症相关的神经病变也会导致胃肠动力学以及胃排空时间的改变。同时，尿毒症也可以增加胃氨水平，导致胃液中 pH 升高，从而影响需在酸性环境下吸收的药物的生物利用度，如硫酸亚铁（ferrous sulfate）[1]。与此类似，肾功能不全患者常因胃肠道症状以及高磷血症而使用含钙抗酸剂，此类制剂也可中和胃内盐酸，增加胃内 pH 水平。终末期肾病（ESRD）患者常口服磷结合剂，如司维拉姆（sevelamer）和碳酸镧（lanthanum carbonate），也会影响其他药物的吸收[2,3]。

口服药物的生物利用度也依赖于药物首过（系统前）消除的程度。肾病患者口服普萘洛尔（propranolol）时首过肝代谢下降，生物利用度增加[4]。然而，后来的研究中将肾功能不全患者口服普萘洛尔后血药浓度升高归因于全血/血浆比值的显著升高[5]，肠道 P-糖蛋白活性也降低[6]。其他会因肾脏疾病导致生物利用度增加的药物还包括氯唑西林（cloxacillin）、丙氧芬（propoxyphene）、二氢可待因（dihydrocodeine）、恩卡尼（encainide）和齐多夫定（zidovudine，AZT）。例如在肾功能受损的患者中，二氢可待因的浓度-时间曲线下面积可增加 70%[7]。

蛋白结合率和分布容积

药物药理作用的强度取决于游离或非结合态药物在靶组织的分布数量。肾功能不全患者的蛋白结合率经常发生变化，这有可能增加非结合态药物的数量[8]。临床上，上述变化对高蛋白结合率的酸性药物（>80%）至关重要，反之，在肾病中碱性药物的结合率通常不改变或可能下降。蛋白结合率下降将导致体内药物游离部分数量增加，表观分布容积（apparent volume of distribution，Vd）增加，低萃取率的药物血浆清除率（clearance，Cl）升高。然而，在 Vd 与清除率同时增加的前提下，这些药物的消除半衰期（$t_{1/2}$）将不变或变化很小。此外，对于萃取率较高的药物而言，可能 Vd 增加而清除率没有相应增加。这种情况下，鉴于以下公式，药物半衰期就会相应延长，其中 Kd 是药物的消除速率常数：

$$Kd = Cl/Vd \qquad \text{（公式 31-1）}$$

$$t_{1/2} = 0.693 \times Vd/Cl \qquad \text{（公式 31-2）}$$

肾功能不全患者中，尿毒症毒素的蓄积也可能改变蛋白结合率。当高蛋白结合率药物的游离浓度发生变化时，总的血药浓度就要重新评价。也就是说，随着游离药物浓度的增加，达到治疗效果所需的总体血药浓度低于常规状态时的药物浓度。

低白蛋白血症是肾功能不全患者的常见并发症。因为酸性药物（而不是碱性药物）常与血浆白蛋白结合，所以在肾功能不全患者中酸性药物蛋白结合率将会发生变化（表 31-1）[9]。尿毒症患者常存在酸性代谢产物的蓄积，这些酸性物质很可能抑制或取代酸性药物与白蛋白结合位点的结合。经血液透析清除了酸性物质后，酸性药物的蛋白结合率升高也支持这一论点。此外，尿毒症患者存在白蛋白像或结构的变化，这也可能减少药物结合位点数量或降低亲和力。已有研究证明尿毒症患者与正常人的白蛋白氨基酸序列存在差别[10]。抗惊厥药物苯妥英钠（phenytoin）就是一个典型的例子，在肾病中它的蛋白结合率出现了变化[11]。更多的细节问题将会在本章后面讨论。

表 31-1

肾功能不全时酸性药物的血浆蛋白结合率（%）

药物	正常	肾功能不全
头孢唑林	85	69
头孢西丁	73	25
氯贝丁酯	97	91
二氮嗪	94	84
呋塞米	96	94
戊巴比妥	66	59
苯妥英钠	88～93	74～84
水杨酸盐	87～97	74～84
磺胺甲噁唑	66	42
丙戊酸	92	77
华法林	99	98

肾脏疾病可以改变多种药物的分布容积。Vd 或"表观分布容积"指的是体内全部药物分布所需要的一个腔室的大小或"容积"，此时假定血浆中的药物浓度即代表药物在机体不同组织中的分布浓度。蛋白结合率高的药物，一旦血浆蛋白结合率下降就会导致表观分布容积的增加，如苯妥因。

蛋白结合率不高的药物（如庆大霉素、异烟肼），在患者发生肾病时，其 Vd 变化不大。但地高辛（digoxin）是个例外，肾脏病患者的 Vd 是下降的。这归因于心肌组织对地高辛的摄取率下降，导致心肌或组织中地高辛浓度相对于血清浓度的比值下降[12]。

排泄

肾脏病对药物排泄率的影响程度取决于正常状态下尿液中原型药物清除量以及肾功能的损伤程度。随着肾脏疾病的进展，尿毒症患者毒素排泄能力不断下降，某些主要经肾脏清除的药物清除能力就会明显降低。此时，如果这些药物的剂量不根据患者肾功能程度变化进行调整，就会造成蓄积,从而潜在增强药理作用和毒性反应。

肾脏主要是通过滤过与主动分泌来排泄药物。决定药物肾脏滤过能力的特性包括蛋白结和力及其分子量(molecular weight,MW)。蛋白结合率低的药物,或肾病状态下那些易于从蛋白质上被置换下来的药物(如苯妥英钠),更易于被肾小球滤过。大分子药物(MW>20 000Da)由于较大的尺寸则不易从肾小球滤过。至于肾脏疾病如何选择性改变某些特殊药物的肾小球滤过率或肾小管分泌的机制并不清楚。因此,通常用测定肾脏清除某些物质如肌酐的能力[即,肌酐清除率(CrCl)]来评估肾病时的药物清除率(参见第 29 章)。

有机阴离子转运体(organic anion transporters,OATs)是在肾小管基底膜上发现的主要转运体。OATs 能够将小的阴离子转运至肾小管上皮细胞内。急性肾损伤导致的 OAT 活性降低会引起许多药物的肾脏分泌下降,如甲氨蝶呤(methotrexate)、非甾体抗炎药和阿司匹林[13]。

对于那些主要依靠肝脏代谢进行排泄的药物,肾脏病也会明显影响其清除过程[14]。例如羟基化与葡萄糖醛酸化的代谢过程中,通常会产生无生物活性、极性更高的化合物,这些物质可经肾脏清除。某些药物的代谢产物(如哌替啶、吗啡、普鲁卡因胺)具有药理活性或毒性。在肾病患者中,这些代谢产物很可能在体内蓄积,导致药理活性和毒副反应的增强[15,16]。如肾病时,吗啡的中枢神经系统(central nervous system,CNS)毒性正是源于其代谢中间产物吗啡-6-葡萄糖醛苷酸在体内的蓄积。因此,肾功能损伤患者在使用这些药物时要进行认真细致的剂量调整,或者尽量避免使用这些药物。研究者在肾组织内还发现了一些代谢酶类,可能在一些药物的代谢方面也具有重要的作用[17,18]。在肾功能受损的患者中,一些药物(如阿昔洛韦)的非肾脏清除率降低,这一现象被认为与"肾脏代谢"下降有关[19]。

用于制药的赋形剂也应该考虑。在肾功能不全的情况下,伊曲康唑与伏立康唑的药动学并没有明显的改变。然而,伊曲康唑、泊沙康唑与伏立康唑注射剂中含有增溶剂——β-环糊精,在肾功能正常时可以快速经过肾小球滤过清除,但是在肾损伤患者中会蓄积,并导致胃肠道反应[20]。

透析对药物的清除

对透析患者进行药物治疗时,必须考虑到透析对药物清除的影响。透析结束后后者很可能需要追加剂量,或者对其药物治疗方案进行必要的调整,从而维持治疗药物浓度。在用药过量时,透析也可加速某些药物从体内清除。

在应用透析疗法处理药物过量时,患者可能产生一些与药物透析清除过程不相关的临床表现。如血浆药物浓度水平下降很可能与同期肝脏代谢性清除或肾脏排泄有关,这些过程独立于透析过程本身。此外,临床症状的改善很可能与透析清除药物的活性代谢产物有关,而不一定是母体药物本身。

透析对药物清除能力的影响可参阅一些早期文献。但令人遗憾的是,过去的文献资料与特定的临床状态之间存在一定差距,而适合于某一特定药物透析治疗的研究资料

更是少之又少。

将过去的文献资料应用于某一特定患者时,必须考虑到透析器的特性(透析机器的类型、膜面积、膜孔径、血流速与血液透析液流速)(参见第 30 章,肾脏透析)。同时,也应评估一些个例报道中有关患者的特殊信息(如服药时间、肝、肾功能),还应考虑用于计算透析药物清除率的方法。此外,临床研究者们经常应用透析前与透析后血清药物浓度来评价药物的透析清除率,而没有考虑药物代谢与排泄对药物清除率的影响。

药物特性

药物的理化特性可用来预测透析对该药物清除的效能[21-23]。常规血液透析可以有效去除小分子量(molecular-weight,MW)化合物,因为这些化合物更易于透过透析膜。应用铜纺膜进行透析时,分子量≤500Da 的化合物相对于分子量大的化合物(如万古霉素,分子量约 1 400Da)更容易被清除。而新的高通量透析器使用聚砜膜,能够更有效地清除分子量较大的化合物(参见第 30 章)。此外,水溶性化合物(如氨基糖苷类、锂)较脂溶性化合物(如地西泮)或那些分布在红细胞里的化合物(如他克莫司)更易于被清除。

药代动力学特性(如 Vd、蛋白结合率)也影响药物的透析清除效能。分布容积大的药物,在外周组织分布广泛,血浆中含量较少,因此,药物的透析清除效果差。脂溶性药物更是如此,如地高辛(Vd = 300~500L)和胺碘酮(Vd = 60L/kg)。此外,蛋白结合率高的药物如华法林(99%)和头孢曲松(83%~96%)透析也不能显著清除,因为蛋白质-药物复合物的分子量太大而不能透过透析膜。

除了额外的透析清除率,药物的肝脏和其他非肾血浆清除率也应考虑。对于患者自身清除率,仅仅当透析清除率具有显著的额外清除作用时,患者的药物清除率才增加。如齐多夫定(aidovudine,AZT)在重症肾病患者的非肾血浆清除率较大(约 1 200ml/min)。因此,尽管血液透析清除率达 63ml/min,透析清除率对于 AZT 总体清除率而言仍然是可以忽略不计的。

高通量血液透析

与常规方法相比,高通量血液透析(high-flux hemodialysis)的血流量与透析液流量更高。由于高通量透析效能提高、所用聚砜膜的孔径更大,可以部分清除小分子与中分子化合物(如万古霉素)。一些药物,如庆大霉素(gentamicin)与膦甲酸(foscarnet)可以通过常规透析清除,改为高通量血液透析时也能有效清除[24,25]。很多情况下,高通量透析的药物净清除量比常规透析多,这主要归因于高通量透析过程中的高血流量。两者的主要区别是高通量透析较常规透析能更有效地清除分子量较大的药物。

连续不卧床腹膜透析

连续不卧床腹膜透析(continuous ambulatory peritoneal dialysis,CAPD)是利用患者自身腹膜作为透析膜。CAPD 是通过置入患者腹腔内的导管将透析液灌入患者腹腔内,

然后保留数小时。体内潴留的液体与尿毒症废物将从血液扩散至透析液内。灌入的透析液每4~8小时进行1次交换（参见第30章）。

某些药物，如抗菌药物，在CAPD患者中可直接加入腹透液进行腹腔用药。这对于腹膜炎患者尤其有利，这些患者需要较高腹透药物浓度来治疗感染。在腔内应用药物后，血浆与腹腔内药物浓度将会最终达到平衡，如氨基糖苷类。尽管腹腔内药物可以系统吸收，但腹膜透析（peritoneal dialysis，PD）清除血浆中的药物通常效率很低[26]。因CAPD对大多数药物的整体清除微乎其微，故进行CAPD的患者并不总需要调整药物剂量。

连续肾脏替代治疗

连续静脉-静脉血液滤过（continuous venovenous hemofiltration，CVVH）是用于伴有肾功能不全的重症患者进行连续性肾脏替代治疗（continuous renal replacement therapy，CRRT）的一种方法，常用于因为血流动力学不稳定而不能耐受常规血液透析的患者。正如血液透析一样，该方法可以有效地清除液体、电解质、小分子与中分子物质。利用中空纤维制成的半透膜，水与溶质在静水压的作用下滤过清除。对流的透析液增加到回路中以提高溶质清除率（连续静脉-静脉血液透析滤过）。

有关CVVH对药物清除率影响方面的研究资料很少。筛选系数（sieving coefficient）（指药物透过半透膜的渗透能力）较大的药物如氨基糖苷类、头孢他啶、万古霉素与普鲁卡因胺很容易通过CVVH清除[27-29]。但基于血液透析的药物清除率数据不能用来推断CVVH的数据，因为两者有许多不同：透析膜、血流速、超滤速率、透析液流量以及同间断血液透析相比过程的持续性。CVVH清除率能够通过基于特殊药物的药理学特性来评估，然后决定合适的药物治疗方案（参见案例31-1，问题8）。

血液灌流

血液灌流（hemoperfusion）是清除药物的另一种方法，可用于一种药物过量情况下清除药物的治疗[30,31]。血液灌流过程中，血液通过充填有吸附剂（如活性炭、树脂）的柱子去结合毒物和药物。血液灌流对于大分子量化合物或高蛋白结合率的药物特别有效，这些药物不能被血液透析有效清除。当血液流经吸附柱时，大分子化合物和药物-蛋白复体物被吸附在大面积树脂表面。血液灌流也可以清除难以被血液透析清除的脂溶性药物。脂溶性药物常具有较大的Vd，但由于大量的脂溶性化合物分布在外周组织，因此，血液灌流的清除能力十分有限。

药效学和肾脏疾病

有关肾病患者药物药效学研究的相关文献较少。临床观察发现，肾病患者对多种药物均比较敏感。如吗啡在肾功能不全患者中的神经抑郁明显增加[32,33]。吗啡可以增加尿毒症患者的CNS抑制效应，其主要机制是血-脑屏障的通透性变化导致CNS内吗啡与吗啡-6-葡萄糖醛酸苷浓度水平升高。

另外一个在尿毒症状态下药效学发生变化的例子是硝苯地平（nifedipine）。在游离药物浓度相似的情况下，硝苯地平对肾脏疾病患者的降压作用明显强于普通患者[34]。在对照组与严重肾功能不全患者组中，舒张压的平均最大变化值分别是12%与29%。因此，肾病患者应用硝苯地平时就要进行剂量调整，这种调整是基于药效学的变化而不是药动学的变化。

华法林（warfarin）的药动学在肾功能不全患者中没有显著改变。然而，使用华法林的肾功能不全患者具有更高的出血并发症发生率，可能由于尿毒症引起的血小板功能异常和联合用药的药物-药物相互作用所导致[35,36]。

特定药物在肾功能不全状态下的药动学与药效学

头孢他啶

剂量调整：影响因素

案例31-1

问题1：G.G.，女性，31岁，70kg。系统性红斑狼疮病史3年，5日前因疲乏无力、恶心、面部红斑恶化、高热40℃于急诊科（ED）就诊。她的系统性红斑狼疮病情曾一度得到良好控制，直至这次发作。其入院实验室报告如下：

钾（K）：6.0mmol/L

钠（Na）：142mmol/L

血清肌酐（SCr）：3.4mg/dl

血尿素氮（BUN）：38mg/dl

全血细胞计数显示红细胞比容为32%，血红蛋白为9.2g/dl。血小板计数为50 000/μl，红细胞沉降率为35mm/h。体格检查：血压为136/92mmHg，2+足部水肿。泼尼松开始使用剂量为1.5mg/（kg·d）。

住院期间，G.G.的状况恶化，出现脓毒症症状。尿细菌培养为铜绿假单胞菌。开始应用头孢他啶治疗，1g，每8小时1次，该剂量是肾功能正常患者的常用剂量。鉴于G.G.的肾功能稳定，估算CrCl是27ml/min，对该患者进行剂量调整前应该考虑哪些因素？该患者的头孢他啶最佳剂量是多少？

对任何药物进行剂量调整之前，应该先行确立其排泄途径。一般来说，肾损伤影响药物排泄的程度取决于原型药物通过肾脏排泄的比率。大多数药物通过肾脏排泄，因此，肾损伤时药物的排泄率将会下降。对于大多数经过肾脏排泄的药物而言，肾功能测定（如CrCl）与药物清除参数（如血浆清除率或半衰期）间的关系可帮助临床医师决定如何对肾病患者进行药物剂量调整。

相反，那些主要通过非肾机制清除的药物（如肝脏代谢），其清除率在肾病时变化不明显。然而，一些药物的水溶性代谢产物具有药理活性或潜在毒性，在肾功能不全时可能会蓄积，因此需要剂量调整或完全避免使用该药（如哌替啶；参见案例31-8，问题1）。

肾周组织中也已发现具有代谢能力的酶,这可使得肾脏在某些药物代谢过程中具有一定的作用(参见案例31-3,问题2)。这个排泄途径的临床重要性尚不清楚。

另外一个非常重要且需要考虑的因素是特定药物的"治疗窗"(therapeutic window)。也就是药物发挥最大疗效的药物浓度范围。药物的浓度低于这一范围时往往产生亚临床疗效,而高于这一范围时发生毒副反应的概率增加。治疗窗较宽的药物,产生毒性作用与临床疗效的浓度间差值很大。对于主要经过肾脏排泄的药物来说,尽管肾功能不全的患者需要调整其药物剂量,但如果药物的治疗窗宽,则不一定需要过分降低剂量,特别是药物(如氟康唑)的副作用相对轻微时。这明显不同于那些治疗窗较窄而又是主要经肾脏排泄的药物(如氨基糖苷类、万古霉素、膦甲酸)。这些药物由于治疗窗口较窄,其毒性血浆药物浓度与治疗药物浓度间的差别极小,较小的剂量变化即可产生明显的毒性反应。

头孢他啶(ceftazidime)是头孢菌素类中抗假单胞菌属最为突出的代表药物。就像大多数头孢菌素药物一样,头孢他啶主要是经过肾脏排泄,非肾脏途径或肝脏途径排泄很少。下面的公式可以用来推算头孢他啶的清除和CrCl之间的关系[37]:

$$Cl_{ceftaz}(ml/min) = (0.95)(CrCl) + 6.59$$

(公式31-3)

利用公式31-3,我们可算出G.G. 头孢他啶的清除率大约是32ml/min,而正常人平均清除率大约是100ml/min。由于她的头孢他啶清除率大约只有正常人的1/3,所以需要的头孢他啶的量大概是正常人日剂量的1/3(也就是每24小时2g)。正如其他头孢菌素类一样,头孢他啶具有相当宽的治疗窗[38]。但如果不从每8小时2g的正常人剂量减小,尽管可能安全,却很可能会导致头孢他啶蓄积,G.G. 有可能出现与β-内酰胺类抗菌药物中毒血浆水平相关的癫痫样发作或其他副作用[39,40]。与氨基糖苷类不同,后者必须严格按照特殊的药代动力学计算结果来进行剂量调整。因此,头孢他啶应进行常规或者经验性的剂量调整。

氨基糖苷类

> **案例31-1,问题2:** G.G. 的医疗小组认为必须加用氨基糖苷类抗菌药物去控制感染。考虑到她的肾功能维持稳定,那么G.G. 的庆大霉素剂量应该如何应用?那么到底是改变剂量大小,还是改变用药间期呢?

剂量调整与给药间期调整的比较

氨基糖苷类[如妥布霉素(tobramycin)、庆大霉素(gentamicin)、阿米卡星(amikacin)]对于像假单胞菌属等革兰氏阴性菌引起的严重全身性感染十分有效。然而,它们不像头孢菌素类与青霉素类那样,其治疗窗较窄。应用药动学原理,剂量方案应该达到一个特定的血清药物谷浓度与峰浓度。血清峰浓度(Cp峰)(庆大霉素或妥布霉素5~8mg/L)与临床最佳效果相关。而毒性则与升高的谷浓度水平相关(Cp谷),谷值反映了机体内高药物浓度持续时间长短。为了降低毒性反应风险,应该将谷浓度维持在2mg/L以下。肾功能正常患者中,氨基糖苷类应用常规剂量(1.5mg/kg)8小时1次给药通常可以达到血清靶浓度。当血药浓度达稳态时才进行峰浓度与谷浓度水平测定,典型者一般在24小时内达到血浆稳态浓度[41-44]。

现在许多医师在肾功能正常的患者中应用氨基糖苷类(aminoglycosides)每日1次(如5mg/kg每24小时)的给药方法,试图降低氨基糖苷类的体内蓄积与肾脏毒性。这种方法的理论依据是基于氨基糖苷类浓度依赖性杀菌效应与抗菌药物后效应。然而,这种用药方法不推荐用于肾功能不全的患者。当采用每日1次给药时,监测峰浓度没有多大帮助;然而,目标值低于检测限(<1mg/L)时应监测谷浓度。下面涉及氨基糖苷类在肾损害患者中的应用讨论,都是基于传统每8小时1次的给药方案。

氨基糖苷类几乎全部从肾脏排泄。因此,这些药物的清除基本与肾小球的滤过率(glomerular filtration rate,GFR)相同。庆大霉素与妥布霉素的药代动力学特性基本一致。CrCl(替代GFR)与庆大霉素总体清除率间存在良好的相关性。随着肾功能不断恶化,氨基糖苷类药物的剂量必须进行相应的调整,以期获得所需的血浆峰浓度与谷浓度。在肾功能不全情况下如果未能适当地调整氨基糖苷类药物剂量,将导致高的药物谷浓度水平,从而产生肾脏毒性与耳毒性。

很多情况下,氨基糖苷类剂量的调整是延长给药间隔,而不是简单地减少药物剂量。这有利于维持足够的血清药物峰浓度以维持疗效,同时又有足够的给药间期来排泄药物以使谷浓度<2mg/L。调整给药间隔与减少给药剂量的优缺点详见表31-2。

图31-1显示了像G.G. 这样肾功能只有正常人30%的患者增加给药间隔后的临床效果。尽管对于氨基糖苷类药物,这是一种优选的剂量调整方法,但对于其他多种需要调整剂量的药物而言,简单的降低剂量就足够了。通常使用的药物参考文献,如 *Facts and Comparisons* 可以用作肾功能不全患者药物剂量调整的参考[45]。

最佳剂量的确定

有多种方法可用来确定氨基糖苷类药物在患者中的合适剂量[46],其中一个方法就是贝叶斯预测(Bayesian forecasting),这个系统是将一个特定个体的药动学数据与群体的参数相整合。开始时,药物的剂量根据群体药代动力学资料结合个体患者的某些特点如SCr升高的具体情况来制定,然后,在特定的时间测定个体患者血药浓度(如峰浓度与谷浓度),将测定结果与群体所获得的预测值进行对比分析,应用贝叶斯学说推算出个体化的药代动力学参数估测值,从而计算出患者更加个体化的药物治疗方案[47]。

因为氨基糖苷类药物的代谢动力学参数个体间变异很大,且这些药物的治疗指数又非常窄,剂量的确定应该建立在药代动力学原则(如贝叶斯算法或本章后面介绍的方法)及个体测定的血浆药物浓度基础之上。

表 31-2
肾病时剂量调整方法的优缺点

方法	优点	缺点
频次改变		
剂量不变,但↑给药间隔	相同的 Cp_{ave},Cp_{max},Cp_{min} 正常剂量	对于那些给药间期>24 小时的患者,延长给药间隔时可能达不到有效治疗的浓度水平
剂量改变,但 Cp_{ave} 不变		
↓剂量以期达到 Cp_{ave} 靶值,给药间隔不变	相同 Cp_{ave} 正常给药间隔	↓峰浓度,则很可能低于治疗水平;↑谷浓度,则很可能↑潜在毒性

Cp_{ave},平均血浆浓度;Cp_{max},最大血浆浓度;Cp_{min},最小血浆浓度

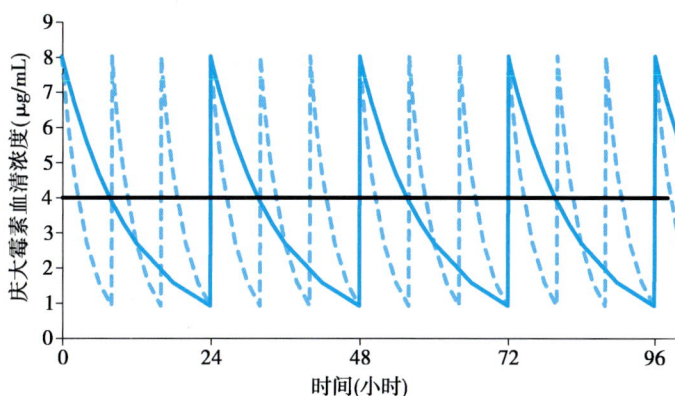

图 31-1 正常肾功能的患者(虚线)和估算肌酐清除率是 27ml/min 的患者 G.G.(实线)的血清药物浓度-时间曲线图

个体化方法

Sawchuk 等发明了一种方法,可以利用患者的体重大小与估测 CrCl 值去推算出患者个体化的 Vd 值与清除率[43]。通过这些参数可以计算出 G.G. 的个体化治疗方案,从而产生预期的庆大霉素谷浓度与峰浓度。如果已知庆大霉素的稳态血清药物浓度值,可以进一步计算出更为特异性的参数指标。在开始进行庆大霉素治疗时,应该首先从群体资料去估算药动学参数。

根据 G.G. 的 CrCl 值可以计算出庆大霉素的清除率(Cl_{gent})。采用 Cockcroft-Gault 公式[48],CrCl 估算如下:

$$CrCl(男性) = \frac{(140-年龄)(IBW)}{(SCr)(72)} \quad (公式\ 31\text{-}4)$$

$$CrCl(女性) = \frac{(140-年龄)(IBW)}{(SCr)(72)}(0.85) \quad (公式\ 31\text{-}5)$$

其中 IBW 是理想体重,单位是 kg,年龄单位是岁,SCr 是血清肌酐,单位是 mg/dl。

G.G. 的 SCr 值为 3.4mg/dl,理想体重为 70kg,年龄为 31 岁,其 CrCl 是 27ml/min。

出于实际使用的需要,通常将 Cl_{gent} 与 CrCl 视为相同。因此,也可以粗略地认为 Cl_{gent} 为 27ml/min 或 1.6L/h。无论肾功能正常与否,庆大霉素的 Vd(Vd_{gent})大约为 0.25L/kg[43,48,49]。

对于肥胖或液体负荷过多的患者,庆大霉素的分布容积将发生变化。尽管 G.G. 确实存在一定程度的体液潴留,但程度较轻,应该不会显著影响她的 Vd_{gent}。因此,G.G. 的 Vd_{gent} 计算如下:

$$Vd_{gent} = (0.25L/kg)(体重)$$
$$= (0.25L/kg)(70kg)$$
$$= 17.5L \quad (公式\ 31\text{-}6)$$

庆大霉素的负荷量(LD_{gent})可以根据下面的公式进行计算:

$$LD_{gent} = (Vd_{gent})(目标\ Cp_{峰}) \quad (公式\ 31\text{-}7)$$

为了治疗假单孢菌的感染,庆大霉素的理想峰浓度应该为 6~8mg/L:

$$LD_{gent} = (17.5L)(7mg/L)$$
$$= 122.5mg\ 或约\ 120mg \quad (公式\ 31\text{-}8)$$

利用 Cl_{gent} 和 Vd_{gent} 两个数值,可以根据下面的公式计

算出庆大霉素的半衰期与清除速率常数(Kd):

$$Kd = \frac{Cl_{gent}}{Vd_{gent}}$$

$$= \frac{1.6 L/hour}{17.5 L}$$

$$= 0.091 hour^{-1} \qquad (公式 31-9)$$

$$t_{1/2} = \frac{0.693}{Kd}$$

$$= \frac{0.693}{0.091 hour^{-1}}$$

$$= 7.6 hours \qquad (公式 31-10)$$

就氨基糖苷类而言,用药间期(τ)可以根据半衰期乘以2的方法来确定,因为在两个半衰期后,有75%的药物已经排泄。这样通常可以使目标谷浓度低于2mg/L。因此,应用庆大霉素应至少为每16小时给药1次。考虑到临床使用方便,我们可以将其用药间期设定为24小时,这也能够提供理想的谷浓度。

庆大霉素通常需要静脉滴注30分钟以上。为确定庆大霉素的峰浓度,在滴注结束后30分钟需取血清标本。因为 G.G. 的庆大霉素半衰期的估测值(7.6小时)远远大于滴注时间(0.5小时),所以可以采用一次剂量模型来计算该患者庆大霉素的最佳维持剂量。

为了达到7mg/L的峰浓度,可以应用下面的公式测算用药剂量:

$$剂量 = \frac{(Cp_{peak})(1-e^{-Kd\tau})(Vd_{gent})}{(e^{-Kdt}样品)}$$

$$= \frac{(7mg/L)(1-e^{-(0.091hour^{-1})(24hour)})(17.5L)}{(e^{-(0.091hour^{-1})(1hour)})}$$

$$= 119.2mg \text{ 或约 } 120mg \qquad (公式 31-11)$$

公式中的 $t_{样品}$ 通常相当于1小时(指滴注30分钟后间隔30分钟取血的时间)。

现在我们就可以应用下面的公式对 G.G. 的预期谷浓度进行计算:

$$Cp_谷 = (Cp_峰)(e^{-Kd\tau}样品)$$

$$= (7mg/L)(e^{-(0.091hour^{-1})(24hours)})$$

$$= 0.8mg/L \qquad (公式 31-12)$$

虽然 G.G. 不属于肾功能正常的患者,但即使对于肾功能正常的患者而言,30分钟的滴注过程中还是有相当数量的庆大霉素被排泄,故对于这些患者,应采用间歇式滴注的方法,来弥补输注过程中损失的药量。$t_{输入}$ 是药物滴注的时间:

$$剂量 = \frac{(Cl_{gent})(Cp_峰)(1-e^{-Kd\tau})(t_{输入})}{(1-e^{-Kd\tau}输入)(e^{-Kd\tau})}$$

$$(公式 31-13)$$

修正参数

案例 31-1,问题 3：在庆大霉素治疗72小时后,G.G. 的峰浓度与谷浓度分别为7.6和2.6mg/L。她的主治医师将此归咎于肾功能进行性恶化的结果(她最近的 SCr 为4.8mg/dl)。基于这种情况你如何来调整她的给药方案呢?

庆大霉素的谷浓度高于2mg/L,提示 G.G. 的用药间隔时间太短。尽管其峰浓度在5~8mg/L的正常范围内,其谷浓度水平提示她正处于发生氨基糖苷毒副作用的水平。她的药动学参数能够根据这些值推算出来,并且一个新的 Kd 也可以由以下方程式去估算:

$$Kd = \frac{\ln\left(\frac{CP_1}{CP_2}\right)}{\Delta t} = \frac{\ln\left(\frac{7.6mg/L}{2.6mg/L}\right)}{23hours} = 0.047 hour^{-1}$$

$$(公式 31-14)$$

由于 G.G. 的 Vd_{gent} 发生改变的可能性较小,可以通过她校正后的消除速率常数估测出一个新的 Cl_{gent}($Cl_{校正}$)(虽然清除率较分布容积更易发生改变,但是如果需要的话,可以通过计算得到修订后的 Vd_{gent},以保证 Cl_{gent} 保持不变):

$$Cl_{校正} = (Vd_{gent})(Kd)$$

$$= (17.5L)(0.047hour^{-1})$$

$$= 0.82 L/hour \qquad (公式 31-15)$$

将校正后的 Kd 与 Cl 应用到公式31-11中,计算校正后的维持剂量以保证谷浓度低于2mg/L:

$$剂量 = \frac{(7mg/L)(1-e^{-(0.047hour^{-1})(48hours)})(17.5L)}{e^{-(0.047hour^{-1})(1hour)}}$$

$$= 115mg$$

$$Cp_谷 = (7mg/L)(e^{-(0.047hour^{-1})(48hours)})$$

$$= 0.73mg/L \qquad (公式 31-16)$$

校正后的剂量现在为每48小时115mg(或者约110mg)。

案例 31-1,问题 4：以 G.G. 的 SCr 为基础计算 CrCl 存在哪些局限呢?这个估测值对于预测庆大霉素的清除率是否安全可靠呢?

关于计算 CrCl 和估算 GFR 的公式内容,参见第28章。对肾功能稳定的患者,我们可通过 Cockcroft-Gault 公式(参见公式31-4和公式31-5)从 SCr 水平来计算 CrCl。然而,像 G.G. 这样的患者,其住院期间的肾功能进行性下降,基于持续升高的 SCr 水平来估测其肾功能相当困难。其 SCr 水平并不能反映一个稳定的状态水平,因而前面提到的那些公式已不能精确评估其肾功能。由于 G.G. 的 SCr 在几日内由3.4mg/dl 快速上升至4.8mg/dl,她的 CrCl 很可能远低于通过 Cockcroft-Gault 公式的推算结果。血清肌酐进行性升高很可能提示肾功能的进行性下降，而肾功能的下降经常表现为肌酐的蓄积。

虽然像肾病饮食改良公式（Modification of Diet in Renal Disease，MDRD）这样的预测公式是一种很好的测定 GFR 方法[50]，但它们是在慢性肾脏病人群中开发出来的，因此限制了在健康患者中的使用。此外，但在肾功能不全情况下，使用 MDRD 公式对大部分药物的剂量进行调整并未获得验证[51,52]。用 MDRD 和 Cockcroft-Gault 方法估算肾功能时，在药物剂量调整方面可能会有显著差异[53,54]。1998年，设计药代动力学临床试验和药物剂量方案时，FDA 推荐使用 Cockcroft-Gault 公式去评估肾功能。Cockcroft-Gault 公式是评估肾功能的标准方法，用于确定是否需要调整药物剂量。2010 年，FDA 发布了一份指南草案，包括了 Cockcroft-Gault 和 MDRD 公式去确定肾功能。需要注意的是 Cockcroft-Gault 公式计算的 CrCl 单位是 ml/min，而 MDRD 公式计算的 eGFR 单位是 ml/(min·1.73m^2)。基于患者的肾功能，应评估厂家的处方信息和可用的文献来决定最佳剂量方案。

血液透析的影响

常规透析

庆大霉素

案例 31-1，问题 5：G. G. 的肾功能不断恶化到需要血液透析的程度。在她进行透析时她的庆大霉素用药方案需要哪些额外的调整呢？

庆大霉素分子量大约是 500，相对低的 Vd（平均0.25L/kg），蛋白结合率约10%，这些都有利于庆大霉素通过常规血液透析清除[44]。对给定的病人，使用常规方法观察到的庆大霉素的清除率也取决于所用透析器的物理特性、血液和透析液流速和透析时长等因素。研究表明庆大霉素在终末期肾病（end-stage renal disease，ESRD）患者透析清除率平均为 45ml/min，而血浆平均清除率只有 5ml/min[55,56]。因此，G. G. 的庆大霉素剂量必须进行适当的调整，从而弥补透析时清除掉的药量。因为此时的药物清除率是透析清除与自身清除的总和，可以使用下面的公式：

$$Cl_{总} = Cl_{透析} + Cl \qquad （公式 31-17）$$

其中 $Cl_{总}$ 是指在透析状态下药物的总体清除率，$Cl_{透析}$ 是指透析清除率，Cl 是指血浆清除率。如果透析清除率高于血浆清除的话，透析过程将明显提高药物的清除水平。在严重肾功能不全的患者中，庆大霉素的总体清除率大约是 50ml/min（45ml/min + 5ml/min），或者是非透析时的10 倍。血浆与透析清除率与血浆清除半衰期的关系应用下面的公式进行估测：

$$t_{1/2} = \frac{(0.693)(Vd)}{Cl_{透析} + Cl} \qquad （公式 31-18）$$

因此，假设 Vd 是 17.5L（即 0.25L/kg×70kg），透析状态下的药物半衰期大约是 4 小时，而非透析状态时为 40 小时。此外，通过下面的公式还可以估测出一个定时透析过程中药物清除（FD）的程度（分数）：

$$FD = 1 - e^{-(Cl + Cl_{透析})(t/Vd)} \qquad （公式 31-19）$$

其中 t 为透析时长。常规 4 小时的透析过程中庆大霉素的清除量（FD）大约是 50%。如果没有更为特异性的透析清除率与血浆清除率数据，那么可以应用透析过程中的清除半衰期参数从下面的公式预测透析过程中丢失的药量：

$$FD = 1 - e^{-(0.693/t_{1/2on})(t)} \qquad （公式 31-20）$$

通过公式计算出来的清除量约为 50%，这与文献报道基本符合。文献报道在 4 小时的透析过程中，可以清除庆大霉素 1 次用药量的 50%~70%。然而，这个公式也存在一定局限性，因其并没有考虑透析结束后药物从组织返回血浆的重新分布过程。

总而言之，血液透析患者计算维持峰浓度与谷浓度的剂量是非常困难的。要想使他们达到与肾功能正常者同样理想的水平很难做到。部分原因是氨基糖苷类药动学参数具有较大的变异性[56,57]。血浆中庆大霉素水平持续大于2mg/L 将明显增加毒副反应风险。然而，为了达到血液透析患者庆大霉素血浆谷浓度水平低于 2mg/L 而改变用药剂量时，血浆药物低于治疗要求水平的时间会明显延长，因为你不得不使用更小的剂量，获得更低的峰浓度使谷浓度在下一次给药前下降。另一个实际的考虑是，除非你预计患者未来的肾功能会恢复，才可较少关注药物的肾毒性。作为血液透析患者的一个折中的办法，庆大霉素的剂量要求常常是以透析前谷浓度在 3mg/L 水平左右为参照标准。这可以通过给予 2mg/kg 的负荷剂量，在每次透析结束后使用1mg/kg 的维持量才能达到要求。

头孢他啶

案例 31-1，问题 6：头孢他啶的治疗窗很宽，那么为何要对 G. G. 在透析状态下的头孢他啶剂量进行调整呢？

头孢他啶的蛋白结合率只有 21%，并且它的 Vd 为0.2L/kg，所以它很容易通过血液透析清除。头孢他啶的平均透析清除率为 55ml/min，常规 4 小时的血液透析可以清除 55% 的药物[58]。对 G. G. 来说为了维持治疗药物浓度，在每次透析后应该给予一个头孢他啶的补充剂量。每次透析后给予头孢他啶日剂量的一半。

高通量血液透析

案例 31-1，问题 7：G. G. 的主治医师正在考虑将她的常规透析改为使用高效聚砜膜高通量透析。与常规透析相比，高通量血液透析对于庆大霉素与头孢他啶的常规血液透析清除有何区别？

高通量血液透析与普通透析相比对于一些药物的清除更有效（参见第 30 章），因为透析膜更高效、通过透析器的血流量更多。尽管可参考的资料不多，但高通量透析与普通透析比较，有更大比例的药物能够被清除，如氨基糖苷类、万古霉素、头孢他啶[59,60]。高通量透析2.5小时可以清除50%~70%的庆大霉素[24]。高通量透析时头孢他啶的透析清除率为75~240ml/min，而常规血液透析时只有55ml/min[59]。因此，当G.G.从常规血液透析变换为高通量血液透析时，有必要对庆大霉素与头孢他啶的剂量进行进一步调整。

连续性静脉-静脉血液滤过

案例31-1，问题8： 如果G.G.开始CRRT治疗如CV-VH，庆大霉素的剂量又需要如何调整？

因为CVVH具有连续性特点，CRRTs清除药物的程度不同于间断透析如血液透析。接受CVVH的患者中，一个药物的清除率可用类似于公式31-17的公式来描述，此时$Cl_{透析}$用Cl_{cvvh}代替：

$$Cl_{总} = Cl + Cl_{cvvh} \qquad \text{（公式 31-21）}$$

对G.G.而言，来自于公式31-15的$Cl_{校正}$可当作血浆清除率应用（Cl）。而CVVH的清除率可以通过下面的公式进行测算：

$$Cl_{cvvh} = Fu \times UFR \qquad \text{（公式 31-22）}$$

其中，Fu代表药物的非结合部分，UFR代表超滤速率。庆大霉素的血浆蛋白结合率低（Fu=0.95）。经典CVVH的超滤率大约是1L/h，但可以变化。

$$Cl_{cvvh} = Fu \times UFR = 0.95 \times 1L/h = 0.95L/h$$

$$\text{（公式 31-23）}$$

$$Cl_{总} = Cl_{校正} + Cl_{cvvh} = 0.82L/h + 0.95L/h$$

$$= 1.77L/h = 29.5ml/min \qquad \text{（公式 31-24）}$$

由于庆大霉素的清除率与CrCl基本相似，G.G.的总体清除率大约是正常清除率100ml/min的1/3。因此，G.G.的庆大霉素的剂量也应当是正常剂量的1/3，也就是每日总剂量100mg或1.5mg/（kg·d）［正常人的剂量应为5mg/（kg·d）］。一定要监测庆大霉素的谷浓度水平，调整剂量以维持谷浓度低于2mg/L。

持续性不卧床腹膜透析

案例31-2

问题1： J.J.，男性，24岁，ESRD患者，进行CAPD治疗。因发热38.2℃伴严重腹痛就诊。主诉数日来腹透液混浊。所有这些症状与腹膜炎相一致，这是CAPD最常见的并发症。细菌培养为大肠杆菌，对庆大霉素敏感。那么，该患者需如何应用庆大霉素呢？

不同的医疗机构对透析相关腹膜炎的管理模式不同。通常，患者通过腹腔内给药（IP）途径应用抗菌药物，并同期加用或不用全身抗菌药物治疗。对病情不严重的患者，仅

IP用药就已足够。在IP应用抗菌药物时，其目标是腹腔内的药物浓度要达到治疗系统性感染时所应达到的血浆水平。因此，推荐每1L透析液内可以加入8mg的庆大霉素（或16mg加入到1袋2L的腹透液内）。一旦达到平衡或者稳态，透析液中庆大霉素的浓度可以与血浆中的浓度相当。尽管腹膜炎时腹膜渗透性增加，药物从腹透液向血浆的转运速率明显增快，但达到稳态浓度仍然需要相当的一段时间。对更严重的腹膜炎病例，在局部应用的同时，还需全身应用抗菌药物。

案例31-2，问题2： CAPD是否可以清除庆大霉素呢？

一般而言，CAPD对大多数药物并不能很好地清除，特别是对于那些蛋白结合率高或Vd大的药物更是如此。另一方面，CAPD可以有效地清除庆大霉素以及其他氨基糖苷类药物，因为它们的蛋白结合率低，Vd小。据推测CAPD可以清除10%~50%的庆大霉素[61]。

阿昔洛韦

肾脏清除率

案例31-3

问题1： D.M.，28岁男性，获得性免疫缺陷综合征，因为严重的疱疹感染需要静脉（IV）应用阿昔洛韦治疗。由于HIV感染的其他并发症，D.M.在住院期间出现了肾功能不全。其SCr为4.5mg/dl，CrCl为20ml/min。现在D.M.应用阿昔洛韦时最重要的考虑是什么？如果他需要透析治疗，则需要考虑些什么？

阿昔洛韦（acyclovir）主要用于预防或治疗各种病毒感染，如单纯疱疹病毒、水痘带状疱疹病毒[62]。该药主要通过肾脏清除，70%~80%以原型形式经尿排泄。因此，肾病患者应进行相应的剂量调整[19,63]。肾小管的分泌与肾小球的滤过均参与了阿昔洛韦的排泄过程。该药的肾脏清除率要比估测的CrCl高3倍以上。

阿昔洛韦可以沉积于肾小管内而加剧D.M.的肾功能不全，特别是在肾功能不全患者中大剂量快速静脉输注时更易发生[63]。为减轻阿昔洛韦的肾毒性，给药时间应不少于1小时，同时对患者进行水化以保证足够尿量。停药或减量通常可以逆转该药的肾脏毒性。此外，阿昔洛韦的神经毒性与血浆中药物浓度过高有关，因此肾功能不全时必须进一步强调充分剂量调整的必要性[64]。

阿昔洛韦的清除率与ClCr密切相关，见下面的公式：

$$Cl_{acyclovir}[ml/(min \cdot 1.73m^2)] =$$

$$3.4 \times \{ CrCl[ml/(min \cdot 1.73m^2)] + 28.7 \}$$

$$\text{（公式 31-25）}$$

肾功能正常的患者中，阿昔洛韦的清除率为210~330ml/min；而在ESRD患者中，其清除率将下降至29~34ml/min[19,63,65]。虽然清除率的改变主要是因为药物肾脏

清除率的下降,同时这些患者中阿昔洛韦的非肾清除也出现下降[19,65]。因此,ESRD 患者药物清除半衰期由肾功能正常时的大约 3 小时显著延长至 20 小时。严重单纯疱疹病毒感染时,患者用药剂量应该由正常使用剂量 15mg/kg(5mg/kg,每 8 小时)降至 ESRD 时的 2.5mg/(kg·d)(作为单次日剂量给予)[66]。因为 D. M. 的 CrCl 只有 20ml/min,其 $Cl_{acyclovir}$ 估测值可能只有 97ml/min(是正常人的 1/3),阿昔洛韦 5mg/kg(正常人的 1/3)的单次日剂量对该患者应该是合适的。

透析

常规血液透析对阿昔洛韦的清除能力中等,经过 6 个小时的透析后,血浆药物浓度水平下降 60%[67]。透析和非透析时的药物清除半衰期分别为 6 小时和 20 小时。平均透析清除率约为 80ml/min。因此,推荐在透析结束后给予 2.5mg/kg 的剂量以补充被透析清除的药量。目前尚无有关高通量血液透析对阿昔洛韦清除率方面的资料。

肾功能异常对代谢的影响

案例 31-3,问题 2: D. M. 的肾功能状态对于阿昔洛韦的代谢是否有影响? 其他药的代谢是否也受到类似的影响?

大约 20% 的阿昔洛韦会通过非肾机制清除[19,65]。已经分离出来唯一重要的阿昔洛韦代谢产物是 9-羧甲基鸟嘌呤,占用药量的 9%~14%。过去认为这个物质是肝脏代谢产物;然而,肾脏也起着重要的作用[19]。肾功能不全是否改变肝脏代谢或影响肾脏内的代谢酶,仍不清楚。肾脏组织内存在多种与肝脏相同的代谢酶。在肾脏近端肾小管上皮细胞内发现混合性多功能氧化酶类,而肾脏内也存在其他一些代谢过程,如葡萄糖苷酸结合反应、乙酰化反应、水解反应等[17,18,68]。

肾功能不全能够影响肝脏药物代谢酶活性和药物转运功能[69,70]。这些研究多在动物体内进行,而且这些动物的微粒体、线粒体及胞浆酶活性均低下。肾功能不全很大程度上改变了一些抗菌药物的非肾清除率,如头孢唑肟、头孢噻肟和亚胺培南[71-74],以及苯二氮䓬类、地西泮、夫甲西泮[75,76]。

替诺福韦

案例 31-3,问题 3: D. M. 也在接受替诺福韦治疗,作为 HIV 感染的抗逆转录病毒治疗方案的一部分,那么替诺福韦的剂量需要进行调整吗?

剂量调整

替诺福韦(tenofovir)是一种单磷酸腺苷的核苷酸类似物。替诺福韦通过磷酸化激活成活性形式二磷酸替诺福韦。二磷酸替诺福韦链终止来灭活 HIV 逆转录酶和 HBV DNA 聚合酶[77]。它被用作 HIV 感染治疗抗逆转录病毒方案的一部分,也可用于治疗慢性乙肝感染的治疗[78]。约 70%~80% 的替诺福韦以原型形式从尿排出。消除半衰期

约 17 小时,在肾功能不全时清除显著降低。据报道,其肾毒性包括急性肾功能不全和范可尼综合征(肾小管损伤和低磷血症)。近端小管中的有机转运体被认为可调节肾毒性[79]。肾功能不全时替诺福韦的剂量必须进行调整以防止蓄积,以及潜在的肾功能恶化。替诺福韦也可以和其他抗逆转录药物组合成单剂量形式用于治疗 HIV 感染。在肾功能不全情况下应咨询替诺福韦或复方药物具体的剂量推荐。

血液透析

案例 31-3,问题 4: 透析能够显著清除替诺福韦吗?

血液透析能有效清除替诺福韦,清除系数约 54%。300mg 替诺福韦在 4 小时的血液透析后约清除 10%。替诺福韦的推荐剂量是 300mg,口服,每 7 日 1 次(在 12 小时血液透析后或 3 次 4 小时血液透析期后)[78,80]。

青霉素

剂量调整

案例 31-4

问题 1: T. H. ,57 岁的男性患者,体重为 85kg。肾脏病继发于控制不佳的高血压。因发热(39℃)、意识改变、恶心、呕吐 24 小时入院就诊。体格检查:患者有颈强直、布氏征阳性。实验室结果如下:

WBC 计数:22 000/μl,中性粒细胞为 89%

BUN:45mg/dl

SCr:4.4mg/dl

腰穿显示脑脊液(CSF)WBC 计数为 2 000/μl(90% 为多形核中性粒细胞)、葡萄糖为 36mg/dl,蛋白含量为 280mg/dl。CSF 涂片为革兰氏阳性双球菌。诊断为流行性脑脊髓膜炎,应用青霉素 G 钾盐治疗,应使用多少剂量?

在肾功能正常的患者中,流行性脑脊髓膜炎可以给予 2 000 万~2 400 万单位的青霉素 G 静脉滴注治疗。和许多 β-内酰胺类抗菌药物一样,青霉素主要以原型从尿液排泄,几乎不进行肝脏代谢。因此,在正常人中平均半衰期小于 1 小时,而在 ESRD 患者中,可达 4~10 小时[81-83]。

很多学者对肾功能不全患者青霉素剂量调整的方法进行了研究。青霉素(penicillin)的清除率与 CrCl 直接相关,关系式如下[83]:

$$Cl_{pen}(ml/min) = 35.5 + 3.35 \times CrCl(ml/min)$$

(公式 31-26)

这种相关性是基于各种不同肾功能状态下的数据结果。

总结得到的公式可用于估算 CrCl 低于 40ml/min 的患者所需的药物剂量。这一肾功能不全患者使用的日剂量可以达到肾功能正常者在应用大剂量青霉素(2 000 万~2 400 万 U/d)时所能达到的血清水平。T. H. 的每日总剂量应平均分次给予,每次间隔 6 或 8 小时:

$$剂量_{pen}(百万\ U/d)=3.2+(CrCl/7)$$

（公式 31-27）

根据 Cockcroft-Gault 公式，T. H. 的 CrCl 约是 20ml/min。因此，他的青霉素日剂量应该是 600 万单位。对 T. H. 来说，每 4 小时给予 100 万单位应是较适宜的方案。青霉素 G 通常是钾盐（青霉素 G 钾），每 100 万单位青霉素包含大约 1.7mmol 的钾。肾损伤时钾的蓄积可以导致高钾血症。青霉素 G 钠是一种较为合适的替代形式。

与其他药物一样，这些剂量方面的调整方案具有经验性特点，而且是基于慢性肾功能不全患者药动学资料基础之上。目前这些推荐尚缺乏严谨的能够确立治疗效果的临床试验验证。因此，在制定个体化治疗方案时，应充分考虑到那些干扰宿主反应的因素。这些因素中包括了宿主的免疫功能状态、合并存在其他疾病、微生物的敏感性、药代动力学的变化（如：伴发的肝脏疾病、体液过多、脱水）。

青霉素诱导的神经毒性

案例 31-4，问题 2：T. H. 的医师在开具青霉素时，没有考虑到他的肾功能状态，青霉素应用方案为 400 万单位，每 4 小时 1 次。4 日后，患者出现了脑病（识别能力下降、方向感消失、嗜睡等）以及右侧面颊面抽搐。这些毒性症状与青霉素剂量过高有关吗？哪些诱发因素参与了这些神经毒性反应？

T. H. 出现的神经毒性症状与血浆、CSF 中升高的青霉素浓度相一致。青霉素通常没有严重的不良反应。然而在肾损害患者中大剂量应用青霉素，即可导致诸如 T. H. 所出现的毒性症状。青霉素导致的神经毒性症状与体征包括了肌阵挛、复杂性或全身性癫痫样发作、脑病，并逐渐发展至昏迷[39,40]。

诱发因素

T. H. 肾功能不全致使他更易于出现青霉素诱导的神经毒性反应。在一篇有关 46 例青霉素神经毒性病例报道中，用药前存在肾功能不全者为 35 例[40]。导致这一现象有几种可能的解释。首先，肾功能不全患者体内出现青霉素蓄积；其次，酸性药物（如青霉素）与白蛋白的结合力下降，导致可进入到了 CSF 的游离型或活性型药物浓度增加；第三，尿毒症患者血-脑屏障发生变化，导致 CSF 中药物浓度进一步增高[39]；第四，血浆中青霉素浓度过高本身也会改变血-脑屏障对青霉素通透性的变化[39]。所有这些因素，再加上肾功能不全患者对中枢性作用的药物敏感性增加，最终导致 CNS 毒性反应发生的可能性更大。既往有过神经创伤、癫痫病史、老年、当前药物降低了癫痫发作的阈值也导致了神经毒性。正如青霉素一样，碳青霉烯类抗菌药物组合亚胺培南-西司他丁，在肾功能不全患者中使用与较高的癫痫发生率有关[84,85]。其他 β-内酰胺类抗菌药物如头孢他啶、头孢吡肟和哌拉西林/他唑巴坦也与癫痫发作有关[86,87]。

抗假单孢菌属青霉素类

哌拉西林

案例 31-5

问题 1：M. H.，女性，44 岁，体重 70kg，患急性非淋巴细胞白血病，因为更换化疗用西克曼导管而入住肿瘤病房。在应用阿糖胞苷与柔红霉素治疗 7 日后，体温达 39.4℃。体格检查如血压为 102/68mmHg，脉搏 112 次/分，呼吸 27 次/分，这些表现与败血症的临床特点相一致。WBC 计数 1 400/μl（3% 为多形核细胞，70% 为淋巴细胞，22% 为单核细胞）。血小板计数为 16 000/μl。M. H. 同时还表现为肾功能不全，SCr 和 BUN 分别为 2.6mg/dl 和 38mg/dl。败血症的起始经验性治疗可选妥布霉素、哌拉西林/他唑巴坦和万古霉素。对 M. H. 应该如何选择哌拉西林/舒巴坦的剂量？

哌拉西林（piperacillin）是一种抗假单孢菌属的青霉素，通常与氨基糖苷类联合应用治疗革兰氏阴性菌引起的严重感染[88]。它经常同时与他唑巴坦联合应用，后者是一种 β-内酰胺酶抑制药[89]。肾功能正常的患者，哌拉西林主要以原型从肾脏排泄，清除率 2.6ml/(min·kg)，半衰期约 1 小时[90,91]。在治疗假单孢菌重症感染时，哌拉西林/他唑巴坦的用量可高达每 6 小时 4.5g。对 ESRD 患者，哌拉西林的平均清除率与半衰期分别是 0.7ml/(min·kg) 和 3.3 小时[90-92]。尽管这些参数具有显著差异，但变化幅度仍低于那些主要通过肾脏排泄药物的预期水平，提示体内肯定存在其他代偿性机制。哌拉西林可以部分通过胆道排泄，该清除途径在肾功能不全时会有所增加[92,93]。所以，没有必要积极的减少 M. H. 的哌拉西林剂量。哌拉西林/他唑巴坦每 8 小时 3.375g 对 M. H. 来说是较合适的剂量。广泛应用的药物参考文献诸如 *Facts and Comparisons* 可以用来作为肾功能不全患者药物剂量调整的指南[45]。

万古霉素

根据药动学进行剂量调整的计算方法

案例 31-5，问题 2：M. H. 除了上面提到的治疗方案，万古霉素初始剂量 500mg，每 24 小时 1 次，用于覆盖对青霉素耐药葡萄球菌的感染，如萘夫西林。对于 M. H. 来讲这个剂量方案合适吗？

万古霉素（vancomycin）是一种杀菌性抗菌药物，对大部分革兰氏阳性菌都具有极好的活性，如耐甲氧西林金黄色葡萄球菌（methicillin-resistant Staphylococcus aureus，MRSA）和链球菌，包括一些肠球菌属。它也是中性粒细胞减少伴发热患者的经验用药，因为这类患者继发耐药细菌感染的概率相当高。然而，耐万古霉素的肠球菌病例已经出现，且发生率高达 50%，这引起了重视，并且尽可能地减少其经验性用药[94]。

万古霉素口服吸收率低,在治疗系统性感染时必须采用 IV 途径给药。与其他许多抗菌药物一样,万古霉素主要是通过肾脏排泄[95]。严重的毒性反应与过高的血清浓度密切相关,因此,对于肾功能不全患者应用万古霉素时有必要进行仔细的剂量调整[96]。

与氨基糖苷类一样,万古霉素也需要根据药动学参数制定个体化治疗方案,以达到一个理想的峰浓度与谷浓度。然而与氨基糖苷类不同的是,万古霉素的治疗范围不太清楚。通常所应用的剂量控制在峰浓度 25~40mg/L,而谷浓度为 10~15mg/L[97,98]。万古霉素的毒性(如耳毒性)与血浆药物浓度之间的关系还不是很明了。一些临床医师认为,万古霉素的血浆浓度达 80mg/L 或更高时与听力功能异常有关。

肾功能正常的患者,万古霉素的清除半衰期为 3~9 小时[99]。而在 ESRD 患者,半衰期则延长至 129~189 小时[100-102]。应用药动学原则,考虑到万古霉素的血浆清除率大约为 CrCl 的 60%~70%[97],平均 Vd 为 0.7L/kg[97,99,103]。那么估算的 Vd_{vanco} 和 Cl_{vanco} 可通过以下公式计算:

$$CrCl = 30.5ml/min(用公式 31-5 计算)$$

$$Cl_{vanco} = 0.65 \times CrCl = 0.65 \times 30.5ml/min$$

$$= 19.8ml/min 或约 1.2L/h \quad (公式 31-28)$$

$$Vd_{vanco} = 0.7L/kg \times 体重$$

$$= 0.7L/kg \times 70kg$$

$$= 49L \quad (公式 31-29)$$

根据上面的 Cl_{vanco} 和 Vd_{vanco} 估算值,可用以下公式计算出清除速率常数:

$$Kd = \frac{Cl_{vanco}}{Vd_{vanco}}$$

$$= \frac{1.2L/hour}{49L}$$

$$= 0.024 hour^{-1} \quad (公式 31-30)$$

$$Cp = \frac{\dfrac{剂量}{Vd_{vanco}}}{1 - e^{-Kdt}}$$

$$= \frac{\dfrac{500mg}{49L}}{1 - e^{-(0.024hour^{-1})(24hours)}}$$

$$= 23mg/L \quad (公式 31-31)$$

$$Cp_谷 = Cp_峰(e^{-Kdt})$$

$$= (23mg/L)(e^{-(0.024h^{-1})(24h)})$$

$$= 13mg/L \quad (公式 31-32)$$

因为 M. H. 的预测峰浓度值低于 40mg/L,谷浓度介于 10~15mg/L 之间,所以 M. H. 初始剂量 500mg,每 24 小时 1 次是合适的。

在肾功能正常的患者中,常规监测万古霉素血药浓度的必要性仍存在争议,因为这些患者发生毒性反应的概率

相对较低。然而,像 M. H. 这样的肾功能不全患者,可以建议在初始用药数日后进行血药浓度测定,以保证血药浓度在可接受范围内[99,101,102,104]。这在延长用药治疗时间的情况下特别重要。万古霉素静脉滴注时间一般为 60 分钟以上。

万古霉素的血液透析

案例 31-5,问题 3: M. H. 的肾功能进行性恶化,达到了需要血液透析的程度。此时,应如何进行剂量调整?

常规血液透析的 ESRD 患者,即使使用 1 次万古霉素剂量,3 周内血药浓度仍然在可测定水平以上[102]。提示此类患者对万古霉素的清除能力极低,而且常规透析对药物的清除也很少。在这些患者中,万古霉素的平均清除半衰期为 5~7 日,这个结果与患者残留的万古霉素清除率仅为 3~4ml/min 一致[100-102]。肾功能正常的患者经肝脏代谢的万古霉素只有 5% 左右。

常规血液透析 4 小时,万古霉素的清除只有 7% 左右[105]。接受透析或未接受透析时万古霉素的清除半衰期以及血液透析前后的药物血浆水平均没有明显区别。常规血液透析不能有效地清除该药主要归因于其 1 400Da 的大分子量。

常规血液透析的患者应用万古霉素方案为:每 7~10 日应用 1g 剂量[99,102,104]。M. H. 的估算分布容积为 49L,该剂量所产生的初始血浆峰浓度大约为 20mg/L。如果每周给药一次,可以预测稳态峰浓度与谷浓度将分别为 40mg/L 与 16mg/L。

高通量血液透析清除万古霉素的能力明显强于常规血液透析,因此,高通量透析患者应该增加给药频次以维持有效的治疗浓度。采用 Fresenius 聚砜膜透析器进行高通量透析时,万古霉素的清除率大约是 45~160ml/min,而且随膜面积变化而变化[60,106]。一次给药后,4 小时的高通量血液透析可以清除 50% 的万古霉素,而常规透析 4 小时仅可清除 6.9%。透析后的反跳现象提示药物的清除总量很可能比过去报告的少[107,108]。任何情况下,高通量透析对万古霉素的清除率均高于常规透析。因此,这些患者应该密切监测万古霉素的血浆水平,并且透析后可能需要追加 500mg 的剂量(大约 10~15mg/kg)。

卡泊芬净

剂量

案例 31-5,问题 4: 尽管接受了三联抗菌治疗,但 M. H. 仍发热。根据临床经验,医师对其应用卡泊芬净以防治潜在的真菌感染。此外,加用喷他脒以防治卡氏肺囊虫肺炎。对于像 M. H. 这样的肾功能不全患者如何应用卡泊芬净呢?

卡泊芬净的血液透析

卡泊芬净(caspofungin)是一种棘白菌素类抗真菌药

物，通过水解和 N-乙酰化缓慢代谢，几乎没有原型从尿排出[109]。卡泊芬净不能被血液透析或持续血液滤过显著清除。在肾功能不全或在肾脏替代治疗时不需要剂量调整[110]。然而，在中度肝功能不全情况下，维持剂量需要减少。

> **案例 31-5，问题 5：** 肾脏疾病患者使用其他抗真菌药时需要考虑哪些因素？

两性霉素（amphotericin）是一种对各种各样真菌均具有活性的多烯类抗真菌药物。两性霉素 B 广泛分布到外周组织，具有长达约 15 日的消除半衰期[111,112]。肾病与肝病患者中该药分布没有显著变化。由于肾毒性，两性霉素 B 的使用受到了限制[113]。脂类为基础的制剂与更低的肾毒性发生率和其他系统性副反应有关[114]。三唑类抗真菌药（如，氟康唑、泊沙康唑、伏立康唑）或棘白菌素类（如，阿尼芬净、卡泊芬净、米卡芬净）也是一种选择，没有潜在肾毒性，肾功能不全时也不需要调整剂量（氟康唑除外）。对于肾功能不全或 CrCl 低于 50ml/min 的患者，不能给予静脉制剂，而要给予口服伏立康唑和泊沙康唑，从而防止磺丁基醚β-环糊精的蓄积，因为此环糊精是静脉制剂的溶解载体[115]。

头孢唑林

腹膜透析

> **案例 31-6**
>
> **问题 1：** M. J. ，65 岁，女性。患慢性肾脏病待移植。她已进行 PD 管理 8 年。这次表现为腹透液浑浊伴腹痛，腹水常规分析 WBC 计数 323/μl，革兰染色为革兰氏阳性球菌。2 年前曾使用头孢唑林轻松地治好了金黄色葡萄球菌腹膜炎。患者无过敏史，体重 52kg。M. J. 的 PD 相关感染应如何管理？

革兰氏阳性球菌如金葡菌是 PD 相关感染的常见原因。经验性抗菌药物的选择应基于患者既往微生物及其敏感性的病史。一代头孢菌素如头孢唑林（cefazolin）对 M. J. 是一个合理的选择，甲氧西林耐药微生物发生率高时应使用万古霉素。

每次交换可以通过 IP 应用抗菌药物（连续给药）。在这种情况下，给予头孢唑林 1 次 500mg/L 单独的负荷剂量，在接下来的交换中以 125mg/L 作为维持剂量。抗菌药物也可以间断给药（每次交换时给药，每日 1 次）。间断给药时，含有抗菌药物的腹透液应留腹至少 6 小时，以进行充分的吸收。头孢唑林 15mg/kg（约 750mg）一次交换是经典的给药方案。对自动 PD 患者，一个长的白天周期给予头孢唑林的剂量是每日 20mg/kg。对于有残余肾功能的患者（如尿量>100ml/d），剂量应经验性的增加 25%。PD 相关感染的管理和各种抗菌药物的剂量在国际腹膜透析协会指南中进行了讨论[116]。

苯妥英钠

蛋白结合率

> **案例 31-7**
>
> **问题 1：** R. S. ，24 岁男性，急进性肾小球肾炎导致ESRD，1 周 3 次维持性血液透析。有 7 年的强直性阵挛发作癫痫病史，一直应用苯妥英钠进行治疗。因为癫痫发作持续 5 分钟而就诊。其母亲诉他 4 周前自行停药。就诊时血浆中苯妥英钠浓度低于 2.5mg/L，医师给予R. S. 一个静脉注射负荷剂量的苯妥英钠：15mg/kg，给药时间 30 分钟。其他的入院实验室指标为：
>
> SCr：8. 6mg/dl
>
> BUN：110mg/dl
>
> K：5. 4mmol/L
>
> Ca：9mg/dl
>
> 白蛋白：2.9g/dl
>
> 苯妥英钠用药 8 小时后，他的血浆药物水平达 5mg/L。这个浓度水平达到了治疗标准吗？

R. S. 有严重的肾脏病，影响了其总体苯妥因血浆药物浓度测定（结合态加游离态）。患者总体血清苯妥英钠浓度水平低下的主要原因是患者的血浆蛋白结合率下降，而估算的表观 Vd 也会增加。肾功能正常患者，大约测定量的 90% 是与白蛋白结合的，只有 10% 为游离态。尿毒症患者的游离态苯妥英钠水平将增加到 20%~25%[11,117-121]。由于尿毒症患者血浆中游离态的苯妥英钠水平增加，低血浆水平的苯妥英钠产生的治疗效果与肾功能正常患者高血浆水平的疗效相当[8,122]。苯妥英钠是一种酸性药物，蛋白结合率高。蛋白结合率低下的可能机制包括：①血清白蛋白浓度水平低下；②尿毒症毒素的蓄积并替代了药物在白蛋白上的结合；③尿毒症患者白蛋白结构与构象的变化，导致白蛋白上药物的结合位点减少或亲和力下降（参见第 60 章）。其他肾病状态下蛋白结合率发生变化的酸性药物见表 31-1。

图 31-2 阐述了当尿毒症患者和非尿毒症患者给予相同剂量的苯妥英钠后浓度水平的变化[123]。

下面的公式可以用于纠正像 R. S. 这类由于低白蛋白血症与肾功能不全导致药物的蛋白结合率变化[120]：

$$Cp_{Normal\ Binding} = \frac{Cp'}{0.48 \times (1-\alpha)\left(\dfrac{P'}{P_{NL}}\right) + \alpha}$$

（公式 31-33）

其中 Cp' 为实验室报道的实测血浆药物浓度，$Cp_{Normal\ Binding}$ 是校正后的血浆药物浓度值（相当于肾功能正常与血浆白蛋白正常患者的血浆药物浓度）。α 为正常游离分数（0.1），P' 是患者的血清白蛋白，P_{NL} 为正常白蛋白（4.4g/dl）。因子 0.48 来源于血液透析患者，代表已经降低了的白蛋白亲和力。

对于 R. S. 而言，总的血浆苯妥英钠浓度 5mg/L 相当于

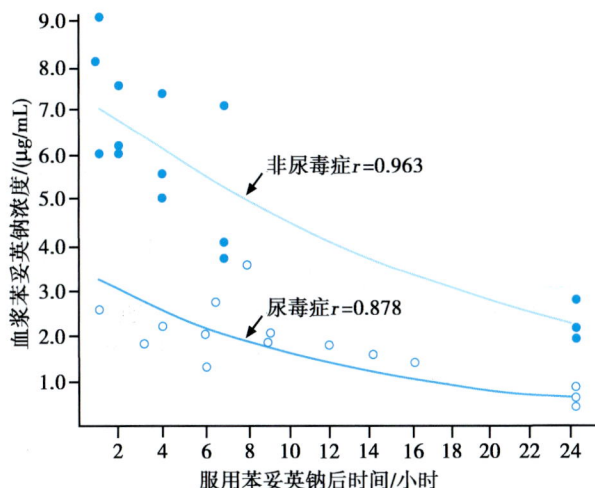

图 31-2 静脉注射苯妥英钠 250mg 后,尿毒症(○)与非尿毒症(●)患者血浆苯妥英钠浓度。(引自:Diphenylhydantoin metabolism in uremia. N Engl J Med. 1971;285:648. Copyright © 2001 Massachusetts Medical Society. All rights reserved.)

肾功能正常患者的 13mg/L。由于这种下降仍在标准的治疗范围内(10~20mg/L),所以他的检测浓度并非亚治疗浓度。

因子 0.48 只能用于评估接受血液透析的 ESRD 患者蛋白结合率的改变。中度肾脏病患者的资料十分有限,苯妥英钠与蛋白结合特性的变化规律尚不清楚[118]。对于肾功能正常或中度肾功能损害的患者,只有当血清白蛋白下降时,才能用下面的公式进行估测,但因子 0.48 应舍去:

$$Cp_{Normal\ Binding} = \frac{Cp'}{(1-\alpha)\left(\frac{P'}{P_{NL}}\right)+\alpha}\quad (公式\ 31-34)$$

磷酸苯妥英钠是苯妥英钠的前体,不需溶于丙二醇中进行给药,因此可以更快地给药。这对癫痫治疗具有重要的优势,即可以快速控制病情。磷酸苯妥英钠到苯妥英钠的转变效率对于肾病患者和健康人而言都相同[124]。然而,一旦磷酸苯妥英钠转变为苯妥英钠后,肾脏病对蛋白结合率的影响则类似于对苯妥英钠的影响,因此肾功能不全患者应用磷酸苯妥英钠时也应该同样考虑相关影响。

肾功能不全对药物代谢产物的影响

哌替啶

案例 31-8

问题 1:F. G.,56 岁女性,为进行颈椎板切除术而入院。病史中有慢性肾功能不全(CrCl 20ml/min)与心律失常(应用普鲁卡因胺维持治疗)。入院时的实验室指标如下:

　　SCr:4. 4mg/dl

　　BUN:6mg/dl

　　红细胞压积:34%

血红蛋白:12. 6g/L

手术后,主诉剧痛而应用哌替啶,剂量为 50~100mg,每 3~4 小时肌内注射 1 次。手术 3 日后,F. G. 出现了全身强直-阵挛性发作。但她没有癫痫病史。那么发生突发事件的原因是什么呢?

表 31-3
由肾脏排泄的活性药物或毒性代谢产物

药物	代谢产物
醋酸己脲	乙酸己脲
别嘌呤醇	别嘌呤二醇
安非他酮	苏式/赤式-氢化安非他酮
头孢噻肟	去乙酰头孢噻肟
氯磺丙脲	羟基代谢产物
氯贝丁酯	氯苯氧基异丁酸盐
环磷酰胺	4-氧化环磷酰胺
柔红霉素	柔红霉素醇
哌替啶	去甲基哌替啶
甲基多巴	甲基-O-硫酸盐-α-甲基多巴胺
咪达唑仑	α-羟基咪达唑仑
吗啡	吗啡-3-葡萄糖醛酸
	吗啡-6-葡萄糖醛酸
保泰松	羟基保泰松
扑米酮	苯巴比妥
普鲁卡因胺	N-乙酰普鲁卡因胺(NAPA)
丙氧芬	去甲丙氧酚
利福平	去乙酰基代谢产物
硝普钠	硫氰酸盐
磺胺类	乙酰化代谢产物
曲马朵	O-去甲基-N-去甲基曲马朵

哌替啶(meperidine)是麻醉性镇痛剂,经常用于控制急性疼痛。它主要在肝脏经 N-脱甲基酶的催化,代谢成去甲基哌替啶。后者在肾功能不全时可以蓄积[15,125]。虽然哌替啶对 CNS 具有兴奋与抑制双重作用,但去甲哌替啶是 CNS 强效兴奋剂,所以当肾功能不全患者接受多种母体药物时均可能引起患者癫痫样发作[126]。哌替啶对于肾功能不全的患者具有更强的神经系统作用[126]。因为去甲哌替啶的清除率与 CrCl 明显相关,肾功能不全则导致蓄积,从而导致神经系统毒性。在另一个研究中发现,肾功能不全患者的血浆去甲哌替啶/哌替啶比值持续升高,平均为 2,而肾功能正常者的比值则大约为 0. 6[126]。表 31-3 列出一些容易在肾病时蓄积于体内的活性药物或代谢产物。

麻醉性镇痛剂

案例 31-8,问题 2:在肾功能不全时其他麻醉性镇痛剂的药效学或药动学是不是也发生变化?

吗啡

肾功能不全时,吗啡的药动学分布可能没有明显的变化[127];然而,吗啡的活性代谢产物吗啡-6-葡萄糖醛酸与主要代谢产物吗啡-3-葡萄糖醛酸会蓄积于体内。在肾功能不全患者中,吗啡-6-葡萄糖醛酸的清除半衰期从正常人的 3~4 小时增加到 89~136 小时[128],而且它易于穿越血-脑屏障,与 CNS 中的受体亲和力强于吗啡,其镇痛作用是吗啡的 3.7 倍[129]。因此,肾功能不全患者用药后出现的昏迷可能与吗啡-6-葡萄糖醛酸在体内的蓄积有关[32,33]。

可待因

其他可以引起肾功能不全患者 CNS 毒性反应的麻醉性镇痛剂还有可待因、丙氧芬、氢可酮[125]。肾功能不全患者口服可待因时体内药物代谢过程可能没有明显的变化;但有可待因引起患者昏迷的报道[130]。这些患者可待因的用量并没有超过 120mg/d,停用可待因后患者 CNS 与呼吸抑制作用仍然持续了 4 日,并且需要进行纳洛酮治疗。对于长期血液透析患者,可待因的体内消除半衰期会延长;尽管可待因的 Vd 增大了 1 倍,但药物总体清除率的下降并不十分明显[131]。可待因会代谢为吗啡,故初始剂量应更低。

氢吗啡酮

氢吗啡酮在肝内代谢为氢吗啡酮-3-葡萄糖醛酸(hydromorphone-3-glucuronide)、二氢异吗啡(dihydroisomorphone)、二氢吗啡(dihydromorphine)、少量的氢吗啡酮-3-硫酸盐(hydromorphone-3-sulfate)、非氢化吗啡酮(norhydromorphone)和非二氢异吗啡(nordihydroisomorphone)[132]。所有代谢产物均经肾脏消除。氢吗啡酮能用于肾功能不全患者,然而,较小的初始剂量也许更能确保安全[131]。

依诺肝素

案例 31-8,问题 3:因为 F. G. 术后不能行走,她的主治医师准备开始依诺肝素预防深静脉血栓,对该患者应用依诺肝素需考虑剂量影响吗?

依诺肝素(enoxaparin)是一种低分子量肝素,经常用于预防和治疗血栓性疾病如深静脉血栓形成、不稳定性心绞痛及非 Q 波心肌梗死等。肾脏在依诺肝素的清除过程中发挥主要作用[133],肾功能不全的患者应用该药时出血并发症的风险非常高[134]。ESRD 患者应用依诺肝素后清除半衰期明显延长,但其他药代动力学参数却与健康者相似[135,136]。因此,较高的出血并发症并不能完全用药代动力学的变化来进行合理的解释,很可能与依诺肝素的抗因子Ⅱa、抗凝血酶Ⅲ方面的效应有关,而且尿毒症本身对机体凝血稳定的影响也是一个重要的因素[137]。

当患者 CrCl 低于 30ml/min 时,应用依诺肝素要非常谨慎。推荐每日低于 30mg 的剂量进行皮下给药。对于临床稳定的患者不必监测抗-Xa 活性,但对肾功能不全的患者及存在其他因素可能增加出血并发症风险的患者监测抗-Xa 活性仍然不失为一种较好的选择。

评估老年人的肾功能

随着年龄的增长肾功能呈生理性下降,合并高血压和糖尿病也会导致肾功能下降[138]。肾功能的下降对药物的排泄、代谢和潜在的药物不良反应有很大的影响,尤其是通常服用很多药的老年人群[139]。老年人群中,抗血栓药和抗糖尿病药物是高风险的药物,往往会因此类药物的不良事件而住院[140]。磺酰脲类抗糖尿病药物主要是经肾脏消除,如格列本脲,在肾功能减退患者中可导致持续低血糖[141]。

估算肾功能的公式使用血清肌酐值。但在老年人中,低血清肌酐不一定总是提示正常的肾功能。老年人往往比年轻人的肌肉含量更低,血清肌酐低可能不是正常的肾功能,而是肌肉含量减少了。老年人中,MDRD 和 Cockcroft-Gault 公式评估 eGFR 的差异可能会导致推荐剂量的不一致[142]。

上述情况凸显了获取全面用药史,评估患者肾功能和评估现有药物信息资源在为患者推荐合适剂量时的重要性。

总结

肾脏是维持机体内环境稳定至关重要的器官,它具有调节水与电解质平衡、排泄代谢废物等重要的生理作用。此外,肾脏是许多药物排出体外的主要途径。肾功能不全时,多种药物药动学会发生变化,如生物利用度、蛋白结合率、药物分布及清除等。同时,这些患者群中也可能发生药效学的变化,如机体对药物的敏感性或反应性的变化。肾脏替代治疗如血液透析、CAPD、CVVH 不仅有助于清除体内多余的水分、电解质和代谢产物,同时也会增加药物的清除。来自于临床研究的资料对肾功能不全患者药物体内过程提供了非常有价值的信息。制定肾功能不全患者最佳的用药方案时应该遵循药动学原则。

(杭永付 译,易玲 校,缪丽燕 审)

参考文献

1. Gabertoglio JG. Effects of renal disease: altered pharmacokinetics. In: Benet LZ et al, eds. *Pharmacokinetic Basis for Drug Treatment*. New York, NY: Raven Press; 1984:149–171.
2. Kays MB et al. Effects of sevelamer hydrochloride and calcium acetate on the oral bioavailability of ciprofloxacin. *Am J Kidney Dis*. 2003;42:1253.
3. How PP et al. Effects of lanthanum carbonate on the absorption and oral bioavailability of ciprofloxacin. *Clin J Am Soc Nephrol*. 2007;2:1235.
4. Bianchetti GM et al. Pharmacokinetics and effects of propranolol in terminal uremic patients and patients undergoing regular dialysis treatment. *Clin Pharmacokinet*. 1978;1:373.
5. Wood AJ et al. Propranolol disposition in renal failure. *Br J Clin Pharmacol*. 1980;10:561.
6. Pichette V, Leblond FA. Drug metabolism in chronic renal failure. *Curr Drug Metab*. 2003;4:91.
7. Barnes JN et al. Dihydrocodeine in renal insufficiency: further evidence for an important role of the kidney in handling of opioid drugs. *Br Med J (Clin Res Ed)*. 1985;290:740.
8. Reidenberg MM. The binding of drugs to plasma proteins and the interpretation of measurements of plasma concentrations of drugs in patients with

poor renal function. *Am J Med.* 1977;62:466.

9. Lam YW et al. Principles of drug administration in renal insufficiency. *Clin Pharmacokinet.* 1997;32:30.

10. Boobis SW. Alteration of plasma albumin in relation to decreased drug binding in uremia. *Clin Pharmacol Ther.* 1977;22:147.

11. Reidenberg MM et al. Protein binding of diphenylhydantoin and desmethylimipramine in plasma from patients with poor renal function. *N Engl J Med.* 1971;285:264.

12. Jusko WJ, Weintraub M. Myocardial distribution of digoxin and renal function. *Clin Pharmacol Ther.* 1977;16:449.

13. Sun H et al. Effects of renal failure on drug transport and metabolism. *Pharmacol Ther.* 2006;109:1.

14. Verbeeck RK et al. Drug metabolites in renal failure. *Clin Pharmacokinet.* 1981;6:329.

15. Szeto HH et al. Accumulation of normeperidine, an active metabolite of meperidine, in patients with renal failure or cancer. *Ann Intern Med.* 1977;86:738.

16. Gibson TP et al. N-Acetylprocainamide levels in patients with end-stage renal failure. *Clin Pharmacol Ther.* 1976;19:206.

17. Gibson TP. Renal disease and drug metabolism: an overview. *Am J Kidney Dis.* 1986;8:7.

18. Gibson TP. The kidney and drug metabolism. *Int J Artif Organs.* 1985;8:237.

19. Laskin OL et al. Acyclovir kinetics in end-stage renal disease. *Clin Pharmacol Ther.* 1982;31:594.

20. Willems L et al. Itraconazole oral solution and intravenous formulations: a review of pharmacokinetics and pharmacodynamics. *J Clin Pharmacol Ther.* 2001;26:159.

21. Heintz BH et al. Antimicrobial dosing concepts and recommendations for critically ill adult patients receiving continuous renal replacement therapy or intermittent hemodialysis. *Pharmacotherapy.* 2009;29:562.

22. Gibson TP, Nelson HA. Drug kinetics and artificial kidneys. *Clin Pharmacokinet.* 1977;2:403.

23. Gwilt PR, Perrier D. Plasma protein binding and distribution characteristics of drugs as indices of their hemodialyzability. *Clin Pharmacol Ther.* 1978;24:154.

24. Amin NB et al. Characterization of gentamicin pharmacokinetics in patients hemodialyzed with high-flux polysulfone membranes. *Am J Kidney Dis.* 1999;34:222.

25. Aweeka FT et al. Effect of renal disease and hemodialysis on foscarnet pharmacokinetics and dosing recommendations. *J Acquir Immune Defic Syndr Hum Retrovirol.* 1999;20:350.

26. Keller E et al. Drug therapy in patients undergoing continuous ambulatory peritoneal dialysis: clinical pharmacokinetic considerations. *Clin Pharmacokinet.* 1990;18:104.

27. Bickley SK. Drug dosing during continuous arteriovenous hemofiltration. *Clin Pharm.* 1988;7:198.

28. Golper TA et al. Removal of therapeutic drugs by continuous arteriovenous hemofiltration. *Arch Intern Med.* 1985;145:1651.

29. Trotman RL et al. Antibiotic dosing in critically ill adult patients receiving continuous renal replacement therapy. *Clin Infect Dis.* 2005;41:1159.

30. Pond S et al. Pharmacokinetics of haemoperfusion for drug overdose. *Clin Pharmacokinet.* 1979;4:329.

31. Panzarino VM et al. Charcoal hemoperfusion in a child with vancomycin overdose and chronic renal failure. *Pediatr Nephrol.* 1998;12:63.

32. Bigler D et al. Prolonged respiratory depression caused by slow release morphine. *Lancet.* 1984;1:1477.

33. Shelly MP, Park GR. Morphine toxicity with dilated pupils. *Br Med J (Clin Res Ed).* 1984;289:1071.

34. Kleinbloesem CH et al. Nifedipine: influence of renal function on pharmacokinetic/hemodynamic relationship. *Clin Pharmacol Ther.* 1985;37:563.

35. Levine MN et al. Hemorrhagic complications of anticoagulant treatment. *Chest* 2001;119(1 Suppl):108S.

36. Brinkman WT et al. Valve replacement in patients on chronic renal dialysis: implications for valve prosthesis selection. *Ann Thorac Surg.* 2002;74:37.

37. Welage LS et al. Pharmacokinetics of ceftazidime in patients with renal insufficiency. *Antimicrob Agents Chemother.* 1984;25:201.

38. Gentry LO. Antimicrobial activity, pharmacokinetics, therapeutic indications and adverse reactions of ceftazidime. *Pharmacotherapy.* 1985;5:254.

39. Nicholls PJ. Neurotoxicity of penicillin. *J Antimicrob Chemother.* 1980;6:161.

40. Fossieck B Jr, Parker RH. Neurotoxicity during intravenous infusion of penicillin: a review. *J Clin Pharmacol.* 1974;14:540.

41. Dahlgren JG et al. Gentamicin blood levels: a guide to nephrotoxicity. *Antimicrob Agents Chemother.* 1975;8:58.

42. Goodman EI et al. Prospective comparative study of variable dosage and variable frequency regimens for administration of gentamicin. *Antimicrob Agents Chemother.* 1975;8:434.

43. Sawchuk RJ et al. Kinetic model for gentamicin dosing with the use of individual patient parameters. *Clin Pharmacol Ther.* 1977;21:362.

44. Zaske DE et al. Gentamicin pharmacokinetics in 1,640 patients: method for control of serum concentrations. *Antimicrob Agents Chemother.* 1982;21:407.

45. *Drug Facts and Comparisons, Facts & Comparisons eAnswers [online].* St. Louis, MO: Wolters Kluwer Health, Inc., 2015. Accessed June 29, 2015.

46. McHenry MC et al. Gentamicin dosages for renal insufficiency. *Ann Intern Med.* 1971;74:192.

47. Sheiner LB et al. Forecasting individual pharmacokinetics. *Clin Pharmacol Ther.* 1979;26:294.

48. Cockroft DW, Gault MH. Prediction of creatinine clearance from serum creatinine. *Nephron.* 1976;16:31.

49. Aronoff GR et al. *Drug Prescribing in Renal Failure: Dosing Guidelines for Adults and Children.* 5th ed. Philadelphia, PA: American College of Physicians; 2007.

50. Levey AS et al. A more accurate method to estimate glomerular filtration rate from serum creatinine: a new prediction equation. Modification of Diet in Renal Disease Study Group. *Ann Intern Med.* 1999;130:461.

51. Bailie GR et al. Clinical practice guidelines in nephrology: evaluation, classification, and stratification of chronic kidney disease. *Pharmacotherapy.* 2005;25:491.

52. Kuan Y et al. GFR prediction using the MDRD and Cockroft and Gault equations in patients with end-stage renal disease. *Nephrol Dial Transplant.* 2005;20:2394.

53. Golik MV, Lawrence KR. Comparison of dosing recommendations for antimicrobial drugs based on two methods for assessing kidney function: Cockcroft-Gault and modification of diet in renal disease. *Pharmacotherapy.* 2008;28:1125.

54. Hermsen ED et al. Comparison of the Modification of Diet in Renal Disease and Cockcroft-Gault equations for dosing antimicrobials. *Pharmacotherapy.* 2009;29:649.

55. Danish M et al. Pharmacokinetics of gentamicin and kanamycin during hemodialysis. *Antimicrob Agents Chemother.* 1974;6:841.

56. Halpren BA et al. Clearance of gentamicin during hemodialysis: comparison of four artificial kidneys. *J Infect Dis.* 1976;133:627.

57. Dager WE, King JH. Aminoglycosides in intermittent hemodialysis: pharmacokinetics with individual dosing. *Ann Pharmacother.* 2006;40:9.

58. Nikolaidis P, Tourkantonis A. Effect of hemodialysis on ceftazidime pharmacokinetics. *Clin Nephrol.* 1985;24:142.

59. Toffelmire EB et al. Dialysis clearance in high flux hemodialysis with reuse using ceftazidime as the model drug [abstract]. *Clin Pharmacol Ther.* 1989;45:160.

60. Lanese DM et al. Markedly increased clearance of vancomycin during hemodialysis using polysulfone dialyzers. *Kidney Int.* 1989;35:1409.

61. Somani P et al. Unidirectional absorption of gentamicin from the peritoneum during continuous ambulatory peritoneal dialysis. *Clin Pharmacol Ther.* 1982;32:113.

62. Richards DM et al. Acyclovir: a review of its pharmacodynamic properties and therapeutic efficacy. *Drugs.* 1983;26:378.

63. Blum MR et al. Overview of acyclovir pharmacokinetic disposition in adults and children. *Am J Med.* 1982;73(1A):186.

64. Almond MK et al. Avoiding acyclovir neurotoxicity in patients with chronic renal failure undergoing haemodialysis. *Nephron.* 1995;69:428.

65. Laskin OL et al. Effect of renal failure on the pharmacokinetics of acyclovir. *Am J Med.* 1982;73(1A):197.

66. Jayasekara D et al. Antiviral therapy for HIV patients with renal insufficiency. *J Acquir Immune Defic Syndr.* 1999;21:384.

67. Krasny HC et al. Influence of hemodialysis on acyclovir pharmacokinetics in patients with chronic renal failure. *Am J Med.* 1982;73(1A):202.

68. Lohr JW et al. Renal drug metabolism. *Pharmacol Rev.* 1998;50:107.

69. Vilay AM et al. Clinical review: drug metabolism and nonrenal clearance in acute kidney injury. *Crit Care.* 2008;12:235.

70. Yeng CK et al. Effects of chronic kidney disease and uremia on hepatic drug metabolism and transport. *Kidney Int.* 2014;85:522.

71. Ings RMJ et al. The pharmacokinetics of cefotaxime and its metabolites in subjects with normal and impaired renal function. *Rev Infect Dis.* 1982;4(Suppl):S379.

72. Fillastre JP et al. Pharmacokinetics of cefotaxime in subjects with normal and impaired renal function. *J Antimicrob Chemother.* 1980;6(Suppl A):103.

73. Cutler RE et al. Pharmacokinetics of ceftizoxime. *J Antimicrob Chemother.* 1982;10(Suppl C):91.

74. Gibson TP et al. Imipenem/cilastatin: pharmacokinetics profile in renal insufficiency. *Am J Med.* 1985;78(6A):54.

75. Ochs HR et al. Clorazepate dipotassium and diazepam in renal insufficiency: serum concentrations and protein binding of diazepam and desmethyldiazepam. *Nephron.* 1984;37:100.

76. Ochs HR et al. Diazepam kinetics in patients with renal insufficiency or hyperthyroidism. *Br J Clin Pharmacol*. 1981;12:829.

77. Pham PA, Gallant JE. Tenofovir disoproxil for the treatment of HIV infection. *Expert Opin Drug Metab Toxicol*. 2006;3:459.

78. Tenofovir disoproxil fumarate (Viread) [prescribing information]. Foster City, CA: Gilead Sciences Inc.; 2013.

79. Fernandez-Fernandez B et al. Tenofovir nephrotoxicity: 2011 update. *AIDS Res Treat*. 2011;2011:354908. doi:10.115/2011/354908.

80. Kearney BP et al. Tenofovir disoproxil fumarate: clinical pharmacology and pharmacokinetics. *Clin Pharmacokinet*. 2004;43:595.

81. Barza M, Weinstein L. Pharmacokinetics of the penicillins in man. *Clin Pharmacokinet*. 1976;1:297.

82. Melikian DM, Flaherty JF. Antimicrobial agents. In: Schrier RW, Gambertoglio JG, eds. *Handbook of Drug Therapy in Liver and Kidney Disease*. Boston, MA: Little Brown and Company; 1991:1445.

83. Bryan CS, Stone WJ. "Comparably massive" penicillin G therapy in renal failure. *Ann Intern Med*. 1975;82:189.

84. Calandra G et al. Factors predisposing to seizures in seriously ill infected patients receiving antibiotics: experience with imipenem/cilastatin. *Am J Med*. 1988;84:911.

85. Norrby SR. Carbapenems in serious infections: a risk-benefit assessment. *Drug Saf*. 2000;22:191.

86. Chow KM et al. Retrospective review of neurotoxicity induced by cefepime and ceftazidime. *Pharmacotherapy*. 2003;23:369.

87. Lin CS et al. Piperacillin/tazobactam-induced seizure rapidly reversed by high flux hemodialysis in a patient on peritoneal dialysis. *Am J Med Sci*. 2007;333:181.

88. Reyes MP, Lerner AM. Current problems in the treatment of infective endocarditis due to Pseudomonas aeruginosa. *Rev Infect Dis*. 1983;5:314.

89. Perry CM, Markham A. Piperacillin/tazobactam: an updated review of its use in the treatment of bacterial infections. *Drugs*. 1999;57:805.

90. Aronoff GR et al. The effect of piperacillin dose on elimination kinetics in renal impairment. *Eur J Clin Pharmacol*. 1983;24:543.

91. Welling PG et al. Pharmacokinetics of piperacillin in subjects with various degrees of renal function. *Antimicrob Agents Chemother*. 1983;23:881.

92. Thompson MI et al. Piperacillin pharmacokinetics in subjects with chronic renal failure. *Antimicrob Agents Chemother*. 1981;19:450.

93. Giron JA et al. Biliary concentrations of piperacillin in patients undergoing cholecystectomy. *Antimicrob Agents Chemother*. 1981;19:309.

94. Austin DJ et al. Vancomycin-resistant enterococci in intensive-care hospital setting; transmission dynamics, persistence, and the impact of infection control programs. *Proc Natl Acad Sci USA*. 1999;96:6908.

95. Moellering RC Jr et al. Pharmacokinetics of vancomycin in normal subjects and in patients with reduced renal function. *Rev Infect Dis*. 1981;3(Suppl):S230.

96. Farber BF, Moellering RC Jr. Retrospective study of the toxicity of preparations of vancomycin from 1974 to 1981. *Antimicrob Agents Chemother*. 1983;23:138.

97. Rotschafer JC et al. Pharmacokinetics of vancomycin: observations in 28 patients and dosage recommendations. *Antimicrob Agents Chemother*. 1982;22:391.

98. MacGowan AP. Pharmacodynamics, pharmacokinetics, and therapeutic drug monitoring of glycopeptides. *Ther Drug Monit*. 1998;20:473.

99. Matzke GR et al. Clinical pharmacokinetics of vancomycin. *Clin Pharmacokinet*. 1986;11:257.

100. Tan CC et al. Pharmacokinetics of intravenous vancomycin in patients with end-stage renal failure. *Ther Drug Monit*. 1990;12:29.

101. Golper TA et al. Vancomycin pharmacokinetics, renal handling and nonrenal clearances in normal human subjects. *Clin Pharmacol Ther*. 1988;43:565.

102. Cunha BA et al. Pharmacokinetics of vancomycin in anuria. *Rev Infect Dis*. 1981;3(Suppl):S269.

103. Krogstad DJ et al. Single-dose kinetics of intravenous vancomycin. *J Clin Pharmacol*. 1980;20(4 Pt 1):197.

104. Masur H et al. Vancomycin serum levels and toxicity in chronic hemodialysis patients with staphylococcus aureus bacteremia. *Clin Nephrol*. 1983;20:85.

105. Lanese DM, Molitoris BA. Removal of vancomycin by hemodialysis: a significant and overlooked consideration. *Semin Dialys*. 1989;2:73.

106. Foote EF et al. Pharmacokinetics of vancomycin when administered during high flux hemodialysis. *Clin Nephrol*. 1998;50:51.

107. Torras J et al. Pharmacokinetics of vancomycin in patients undergoing hemodialysis with polyacrylonitrile. *Clin Nephrol*. 1991;36:35.

108. Quale JM et al. Removal of vancomycin by high-flux hemodialysis membranes. *Antimicrob Agents Chemother*. 1992;36:1424.

109. Caspofungin (Cancidas) [prescribing information]. Whitehouse Station, NJ: Merck & Co, Inc.; 2014.

110. Weiler S et al. Pharmacokinetics of caspofungin in critically ill patients on continuous renal replacement therapy. *Antimicrob Agents Chemother*. 2013;57:4053.

111. Daneshmend TK, Warnock DW. Clinical pharmacokinetics of systemic antifungal drugs. *Clin Pharmacokinet*. 1983;8:17.

112. Starke JR et al. Pharmacokinetics of amphotericin B in infants and children. *J Infect Dis*. 1987;155:766.

113. Sacks P, Fellner SK. Recurrent reversible acute renal failure from amphotericin. *Arch Intern Med*. 1987;147:593.

114. Mistro S et al. Does lipid emulsion reduce amphotericin B nephrotoxicity? A systematic review and meta-analysis. *Clin Infect Dis*. 2012:54:1774.

115. von Mach MA et al. Accumulation of the solvent vehicle sulphobutylether beta cyclodextrin sodium in critically ill patients treated with intravenous voriconazole under renal replacement therapy. *BMC Clin Pharmacol*. 2006;6:6.

116. Li PK et al. Peritoneal dialysis-related infections recommendations: 2010 update. *Perit Dial Int*. 2010;30:393.

117. Tiula E et al. Serum protein binding of phenytoin, diazepam and propranolol in chronic renal diseases. *Intern J Pharmacol Ther Toxic*. 1987;25:545.

118. Allison TB, Comstock TJ. Temperature dependence of phenytoin-protein binding in serum: effects of uremia and hypoalbuminemia. *Ther Drug Monit*. 1988;10:376.

119. Asconape JJ, Penry JK. Use of antiepileptic drugs in the presence of liver and kidney diseases: a review. *Epilepsia*. 1982;23(Suppl 1):S65.

120. Liponi DF et al. Renal function and therapeutic concentrations of phenytoin. *Neurology*. 1984;34:395.

121. Odar-Cederlöf I, Borgå O. Kinetics of diphenylhydantoin in uraemic patients: consequence of decreased protein binding. *Eur J Clin Pharmacol*. 1974;7:31.

122. Browne TR. Pharmacokinetics of antiepileptic drugs. *Neurology*. 1998;51(5 Suppl 4):S2.

123. Letteri JM et al. Diphenylhydantoin metabolism in uremia. *N Engl J Med*. 1971;285:648.

124. Aweeka FT et al. Pharmacokinetics of fosphenytoin in patients with hepatic or renal disease. *Epilepsia*. 1999;40:777.

125. Davies G et al. Pharmacokinetics of opioids in renal dysfunction. *Clin Pharmacokinet*. 1996;31:410.

126. Kaiko RF et al. Central nervous system excitatory effects of meperidine in cancer patients. *Ann Neurol*. 1982;13:180.

127. Chan GLC, Matzke GR. The effects of renal insufficiency on the pharmacokinetics and pharmacodynamics of opioid analgesics. *Drug Intell Clin Pharm*. 1987;21:773.

128. Osborne RJ et al. Morphine intoxication in renal failure: the role of morphine-6-glucuronide. *Br Med J (Clin Res Ed)*. 1986;292:1548.

129. Shimomura K et al. Analgesic effect of morphine glucuronides. *Tohoku J Exp Med*. 1971;105:45.

130. Matzke GR et al. Codeine dosage in renal failure. *Clin Pharm*. 1986;5:15.

131. Dean M. Opioids in renal failure and dialysis patients. *J Pain Symptom Manage*. 2004;28:497.

132. Zheng M et al. Hydromorphone metabolites: isolation and identification from pooled urine samples of a cancer patient. *Xenobiotica*. 2002;32:427.

133. Buckley MM, Sorkin EM. Enoxaparin: a review of its pharmacology and clinical applications in the prevention of treatment of thromboembolic disorders. *Drugs*. 1992;44:465.

134. Gerlach AT et al. Enoxaparin and bleeding complications: a review in patients with and without renal insufficiency. *Pharmacotherapy*. 2000;20:771.

135. Cadroy Y et al. Delayed elimination of enoxaparin in patients with chronic renal insufficiency. *Thromb Res*. 1991;63:385.

136. Brophy DF et al. The pharmacokinetics of subcutaneous enoxaparin in end-stage renal disease. *Pharmacotherapy*. 2001;21:169.

137. Norris M, Remuzzi G. Uremic bleeding: closing the circle after 30 years of controversies? *Blood*. 1999;94:2569.

138. Weinstein JR, Anerson S. The aging kidney: physiological changes. *Adv Chronic Kid Dis*. 2010;17:302–307.

139. Patterns of medication use in the United States, 2006. A report from the Slone Survey. Boston: Slone Epidemiology Center at Boston University. http://www.bu.edu/slone/files/2012/11/SloneSurveyReport2006.pdf. Accessed September 5, 2015.

140. Budnitz DS et al. Emergency Hospitalizations for adverse drug events in older Americans. *New Engl J Med*. 2011;365:2002–2012.

141. Krepinsky J et al. Prolonged sulfonyurea-induced hypoglycemia in diabetic patients with end-stage renal disease. *Am J Kid Dis*. 2000;35:500–505.

142. Hudson JP et al. Estimated glomerular filtration rate leads to higher drug dose recommendations in elderly compared with creatinine clearance. *Int J Clin Pract*. 2015;69:313–320.